山广志肿瘤医案选

主　审　山广志

主　编　张婷素　施　航

副主编　刘文奇　凌仕良　董　晶

编　委（以姓氏笔画为序）

王永生　刘文奇　邱慧颖　张婷素

施　航　凌仕良　栾智宇　崔丽花

屠小龙　董　晶　蒋淳琪

人民卫生出版社
·北京·

图书在版编目（CIP）数据

山广志肿瘤医案选 / 张婷素，施航主编. — 北京：
人民卫生出版社，2020.12

ISBN 978-7-117-30891-5

Ⅰ．①山… Ⅱ．①张… ②施… Ⅲ．①肿瘤–医案–
汇编–中国–现代 Ⅳ．①R273

中国版本图书馆 CIP 数据核字（2020）第 223241 号

人卫智网	www.ipmph.com	医学教育、学术、考试、健康，
		购书智慧智能综合服务平台
人卫官网	www.pmph.com	人卫官方资讯发布平台

山广志肿瘤医案选
Shan Guangzhi Zhongliu Yi'an Xuan

主　　编：张婷素　施　航
出版发行：人民卫生出版社（中继线 010-59780011）
地　　址：北京市朝阳区潘家园南里 19 号
邮　　编：100021
E - mail：pmph @ pmph.com
购书热线：010-59787592　010-59787584　010-65264830
印　　刷：三河市宏达印刷有限公司（胜利）
经　　销：新华书店
开　　本：710×1000　1/16　　印张：13　　插页：2
字　　数：220 千字
版　　次：2020 年 12 月第 1 版
印　　次：2021 年 2 月第 1 次印刷
标准书号：ISBN 978-7-117-30891-5
定　　价：59.00 元

打击盗版举报电话：**010-59787491**　**E-mail：WQ @ pmph.com**
质量问题联系电话：**010-59787234**　**E-mail：zhiliang @ pmph.com**

山广志简介

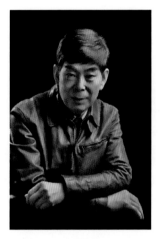

山广志教授 1950 年出生于黑龙江畔肇兴镇，其曾祖当年在山东黄县行医，颇有建树，童年时常听父亲讲述曾祖救治重危病人的故事，内心留下了深深的烙印。十六岁时，不幸患心脏疾病，经人介绍，去北京请余冠五老中医诊治。病情好转后，他写血书："为民求医，死而后已"，并附诗一首，表示向余师学医的决心。余师深为感动，应允收为徒弟。

北京学医结束后，归故里从医，后幸逢国家解决中医后继乏人文件公布，于 1979 年，参加全国中医药人员选拔考试，以优异成绩被录取为中医师，调入县中医院。后调入宁波市中医院，任肿瘤科主任，继任浙江中医药大学教授、硕士生导师、中华中医药学会肿瘤专业委员会常务委员，中国中医药促进会肿瘤专业委员会常务委员，浙江省中医药学会肿瘤专业委员会副主任委员，宁波市中医药学会肿瘤专业委员会主任委员等。

山广志教授躬耕中医四十余载，朝夕研读，孜孜不倦，其学术理论以《内经》《伤寒杂病论》为干，《脾胃论》《医林改错》《医学衷中参西录》《皇汉医学》为翼，根柢槃深，涉猎广博，临证颇多效验，深受群众爱戴，在肿瘤治疗方面尤有专长，总结出"治癌八法"和"中医生态顺势疗法方案"，先后出版《治癌实验录》等 8 部著作，在国内核心刊物发表论文 50 余篇，获部级及市级成果奖 6 项。

主编简介

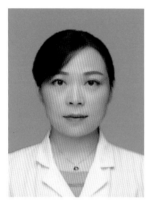

张婷素，浙江宁波人，副主任医师，宁波市中医院肿瘤科副主任，浙江中医药大学第三临床医学院硕士生导师，宁波市中青年名中医。2003年毕业于浙江中医药大学，毕业后一直从事中西医结合防治肿瘤工作。于2012年考取硕士研究生，在导师山广志教授的引领下，潜心临床，求真明理，学业精进。并曾进修于中国中医科学院广安门医院，得朴炳奎教授等名老中医教诲。

现担任中国中医药信息研究会青年医师分会常务理事，中国中医药研究促进会肿瘤分会青年委员会委员，中华中医药学会肿瘤分会青年委员，浙江省抗癌协会中医肿瘤专业委员会委员，宁波市中医药学会肿瘤专业委员会委员。在国家及省级期刊发表论文十余篇，参编著作3部，主持或参与省市级课题多项，获浙江省中医药科学技术三等奖。擅长肺癌、大肠癌、乳腺癌、肝癌等恶性肿瘤的中医全程治疗以及靶向和免疫治疗。

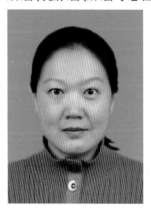

施航，副主任医师，宁波市中医院肿瘤科副主任。浙江省中医药大学兼职副教授，国家中医药管理局"十二五"重点专科后备学术继承人。现任中华中医药学会肿瘤分会常务委员，中国中医药研究促进会肿瘤分会委员，浙江省中医药学会肿瘤分会委员，宁波市中医药学会理事，宁波市中西医结合学会肿瘤分会副主任委员，宁波市中医药学会肿瘤分会常务委员，宁波市肿瘤防治临床指导中心副主任，中国中医肿瘤防治联盟理事。主持并完成多项课题，曾获浙江省中医药科学技术奖等奖励。《肺癌的中医证治》（中国中医药出版社2014年出版）副主编，2019年被评为宁波市首届中青年名中医。

贾 序

我与山广志主任相识十余载,可谓是同道益友。《山广志肿瘤医案选》一书是山主任从医四十余年中医学术思想和临床经验的集成与硕果,笔者非常欣悦为此书作序。

从书中我们可以感悟到作者熟读经典、博极医源、医术精湛,将经典理论与临床实践紧密结合,思维精敏,在传承中医经典理论的同时钻研创新,在中医药治疗肿瘤及其并发症方面颇有建树,取得很好疗效。作者充分发挥中西医优势,并在临床实践中融会贯通。国医大师朱良春教授曾指出,中医药学经典是基础,实践是根本,作者在临床实践中传承和发展中医理论,不断探索中医肿瘤诊治方法,总结新的学术思想,提高中医药治疗肿瘤的疗效,不仅丰富了中医肿瘤学的内涵,也为中医临床医师提供了借鉴。

中医肿瘤学在中医药发展历程中是新的领域,近半个世纪才不断形成和丰富,中医对肿瘤的发生发展和治疗的认识尚浅,需要我们踏踏实实、勇于实践、勤于思考,应用中医理论解决临床中疑难顽疾,提升中医治疗肿瘤的疗效和价值,彰显中医学的智慧和优势。理论联系实际,创建中医治疗肿瘤的新思维、新理论、新方法,是我们中医肿瘤界同道的目标和任务。

《山广志肿瘤医案选》是一部有"灵性"的医书,详实的病案记载栩栩如生,缜密的思辨反映了作者的高超医术;是一部有"温度"的医书,从每一个医案中可以看到作者待患者如亲人,细心观察,认真医治——大医精诚的精神,已融入书中字里行间。我诚恳向中医肿瘤界同道推荐此书。

贾立群

2018 年 8 月 30 日于中日友好医院

山　序

　　余每览范文正公"不为良相，愿为良医"的名句，总是感慨万千。吾非有良相之能，但愿为良医，心怀仁德，拯救困危，俾罹痼疾沉疴者悉登寿域。

　　余深怀此真诚之心，十九岁给当时京城名医余伯龄之弟余冠五老中医写下"为民求医，死而后已"的血书及诗一首，求得余师收为徒，从此迈进中医之域。续读中医学院，1979 年，通过全国选拔中医考试之关，走进医院工作岗位任中医师，孜孜不倦，至今近五十载。

　　日复一日，昼有所诊，夜有所读。参阅医书古籍，寻觅差异与不周，启迪吾之愚昧，开发吾之性灵。每有心得收获，则记录在案，今之《山广志肿瘤医案选》就是这样的案头累卷之一。

　　在与学生关于编纂医案选的讨论中，鄙人认为，通过这些医案主要想展现如下三端。

　　一，中医学不仅有非常科学的内涵，而且比一般学科内容更丰富、复杂和兼容广。中医学中包含了哲学、天文学、人文学、地理学和医学科学知识。所以，如果想做一位中医大家，必须能在这些学科知识中游刃有余，而不是局限于只寻求这个药治这个病有效、那个药治那个病有效的范围内。

　　一本《黄帝内经》就全面地对人与天文、人文、地理等方面的关系及对疾病发生、变化、预防干预影响阐述得比较详尽。

　　我们必须清楚地知道，"天人合一"是中医学一个关键核心。人的健康与疾病不是就人而论，而是和天文、地理、人文息息相关。对疾病的诊断治疗除了医学自身的科学知识外，时时刻刻都要带着唯物辩证论的思维去认识整个过程，否则就不会把握它的转归并获得明显的疗效。

　　有时候我们见到一位危重病人，经过一位很有经验的老中医治疗，收到了起死回生的效果，感到非常惊讶，用奇迹来形容这种情况。你再仔细研究他所用的中药也没什么奇特的，甚至有的药和这种病没有直接关系，迷惑不解。这就是我前面说的，中医学始终贯穿着天文知识、地理知识、人文知识，加上天人合一、相互贯通，辩证唯物论的思维方式。只有在这种综合的思维方式下施方遣药，才能获得奇效。

每当我翻阅《蒲辅周医案》无不望天而叹服，神啊！多少难治的儿科疾病，辗转首都各大现代医院的儿科，疾病却不愈，缠绵不休，而蒲老处以平淡之品，豁然热退炎消，我们会情不自禁地脱口而出"中医真神"。所以我说，能掌握运用上述这些，才会事半功倍。

二，当代有一些医生追逐某药治某病，其实不然，而应彻本求源。既诊病又观天地节气，综合后施药，燮理阴阳，阴平阳秘，此谓医之大道。

当然也有某方对某病特效的，这些都是经过几百年或更长时间的试验观察而得，同时这些病的某种特质也比较明显，专方与病症特点容易辨认，其实也是在上述的原则下总结出来的，只是这些病的病机量化比较容易。

中医学的这种天人合一的疾病认识观、疾病治疗观必将得到现代生物科学量化证实。2017年诺贝尔奖颁发给了一位研究发现人每个器官都有生物钟，并且它们都存在着联系与影响的西方生物研究团队。这是21世纪现代科学对古老的中医学所描述的人体脏腑五行相生相克运行影响理论的一部分量化认可。

三，中医学在世界医学体系中是最古老的医学，她的历史堪称悠久。中医学宝藏光华璀璨且意涵深奥，由于历史原因和古今文化差异，当今之士继承学术精华成果时难免有一些困惑。因此，需要我们在学习中挖掘，在探索中发现，在实践中验证，在理解中发展。

本书即将付梓之际，我要感谢中日友好医院中西医结合肿瘤科主任、中国中医药研究促进会肿瘤分会主任委员贾立群教授为本书作序，感谢我的学生对本人医案的搜集与整理所付出的心血，并无私地奉献出平日跟随我门诊与查房时所做的记录。

在此还要特别感谢我院102岁时故去的宁波中医院创院院长钟一棠前辈对本人及所率领科室的鼓励与评价。钟老为全国首批五百名老中医药专家之一，曾获全国有突出贡献的科技人员、省名中医等荣誉称号，堪称江南中医泰斗，钟老的帮助和鼓励，我们将永志不忘。

山广志

2018 年 9 月 22 日

钟一棠①先生评价

我 的 发 言

我对本院肿瘤科山医生专家很钦佩！

第一点，肿瘤病是非常难治的病，许多同道包括我都不想搞这一专科。而山医生一来院即开展了中医肿瘤病科，他主要为了解除病人痛苦。

第二点，他开了肿瘤门诊，又开了肿瘤病病房，既门诊又病房，工作自然很忙的，而山医生从不叫苦而且服务态度良好。

第三点，要求山医生治疗的病人日益增多，他孜孜不倦地钻研以中医药为主的治疗，并结合些西药和化疗的治疗，是掌握了两套本领的，从而为病人解除了轻重不同的痛苦。

第四点，他具有见难而进的毅力，不管成功失败的勇气。这也就是中医仁心仁术的表现，并且是发展中医药事业的表现。

今天，他拟制了一种消癥止痛的外敷方药，试对若干肿瘤治疗应用，这也是治法之一，我很支持，这种外贴治疗是安全的，简便的，病人多能接受的。我并希望本市有关政府部门大力予以支持。（完）

钟一棠

二○一○年五月二十三日

① 钟一棠先生简介：

钟一棠（1915—2016），宁波市中医院创办人及第一任院长。

1983 年被授予"浙江省名老中医"称号。

1991 年被评为全国第一批五百名老中医药专家学术经验继承工作指导老师。

1992 年被评为全国有突出贡献的科技人员，享受国务院特殊津贴。

2004 年荣获中华中医药学会成就奖，并荣任中华中医药学会终身理事。

2009 年被评为新中国成立 60 周年"60 位为宁波发展作出突出贡献的先进模范人物"。

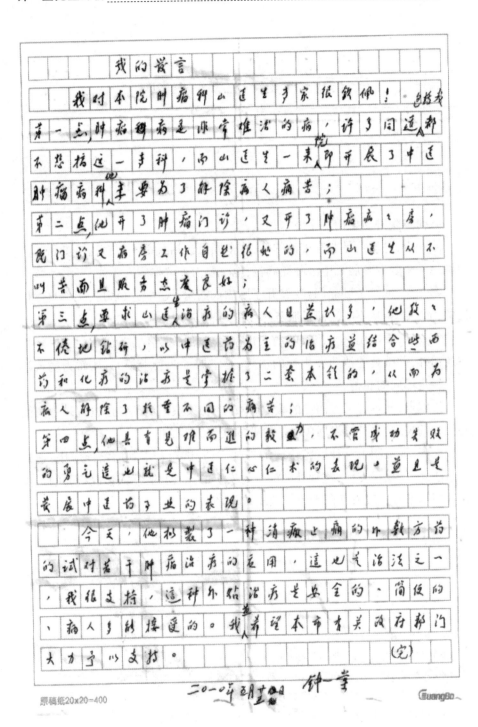

我的赠言

我对本院肿瘤科山医生专家很钦佩！总的我
第一点，肿瘤科病是很守难治的病，许多同道都
不恐搞这一手科，而山医生一来即开展了中医
肿瘤病科主要为了解除病人病苦；

第二点，他开了肿瘤门诊，又开了肿瘤病房，
院门诊又病房工作自觉很妙的，而山医生从不
叫苦而且服务态度良好；

第三点，要求山医治疗的病人日益众多，他很
不倦地钻研，以中医药为主的治疗且结合些西
药和化疗的治疗是掌握了二套本领的，从而为
病人解除了纸重不同的病苦；

第四点，他具有勇难而进的毅力，不管成功考败
的勇气这也就是中医仁心仁术的表现，且是发
展中医药事业的表现。

今天，他研制了一种消瘤止痛的外贴方药
的试对若干肿瘤治疗的应用，这也是治法之一
，我很支持，这种外贴治疗是安全的、简便的
、病人乐利接受的。我希望本市有关政府部门
大力予以支持。 (完)

二〇一〇年三月廿八日 钟一堂

原稿纸20x20=400

前 言

中医医案在中医药学术发展的进程中有着举足轻重的地位,医之有案,如事之有记,贵在真实。其案愈真,愈能将其经验与教训示人,价值愈高。本书所示山广志中医治疗肿瘤病医案,乃笔者随师侍诊的真实记录,包括望闻问切所得舌色症脉,辨证立法用药之处方,口头嘱咐之煎服方法及忌口等注意事项,药后疗效及随证变法处理等内容。

山先生为人,谦虚谨慎,平易近人。先生治学,既重理论,更重实践,从医已有40多年。山广志教授在中医肿瘤治疗领域的经验探讨,最早以个案、效案、验案的形式总结,随着经验的积累和病案的增多,我们按设计的专题进行专项研究,着重分析近15年的临床资料,体会到山先生辨证精确,疗效满意,令人叹为观止。此后,在山先生指导下进一步整理相关材料,而成是书。

《山广志肿瘤医案选》涉及18个病种,载案102则,基本上能够反映山教授的学术特色。

先生对肿瘤治疗的医学观点随着本人经验的积累与对中医经典医籍研究的深入也有所改变,早期多以清热解毒与调理中焦为主,近十几年,他根据对肿瘤病人的病机研究,发现多以阳虚为主,所以多选用温阳和胃法。他近几年提出治疗肿瘤的三大原则:一、大热辛散不伤阴液,体现了阳得阴助,生化无穷;二、舒缓条达调理中焦,体现了得胃气则生,无胃气则死;三、解毒而避其苦寒,体现了顾护阳气。

本书从选案、编撰到完稿,先生均参与其中,逐字逐句审阅修订并提出修正意见。山广志教授40年寒暑如一,手不释卷,读医书成为他多年的嗜好,心念济世,孜孜求索,不断创新,渴望着为肿瘤的治疗寻到更有效的新径,书中每案均按主诉、现病史、刻下症、病机分析、诊断、治则、治疗与效果、按语几个部分详细描写分析。按语部分更是其中之精华,对山广志教授的诊疗思路、治法、用药特色进行了深刻的剖析与解读。

盼望本书能对读者朋友有所裨益。

施　航　张婷素
2018 年 4 月

目　录

目　录

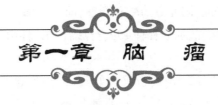

第一章 脑 瘤

一、温胆汤加减治疗脑胶质瘤术后伴头晕医案

患者,谭某,女,35岁,教师,2016年6月10日初诊。

主诉:脑瘤术后5月余,头晕10日。

现病史:前额部、两侧颞部阵发性头痛2年余,因一次加班后,头晕、头痛加重,并伴有喷射性呕吐,遂至宁波市某院就诊,查头颅MRI:右侧颞叶占位,考虑脑胶质瘤。于2015年12月15日在该院行"肿瘤切除术",术后病理示:Ⅲ级脑胶质瘤。

10天前出现头晕,头痛,无喷射状呕吐,复查头颅MRI:右侧颞叶占位,考虑胶质瘤术后复发。予静脉滴注甘露醇25g,日2次,降颅压治疗,患者及家属拒绝放化疗,要求中药治疗。

刻下症:双侧胁肋部不适,晨起口苦咽干,偶感头痛,时缓时剧,偶有恶心,纳差,乏力,小便可,大便有时不成形,夜寐可。舌淡苔薄白,脉弦细。

病机分析:脉症合参,认为本病属于郁火停滞肝胆,少阳湿热之邪沿经上窜,挟脾经之痰蒙闭清窍,故见诸症。虽然手术切除了部分病灶,但病之原因未解决,迅即邪浊复聚为患。

诊断:中医诊断:脑瘤,证属肝郁化火,痰蒙清窍。

　　　　西医诊断:脑胶质瘤术后复发。

治则:清肝利胆,化痰开窍,醒脾降逆。

治疗与效果:

一诊:温胆汤加减。

处方:柴胡15g,白术15g,制半夏15g,郁金15g,薏苡仁35g,炒枳壳15g,川芎15g,黄芩10g,茯苓25g,竹茹15g,陈皮10g,炒麦芽15g。7剂。

煎服法:水煎2次,饭后半小时温服,1日早晚各服1次。

二诊:2016 年 6 月 16 日,前药服完后,头痛较前缓解,乏力仍明显,胁肋不适缓解,心慌,口干,气短,大便仍有时不成形。舌淡苔白,脉细。据症分析,肝胆之郁浊之邪略为势减,因此方药略有调整,前方去郁金、黄芩,考虑患者肝郁之证已好转,脾肾不足,故加炒杜仲 15g、石菖蒲 15g、怀山药 25g。7 剂,煎服法同前。

三诊:2016 年 6 月 22 日,周身乏力好转,但仍见胁肋不适,心慌气短,纳差,夜寐不安,大便溏薄,2~3 次一日,舌淡红苔白,脉沉细。方药:去川芎,治以健脾燥湿理气,加炮姜 10g、干姜 6g、芡实 25g、厚朴 15g。续服 7 剂,煎服法同前。

四诊:2016 年 6 月 28 日,乏力口干好转,纳差,偶有反酸,善太息,寐差,二便尚调。舌红苔白微腻,脉沉弦。考虑湿阻中焦,脾胃气滞。方药:前方去白术、石菖蒲、芡实,加焦神曲 15g、木香 10g。增加中焦气机升降之效。

患者以此方为基础,复诊时据证加减,坚持服药半年余,现患者一般状态良好,未诉明显不适。复查脑部 MRI 提示:脑部肿瘤未见增大,临床也未见明显不适症状。嘱其遵此方,坚持长期调治,古人云:瘤者缓之,削之,即此之意。后期又加入制南星 10g。一年后随访,每天坚持散步,状态很好。家人无限欣慰。

高锦庭说:"癌病者,非阴阳正气所结,乃五脏瘀血、浊气、痰滞而成。"道明了肿瘤与痰浊的关系。然本病病位在脑,发病初起以头痛为主,系为风痰所扰,待病症进展,症状明显之时,多已头痛不已,《证治要诀》言"诸痛,乃是痰为气所激而上,气又为痰所隔而滞,痰与气相搏,不能流通",是为气滞痰凝之病机,气滞则有血瘀之变。故脑瘤者,痰瘀交阻或气血郁结皆有之。

本案为脑胶质瘤术后复发病例,头痛,胁肋不适,证属肝郁化火。初诊以柴胡、黄芩、郁金清肝疏肝,制半夏、茯苓、薏苡仁、白术、枳壳化湿祛痰,川芎为治头痛要药;二诊顾其肾虚髓海不足,故加石菖蒲、杜仲等补肝肾强筋骨之品;三诊以调补后天之本脾胃升降之能来带动肝肾升降之职,注重气血生化,精微充填;四诊注重湿阻中焦,故微调前方,以健脾为主导,并佐消食运湿,以磨积醒脾化痰。

山广志教授认为:本案的精髓在于抓住主症用方遣药上,而不是把重点放在病人疾病在脑部这一症象上。病人脑胶质瘤术后复发,全身产生的症状中,有非常明显的三个主要特征,一是胁肋不适,二是口苦咽干,三是纳差。这三个是小柴胡汤的主证。在《伤寒论》第 101 条中再次强调说:"有柴胡证,但见一证便是,不必悉具。"况且本患三证俱全,有不用柴胡之理吗?所以山师紧紧抓住本患的主症,结合一些兼症,选用了从小柴胡汤合温胆汤为主方进行治疗。如果我们见到了脑瘤,一心用在攻瘤上,而不是从证中抓住疾病的"本",就很难取效了。这也是本患长期带瘤生存取得良好效果的原因。

（整理：崔丽花）

二、归脾汤治疗脑瘤伴痫证医案

患者,陈某,男,46 岁,2016 年 10 月初诊。

主诉：头晕 3 年,痫症发作 2 年,加重近 1 年。

现病史：患者 2013 年 10 月 3 日无明显诱因出现头晕不适,当时无头痛,无恶心呕吐,无口眼㖞斜,无便血,宁波某医院 MRI 提示:右侧颞下回内侧部分、海马及海马旁回、杏仁核区域脑组织稍肿胀并信号异常,脑胶质瘤病? 病毒感染性病变? 弥漫性胶质瘤? 请结合临床及复查。患者未行进一步治疗,定期复查。2014 年 10 月无明显诱因出现痫证症状,一过性意识丧失,牙关紧闭,持续约 5 分钟自行苏醒,宁波市某医院 MRI 示:右侧海马头部后上方异常信号灶,伴周围脑组织水肿,首先考虑胶质瘤(低级别)可能性大。予以奥卡西平片 0.15g/d,对症治疗,定期复查。这期间,脑部异常放电频率约 1 次/周,小发作期间意识清楚,眼睛呆滞,行为动作停顿,发作后可自行缓解,自觉异常疲劳,大发作 3~4 月一次,后又增加卡马西平 1.5g/d。2016 年 5 月痫证再次发作,症状同前,持续时间约 10 分钟。来宁波中医院就诊。

刻下症：夜寐欠宁,抽搐失意症常轻重不等发作,乏力明显,头昏晕沉,舌淡白,脉细。

病机分析：患者心脾两虚,血不养心,气不运脾,痰火内扰,上干清窍,形成胶质瘤,碍气阻络可见头昏晕沉,大小痫症时发不断,夜寐欠宁。舌淡白,脉细均为心脾两虚之征。

诊断：中医诊断:脑瘤伴痫证,证属心脾两虚,浊扰清窍。

西医诊断:脑胶质瘤。

治则：益气健脾,养心开窍。

治疗与效果：

一诊:归脾汤加减。

处方:生黄芪 30g,炒白术 15g,陈皮 18g,当归 15g,炙甘草 15g,茯神 21g,远志 9g,酸枣仁 27g,木香 18g,生姜 9 片,大枣 9 枚,石菖蒲 27g,天麻 18g,川芎

9g,龙眼肉27g。7剂。

煎服法:添水600ml,浸泡30~60分钟,煮沸后,文火煮30分钟,滤出药液150~200ml,如此煮2次,饭后半小时温服,早晚各服1次。

患者服用中药7天后,自觉失眠较前明显缓解,夜间能安然入睡,家属诉痫证仍有小发作一次,缓解后疲惫感较前减轻。

二诊:2016年10月10日,上方加用太子参15g继续服用7剂,煎服法同前。

三诊:2016年10月17日,患者自诉乏力较前好转,发作时间也明显减少,仍偶有头晕不适,上方中加用决明子21g,此方继续服用3个月,患者睡眠恢复正常,痫证偶见1~2月轻发作一次,继续该方服用半年后,其间未见痫证大发作,小发作偶有,约2~3个月一次,睡眠不佳头晕各症消失,并未有任何不适。为了进一步巩固心脾的功能,并且方便患者,按原方配制蜜丸,嘱其再服半年。

痫证中医学早有记载。《临证指南医案》龚商年按语:痫之实证,用五痫丸以攻风,控涎丸以劫痰,虚者,当补助气血,调摄阴阳,养营汤、河车丸之类主之。本患主要表现为睡眠障碍、入睡困难、短眠多梦、神疲乏力等症。分析本案的资料可以看出一个明显特质,脑部胶质瘤并不太大,而是全身神志症状明显,所以山师在治疗过程中,抓住一些全身的主证进行辨证分析,诊得病源,施方用药,而获其效。对本患治疗后进行总结时山师提出两个观点,值得我们深思和参考。

一张归脾汤加减方,功夫全在心脾上,这是针对患者全身的体质状态而运用改变其体质的治法,虽不足为奇,但这是中医学整体与局部互动理论之一。改变了整体,从整体去修复局部的失衡而达到治疗的目的,如果违背了这条原则,就不会在中医药运用上取得理想的效果。

山师指出,方中在归脾汤的基础上加用和重用了石菖蒲,在讨论时有学生认为系取其豁痰开窍、醒脑安神之功,但不知石菖蒲还另有特能。火神派之祖郑钦安嫡传弟子卢铸之在其著作《药性论》石菖蒲项中说,本品生于水石之中,气味辛微温微苦,通心窍而达重楼,入水底而引微阳,得茯苓佳。所以能在人体中上下交换清浊之水,可把清水清气带到颠顶,引浊水于沟壑之中,所以在石菖蒲的作用下颠顶之浊邪下降至底谷,清净之微阳上于颠顶,清升浊降,因此头昏晕沉等症自然减轻好转。石菖蒲确实是一味好药,用之得当效如桴鼓,山师在治疗比较难治的鼻炎、咽喉炎时,常配合应用石菖蒲,疗效卓著。

(整理:凌仕良)

第二章 鼻咽癌

一、养阴清肺法治疗鼻咽癌放疗后副反应医案

患者,刘某,女,56岁,已婚,退休女工,2014年1月18日初诊。

主诉:鼻咽癌放疗后半年,头晕、耳鸣、口干。

现病史:患者于2013年7月无明显诱因出现回吸性涕血,量中色红,去当地医院查MRI及鼻咽镜确诊为鼻咽癌,并见颅骨侵犯。遂去某医院行同步放疗1个疗程,回吸性涕血好转,但时有头晕、耳鸣、口干,无咳嗽咳痰,无胸闷气促。今来我院门诊行中医药治疗。

刻下症:头晕、耳鸣、咽喉疼痛、口干并见口腔溃烂,舌红少苔,脉弦细。

病机分析:病患在放疗期间,受放疗火热炙烤,阴津受损较重,加之患者的阴津不能及时生化,上承清窍,继而产生口干、耳鸣、鼻咽部干燥难忍等症,阴虚化火,进而产生咽喉疼痛、口腔溃烂等症,此为虚火上泛症状。舌红少苔、脉弦细为放疗后肺阴亏损,伤阴化火之征。

诊断:中医诊断:鼻咽癌,阴伤津亏型。

　　　　西医诊断:晚期鼻咽癌。

治则:补阴生津降虚火。

治疗与效果:

一诊:拟养阴清肺解毒汤加减。

处方:南北沙参各30g,天麦冬各15g,鲜石斛12g,天花粉20g,桑叶15g,蒲公英30g,金银花15g,丹参10g。连服7剂。

煎服法:添水1000ml,慢火煎1小时,取药汁400ml分2次温服。

二诊:2014年1月25日,仍头晕耳鸣,口干好转不明显,舌仍红,原方加白芷10g、辛夷10g,守前方续服7剂。

三诊:2014年2月1日,头晕耳鸣稍好转,口干好转,偶有痰,舌稍红,苔薄,上方加苍耳子 12g,连服一个月。

药后患者偶发头晕、耳鸣,无明显口干,复查 MRI 见鼻咽部及颅底骨转移灶未见进展。效不更方,按原来基本方偶尔据症略为加减,服药至今,多次复查,病情稳定,未见明显不适之症,生活质量良好。

山广志教授认为鼻咽癌的治疗,应在认识病机的基础上采取急则治其标、缓则治其本的原则。他还认为目前对鼻咽癌治疗最佳方案是"中药+放疗"方案。近代医学放疗对鼻咽癌治疗效果很好,唯一的缺欠就是放疗期间或放疗后的副反应,这种副反应,西医药没有很好的解决办法,降低了鼻咽癌的治愈率。鼻咽癌放疗后副反应基本向这几方面转归,一是伤阴损津;二是伤气损脾;三是阴阳俱损(转成寒证)。本患是伤阴损津的典型病例,所以治疗基本围绕滋阴液,清虚火。而且山师在用滋阴药时特别强调,不要一见阴虚少津的病机,就大队滋阴之品齐上,这样反而不利于治疗。观本患处方中药物,都是甘凉润泽之品,而不是重量的滋阴强剂,这样在滋阴调治期间,不会损伤中焦生气。还值得一提的是,病人二诊时,虽然已服了一周滋阴津清虚火之品,但症状改善不明显,此时山师没有继续加重滋阴之品,反而加上了白芷、辛夷二味辛味的药物,出现了很好的效果,其目的就是在甘凉之品中加入辛散之味,以增加养阴生津的功效。这种制方用药充分体现了"阴得阳升而泉源不竭"的中医学术观点。

(整理:董　晶)

二、五味消毒饮合沙参麦冬汤治疗鼻咽癌涕血医案

患者,诸某,男,50 岁,工人,2010 年 7 月 5 日初诊。

主诉:发现颈部肿块 3 月,鼻涕带血 1 月。

现病史:患者 3 个月前无意中触及颈部肿块,花生米粒大小,质硬,不易移动,当时未予以重视。1 个月前出现流鼻涕,鼻涕中带血丝,量少,色鲜红,并自觉颈部肿块呈增大趋势,活动欠佳。遂到宁波市某医院进行 CT 检查,结果提示:左颈部淋巴结肿大,转移性肿瘤? 进一步鼻咽部磁共振检查。检查结果提示:左侧鼻咽癌,颈部淋巴结转移。入院后对颈部肿瘤穿刺取病理活检。病理提示:淋巴结转移性低分化鳞癌。建议化疗,患者及家属放弃化疗,寻求中医药治疗,故来我科。

刻下症:乏力明显,鼻涕中带有少量血丝,伴鼻塞,听力稍有下降,偶有头痛。查体:左颈部见一约鹌鹑蛋大小肿块,质硬,活动度欠佳。舌淡红、苔薄

黄,脉沉细。

病机分析:该患者癌毒结于鼻咽部,阻碍肺气宣降,影响肺之散布津液功能,出现鼻涕。癌毒久之化热,热毒寄生于机体,耗伤气阴,阴虚导致内热,热动血脉,加之癌毒对脉络的破坏,故见鼻涕带血。癌毒邪气盛,正不胜邪,正气无法摄住癌毒,则癌毒随气血流窜,出现转移,则见颈部肿核,日见其大,不易移动。

诊断:中医诊断:鼻咽癌,证属气阴两虚,热毒互结。

西医诊断:鼻咽癌。

治则:益气养阴,清热解毒。

治疗与效果:

一诊:予以五味消毒饮合沙参麦冬汤加减。

处方:金银花、野菊花、连翘、紫花地丁、牛蒡子、蒲公英、紫背天葵、夏枯草、玉竹、沙参、半枝莲、山慈菇、仙鹤草、白花蛇舌草各15g,生甘草6g。14剂,每天1剂,水煎服。

煎服法:添水600ml,浸泡30~60分钟,煮沸后,文火煮30分钟,滤出药液150~200ml,如此煎2次,饭后半小时温服,早晚各服1次。

二诊:2010年7月19日,鼻腔出血减少,鼻塞减轻,头痛减轻,纳眠可,大便干,舌淡红、苔少,脉细数。热毒见清,阴津仍损。继以清火解毒,散结养阴为治。处方:上方加麦门冬15g、露蜂房5g。14剂,每天1剂,水煎服。煎服法同前。

三诊:2010年8月2日,鼻腔已不出血,仍有鼻塞,时流清涕,无血丝,无头痛,纳、寐可,二便调,舌淡红、苔白,脉细。属毒火渐清,邪气渐去,阴津渐复之象,但正气亏损仍明显。扶正培本,兼以清热散结、解毒益气为治:上方加太子参20g、石斛12g、西洋参12g。

14剂,日1剂,水煎服。煎服法同前。

至2011年1月28日,在宁波市中医院查鼻咽部CT示:与2010年6月比较无明显变化。患者肿瘤一直稳定,未见增大,病情平稳。

中医学认为,鼻咽癌的发生机制为正虚邪盛,痰瘀火毒蕴结。诚如《外科真诠》所言,"由忧思、恚怒、气郁、血逆与火凝结而成",山广志教授认为,中医治疗疾病应遵循个体化原则,这是中医的特色,也是中医的优势,个体化治疗最大限度地根据每个人的疾病特点量身定制不同的治疗方案,临床应针对不同个体、不同的病程时期进行辨证论治,如手术后气血耗伤,则以补益气血为主;放疗期间火毒灼伤气阴,则以清火解毒养阴益气为主;放疗后期肺肾阴津乏竭,则以补肺滋肾养阴为主。总之,应时刻以扶正为本,提高机体免疫功能,使瘤体稳定,治病留人,不应大攻大下大毒以期取速效。

本案患者鼻咽癌局部复发,单纯中医药治疗而使瘤体控制,实属不易。首诊时患者表现出一派热痰火毒阴亏之象,痰火结聚于鼻咽,迫血妄行,血溢脉外等症,因此选用了五味消毒饮和沙参麦冬汤加减治疗。五味消毒饮出自《医宗金鉴》,善治一切热毒肿疡一类疾病,合用沙参麦冬汤,取其滋养肺经阴津之效,肺经得到了滋化,鼻窍自安。患者病程比较长,所以证候的变化也复杂,山师根据其证候的变化,时而侧重清火解毒,时而侧重于滋养肺阴,时而侧重于益气,因此病人能够获得带瘤长期生存的效果,治病无定法,随证立方,乃为大医之举。患者现已服用中药三年余,病情一直稳定。

(整理:凌仕良)

三、沙参麦冬汤治疗鼻咽癌医案

患者,陈某,男,60岁,已婚,退休工人,2015年6月10日初诊。

主诉:鼻咽癌放疗后,乏力口干1周。

现病史:患者半年前无明显诱因出现鼻涕带血丝,当时无发热畏寒,无咳嗽咳痰,无恶心呕吐。宁波某医院MRI提示:鼻咽部占位,考虑肿瘤,进一步活检病理提示:鼻咽部鳞状细胞癌。遂在该院行放疗1个疗程(具体剂量不详),有口干口渴、白细胞低下等副反应,近1周来口鼻咽干燥加重,饮水亦不能缓解,每夜起来喝水8次左右,影响睡眠,精神不佳,且极易感冒,伴咽部痰多黏稠难咯。舌淡红、苔薄少津,脉细。

刻下症:乏力明显,口干口渴,鼻咽干燥,痰多黏稠,偶带血丝,神倦疲乏易感冒,纳食不佳,夜寐欠宁,舌淡红、苔薄少津,脉细。

病机分析:癌毒性易化热,日久郁而化火,火热侵犯机体日久必会耗伤气阴,导致阴液亏乏,津液不足,加之放疗热毒攻伐,火上加油,煎灼上焦尤重,出现一派气阴亏虚之症,临床呈现口干口渴、鼻咽干燥,痰多黏稠,怠倦乏力等一系列严重症状。

诊断:中医诊断:鼻咽癌,证属气阴两虚,痰毒内结。

西医诊断:鼻咽癌。

治则:益气养阴,化痰散结。

治疗与效果:

一诊:拟麦门冬汤加减。

处方:麦冬 15g,制半夏 15g,北沙参 20g,怀山药 30g,黄精 15g,灵芝 20g,远志 12g,川贝母 6g,薏苡仁 20g,半枝莲 30g,桑叶 15g,知母 15g,炙甘草 5g。14 剂。

煎服法:添水 600ml,浸泡 30~60 分钟,煮沸后,文火煮 30 分钟,滤出药液 150~200ml,如此煎 2 次,饭后半小时温服,早晚各服 1 次。

二诊:2015 年 6 月 24 日,患者述口咽干稍缓解,咽部痰减少,精神睡眠改善。上方续服 14 帖。煎服法同前。

另嘱咐患者用西洋参 15g 每日泡茶喝。

三诊:2015 年 7 月 8 日,患者自诉口干口渴症状明显好转,偶有咳痰,痰液容易咳出,且无黄稠黏滞症状,上方中加用黄芪 30g、党参 15g 益气扶正。煎服法同前。

后连续服上方加减在门诊长期中药调理,症状消失,自觉精力充沛,心情较好,感冒次数较前明显减少,体力较前增强很多。

山广志教授在三十余年的临床中总结肿瘤患者选择中医治疗,其目的有以下三点:一为改善症状,提高生活质量,如减轻疼痛、呕吐、脱发、乏力等症状;二为减轻放、化疗对血象的副作用,如粒细胞减少、血小板减少等;三为增强体质,提高免疫功能,防止复发。在这一系列治疗过程中,我们应该遵循《素问·至真要大论》中"谨守病机,各司其属,有者求之,无者求之,盛者责之,虚者责之"的原则,"谨察阴阳所在而调之,以平为期",力争达到"阴平阳秘"的效果,各症自安。

应该特别强调的是,运用消坚破结药物时要注意:一是不可一味攻伐,防止损伤正气,需注意顾护胃气,扶正祛邪;二是不可图一时之快,重剂猛攻,需逐渐增量,缓慢图之;三是中病即止,带瘤生存,果食调养。山广志教授在该患者治疗的整个过程中,不追求大苦大寒清热解毒药物以获速效,为的是避免伤伐中气,亦未使用大腻补阴益气之品强补阴液,以免欲速则不达,反碍中焦对阴津生化无穷之能,而是采用性甘味平药物徐徐清补,以及性凉味淡药物渐渐图之,临床收到满意疗效。

(整理:凌仕良)

四、益气养阴法治疗鼻咽癌放疗后遗症医案

患者,韩某,男,55 岁,已婚,退休工人,2012 年 1 月初诊。

主诉:鼻咽癌放疗后 3 月余,伴皮肤破溃、流脓 2 月。

现病史:2011年3月患者无明显诱因出现耳鸣,经鼻咽镜及细胞学检查确诊为鼻咽癌。在鄞州某医院放疗1个疗程,病情得以控制。同年10月,右颈部发现肿物,B超提示为鼻咽癌淋巴结转移,CT显示鼻咽部增厚,考虑复发。再次放疗后出现右耳针刺样疼痛,流出脓液,口腔溃疡,牙齿脱落,听力下降,张口困难,面颊部红肿硬痛灼热,常发热,体温38.2℃。

刻下症:右颜面部皮肤破溃,流脓,口颊部口腔溃疡,牙齿脱落,听力下降,张口困难,有低热,舌红少苔,脉细数。

病机分析:综合病人就诊所见,其为鼻咽癌放疗后临床常见并发症。放疗燥热之邪伤皮犯里,火热炽盛,蕴结成毒,阻滞血运,脉络不通,津液耗伤,内不能灌溉于脏腑,外不能濡养肌肤、孔窍,营卫不和,故出现右耳针刺样疼痛,流脓,口颊部口腔溃疡,低热等症,舌红少苔,脉细数均为伤阴化热之象。

诊断:中医诊断:鼻咽癌,证属气阴两虚,毒热内蕴。

西医诊断:鼻咽癌复发放疗后并发症。

治则:益气养阴,祛痰解毒。

治疗与效果:

一诊:予生脉散加六味地黄汤加减。

处方:南北沙参各15g,太子参30g,麦冬15g,五味子10g,生地黄20g,鲜石斛12g,山茱萸10g,黄芩12g,牡丹皮15g,泽泻15g,生山药20g,茯苓15g,陈皮10g,制半夏9g,白芥子10g。14剂。

煎服法:按常规煎2次,饭后半小时温服,早晚各服1次。

外用:三黄消肿软膏(黄柏、黄连、大黄、生黄芪、白芷)局部外敷,眼药水滴耳,每日3次。

二诊:2012年1月20日,右耳渗液较前明显减少,口腔溃疡控制,已可进软食,舌红少苔,脉细数均有所改善,原方加辛夷10g、苍耳子12g,继服2周。

药后患者右耳无渗液流脓,我科门诊辨证给药,随访1年,患者右耳听力基本恢复,定期复查,症状控制稳定,生活质量满意。

放射治疗对鼻咽癌效果很好。如何减轻放疗的副作用是提高鼻咽癌疗效的瓶颈,恰当应用中药,正是中医药的一个优势,本患的病证进一步证实了这点。本病案为鼻咽癌复发后再次放疗,放疗的剂量之重可想而知,所以产生的副作用也很大,因此采用中药救治中,在拟用生脉散的基础上加用了六味地黄汤就是考虑到滋生"坎"中阴液的重要性,所以,本患放疗后虽然副作用很重,但很快得到了恢复,这和拟方的正确性有关。对此山广志教授强调指出,在养阴生津同时一定注意滋补肾阴,本方的六味地黄汤加减,正是此意,以做到资源不竭;再就是在滋养阴液的药队中加入山茱萸、五味子二味酸敛生津之品也非常重要,会获事半功倍的效果。

（整理：施 航）

五、增液汤治疗鼻咽癌放疗后口腔反应医案

患者,郑某,67 岁,已婚,退休工人,2016 年 9 月初诊。

主诉:鼻咽癌术后 4 月,口干 3 月。

现病史:2016 年 4 月因鼻部反吸后出血,于宁波市某医院就诊,鼻咽部 CT 示:鼻咽部新生物,考虑鼻咽癌。2016 年 5 月在某医院五官科行"肿块切除术"。术后病理示:鼻咽癌,未分化型。并于 2016 年 6 月行放疗 1 个疗程,放疗后出现口干、口腔疼痛、味觉丧失等不良反应。2016 年 9 月来门诊就诊时口干症状严重,伴味觉丧失。

刻下症:口干,伴味觉丧失,口腔疼痛、唾液分泌量少,进食固体食物时尤为明显。口腔局部破裂。舌质红,苔少,脉细。

病机分析:患者正值中老年,平素生活艰辛,故全身脏腑功能虚弱,癌毒易犯。饮食不节,损伤脾胃,脾虚日久伤肺,脾肺两虚,水湿运化输布失常,聚湿成痰,痰毒搏结于鼻咽,日积以大,发为鼻咽癌。续而进行放疗,气阴进一步受伤,故而出现口干、味觉丧失,口腔疼痛、唾液分泌量少,口腔局部破裂等症。

诊断:中医诊断:鼻咽癌,证属气阴两虚。

西医诊断:鼻咽癌。

治则:养阴生津、清热益气。

治疗与效果:

一诊:增液汤加减。

处方:玄参 30g,麦冬 20g,生地黄 30g,制大黄 10g,金银花 15g,太子参 30g。

煎服法:每剂常规煎 2 次,14 天为 1 个疗程,一共服用 4 个疗程。

二诊:遵上法据症药物略有加减,治疗 3 个月后复查,口干症状较前明显好转,口腔疼痛基本消失,但味觉尚未完全恢复。复诊时舌淡红,苔薄白,脉细。由此确定患者用药后阴虚生热的病理得到了明显改善。持续服用原方 6 个月后,味觉逐渐恢复,生活质量明显提高,原发病灶未见复发。

该患者鼻咽癌术后,复行放疗,重伤气津,肺胃气阴受损,难以濡养皮毛,

口舌不识谷气,故口腔疼痛,口干,味觉丧失。其舌质红,苔少,脉细,亦是气阴两虚并有化热之象。故用增液汤加减以养阴生津,清热益气。

增液汤功用养阴生津,增液益气,为治燥之剂,主治阳明温病所致阴竭津枯者。方中玄参咸寒润下为君,麦冬甘寒滋润,生地黄滋阴壮水为臣,三者均属质润多汁之品,合用共奏滋阴生津、清热润燥之功。佐以制大黄,清热泻火,凉血解毒;金银花清热解毒,疏风散热,二药共用,表里热邪俱除,则邪去正安,阴津可复。妙在又添太子参一味,补养肺胃之气,于阴药之中使以气药,则阴阳互根互用,气阴得以速生。诸药共用,可达寇除民安、热去阴来之目的,气津得生,诸症得除。

山广志教授认为鼻咽癌患者放疗后多以气阴亏损为本,热毒内结为标,治当标本兼顾。在临床中药运用上,喜用生地黄、玄参、麦冬为主药,增强养阴润燥之效,固本以安被焚之墟;又以金银花联合制大黄为药对,表里兼清,治标以逐燎原之火。在气药的选择上,以太子参、西洋参为佳,因其平补而不燥,益气而不生火,并能助其生化阴津之功。癌症术后及放化疗后患者虚多实少,切忌大肆攻伐,宜标本兼顾,用药和缓,表里同治,平衡阴阳,以恢复自身生机。

(整理:蒋淳琪)

六、藿朴夏苓汤加减治疗鼻咽癌术后伴乏力、低热医案

患者,林某,女,56岁,退休职工,2015年2月15日初诊。

主诉:鼻咽癌术后5月余,乏力3月余。

现病史:2014年7月无明显诱因吸鼻后出现痰中带血丝,量少,色鲜红,无血涕,无鼻塞头痛,无发热畏寒,无咽喉不适,无咳嗽咳痰,至宁波市某院五官科就诊,鼻咽镜示:鼻咽后壁结节,质硬脆。活检病理示:低分化鳞状细胞癌。遂至上海某大学附属肿瘤医院就诊,于2014年8月10日在该院行"鼻咽癌根治术",术后行放疗,放疗期间出现骨髓抑制副反应,经升白对症处理后好转。2014年10月25日结束放疗,伴见全身乏力、口干、纳差,夜寐不安,吸鼻后痰中有粉色的分泌物。2015年2月15日求诊于我科门诊。就诊时查血常规:白细胞$2.3×10^9$/L;血红蛋白90g/L;血小板$105×10^9$/L。

刻下症:神疲乏力,少气懒言,口气味较重,口干口苦,口中黏腻,口淡无味,午后低热,吸鼻后痰中有粉色的分泌物,纳差,夜寐不安,二便正常。舌质暗,苔厚腻不见舌质,脉濡。

病机分析:鼻咽为肺胃之门户,肺经有热或热邪犯鼻,上焦积热,肺失宣发

与肃降之职,胃失和降,化湿无能,进而聚湿为痰,气血瘀滞,痰热瘀血互为蕴结,日久发为本病,故临床出现神疲乏力,少气懒言,口气味较重,口干口苦,口中黏腻,口淡无味,午后低热,吸鼻后痰中有粉色的分泌物,纳差,夜寐不安等症。舌苔厚腻,脉濡均为湿热滞着之证。

诊断:中医诊断:鼻洲,证属正气不足,湿毒交阻。

西医诊断:鼻咽癌。

治则:健脾和胃,宣泄肺浊。

治疗与效果:

一诊:拟以藿朴夏苓汤加减。

处方:佩兰15g,广藿香15g,黄连6g,辛夷10g,苍耳子10g,茯苓30g,炒白术25g,黄芩10g,厚朴10g,炒麦芽20g,炒鸡内金15g,王不留行15g,清半夏9g,紫花地丁30g。7剂。

煎服法:水煎30分钟,剩药汤2碗,早、晚各服1次,日1剂,饭后半小时温服。

二诊:2015年2月22日,气味消失,胃纳明显好转,乏力稍好转,口苦黏腻不适好转,口干,口淡无味,吸鼻后痰中有粉色的分泌物,午后低热存在,夜寐不安,舌质暗,苔厚腻不见舌质,脉濡。前方去黄连,改黄柏10g,加苍术15g。7剂。煎服法同前。

三诊:2015年2月28日,口干较前加重,口苦黏腻不适感未见明显好转,午后低热存,夜寐不安,舌质暗,苔厚腻,脉细濡。前方去紫花地丁,改厚朴15g,加陈皮10g、龙胆草10g、金银花20g。7剂。煎服法同前。

四诊:2015年3月7日,口干乏力稍存,口苦黏腻较前明显好转,午后低热存,吸鼻后痰中有粉色的分泌物,夜寐不安,舌质暗,苔腻(可见舌质),脉细弱。前去广藿香、佩兰,加党参15g、桂枝25g。7剂。煎服法同前。

五诊:2015年3月14日,口干乏力仍存,怕冷,夜寐较前改善,吸鼻后痰中有粉红色的分泌物,舌质暗,苔薄腻偏干,脉细弱。前方去黄芩、黄柏、苍术,改党参25g,加炮姜10g、麦冬15g。7剂。煎服法同前。

六诊:2015年3月21日,口干,乏力好转,怕冷,夜寐较前改善,吸鼻后痰中有粉色的分泌物,舌暗,苔薄腻,脉细。前方加补骨脂25g。7剂。煎服法同前。

七诊:2015年3月28日,口干,怕冷,夜寐梦多,乏力好转,吸鼻后痰中有粉色的分泌物,量较前减少,舌暗,苔薄,脉细。前方去龙胆草、金银花,加车前子20g、首乌藤15g。7剂。煎服法同前。

八诊：2015年4月4日，口干，怕冷，吸鼻后痰中粉色的分泌物量有所减少，夜寐改善，舌暗，苔薄，脉细。前方去辛夷，加白芷15g、生黄芪15g。14剂。煎服法同前。

患者前后调理2月余，每次按时复诊，第九次就诊时，神清气爽，声音洪亮，怕冷明显好转，夜寐佳，每晚可熟睡5个小时，体重较2月前增加近3kg（初诊时体重42.5kg）。舌质偏暗，苔薄，脉细。后一直来门诊调理，追访三年，病情未有复发，生活质量很好。

山广志教授治疗癌症首先是审病求因，分析病机，"阳病治阴，阴病治阳"，不会拘于癌症之病名。纵观患者先期西医治疗整个过程，她先天体质较差，禀赋羸弱，再加术后放疗攻伐正气，损伤阳气，进而痰毒瘀湿互结。故山广志教授抓住病机关键，先以化湿解毒宣肺为主，辅以醒脾降胃。一诊时选用广藿香、佩兰、黄芩、黄连等清中上焦湿热，茯苓、白术、炒麦芽、炒鸡内金、厚朴开胃助消化健脾，制半夏、紫花地丁清热解毒化痰，辛夷、苍耳子为肺经之要药，诸药中又加王不留行一味善于活血通络之品，以开通瘀滞而不伤正气。二诊、三诊后从症状舌苔判断，湿毒胶着较深，故分别先后加入黄柏、苍术、龙胆草以取清下焦及肝胆湿热的功效，效果显著。三诊时用清透气分热的金银花代替清血分热的紫花地丁。四诊、五诊时根据症状及舌脉判断湿毒基本清除，故去广藿香、佩兰、黄柏、苍术、黄芩，重用健脾温阳通脉之品，以培土扶正缓补气阴。七诊、八诊仍以扶正为主，取黄芪、白芷之排脓生肌功效，帮助受损鼻咽部恢复。在治疗过程中，山广志教授选用辛、苦、温的补骨脂温补脾肾之阳，不选附子、干姜等辛热之品，一则考虑辛热之品会加重口干，二则辛热之品可能会引起受损鼻咽部局部少量出血，从而加重患者的心理负担。山广志教授长达40余年的临床用药实践，总结出了药物之间的细微差别，从而使每味中药发挥其最大作用，在此想到了他曾经说过的一句话："每个中医好比一位将军，每味中药就比作将军麾下的兵马，一位好的将军必须熟知自己每个兵马的特征，这样才可以随意自如地指挥兵马，取得理想的战绩。历来中医大家都说，用药如用兵，即此之谓。"

（整理：崔丽花）

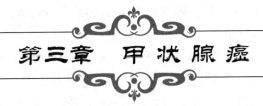

第三章 甲状腺癌

一、从肾论治甲状腺癌术后医案

患者,周某,女,53 岁,已婚,干部,2008 年 4 月 7 日初诊。

主诉:甲状腺癌术后 2 年半余,乏力 1 周。

现病史:患者于 2005 年 6 月,无意间发现右颈部一花生粒大小肿块,无吞咽困难,无红肿热痛,无发热畏寒,无恶心呕吐,宁波市某院 B 超提示:右侧甲状腺实质性占位。2005 年 6 月 18 日行"右侧甲状腺肿块切除术",术后病理:甲状腺(右侧)乳头状癌。术后未行放化疗,平素自服左甲状腺素钠片。故要求出院转用中医药治疗,于 2008 年 4 月 7 日来我院门诊就治。

刻下症:疲乏易倦,活动后或午后加重,纳欠佳,腰酸,夜尿多,舌淡胖,苔少,脉细弱。

病机分析:甲状腺癌患者术后气血亏虚,气血生化无源,故疲乏易倦,纳欠佳;日久肾气损伤,故出现腰酸不适、夜尿频的症状,舌淡胖,苔少,脉细弱,为脾肾阳虚之象。

诊断:中医诊断:石瘿,证属脾肾阳虚。

　　　　西医诊断:甲状腺癌术后。

治则:温补脾肾。

治疗与效果:

一诊:拟以四君子汤合五子衍宗丸加减。

处方:生黄芪 30g,党参 20g,白术 15g,茯苓 15g,菟丝子 20g,枸杞子 30g,覆盆子 15g,车前子 10g,五味子 10g,夏枯草 20g,陈皮 9g,炙甘草 6g,补骨脂 20g。14 剂。

煎服法:添水 500ml,浸泡 30 分钟,煮沸后,文火煮 30 分钟,滤出药液约 150ml,如此煎 2 次,饭前半小时温服,早晚各服 1 次。

二诊：2008 年 6 月 9 日，服用上方已 2 月，患者疲劳、腰酸感基本消失，夜尿明显减少，但近日来比较烦躁，咽喉有异物感，偶有咽痛不适，纳便调，夜寐欠佳，舌淡，苔薄黄，脉细数。拟以益气养阴，清热宁心之法，予生脉散、六味地黄丸合甘麦大枣汤加减。

处方：生黄芪 30g，北沙参 15g，麦冬 15g，五味子 10g，生地黄 20g，怀山药 15g，山茱萸 15g，牡丹皮 12g，茯苓 12g，泽泻 10g，菟丝子 15g，浮小麦 30g，生甘草 15g，大枣 12 枚，玄参 20g，夏枯草 20g，浙贝母 20g。煎服法同前。

三诊：2008 年 9 月 10 日，几个月来一直服用上方，药后效果良好，诸症明显改善。复查无明显复发转移，按其脉证，守方续服，以资稳固。

患者服用中药 5 年，病情稳定，电话回访，生活质量良好，家庭和睦，每年复查 1 次，无任何复发转移迹象。

甲状腺癌属中医学"瘿瘤"中"石瘿"范畴。本案患者术后呈现一派脾肾两虚之象。山广志教授治疗从其根源出发，脾为后天之本，肾为先天之本，故健脾补肾可以大补先后天之本，生命之源也。方子选用最经典且实用的四君子汤和五子衍宗丸。四君子汤加黄芪大补元气，健脾和胃，以补后天之本，气血生化之源。五子衍宗丸出自朱丹溪的《丹溪心法》，全方补肾益精。方中菟丝子用于温肾壮阳力强，枸杞子填精补血，两君药均入肝肾经，既能补肾阳，又能益阴精，不燥不滞，平补中又有收敛之性，为平补肝、肾、脾三经之良药；五味子是五味皆备，而酸味最浓，功效为补中寓涩，敛肺补肾；而覆盆子甘酸微温，可固精益肾，两药为此方之臣药也；该方妙在佐以车前子一味，泻而通之，泻有形之邪浊，涩中兼通，补而不滞，可起清热渗湿利尿之功，把体内多余之邪气排出体外。全方药味温和，为种子药的最佳组合，亦为补肾固精之要方，特在方中加补骨脂一味，因本患舌象示，肾阳虚弱，补骨脂为补肾温阳之要药，提高人体机能之效。

山广志教授同时认为，甲状腺在中医学中也应视为奇恒之腑，对人体有非常重要的作用，在人的生理功能上对于维系阴阳平衡有着重要作用。所以，今人不要以为甲状腺不重要，并且认为口服左甲状腺素钠片可以代替甲状腺的功能，其实差别还是很大的。如果发现甲状腺肿块最好先服用中药治疗，很多患者通过一段时间中药治疗可以使甲状腺肿块消失。

山广志教授四十多年的实践体会，肾为先天之本，主生长发育，肾阳是肾脏生理功能的动力，也是人体生命活动力的源泉，这一点清代名医郑钦安在《医理真传》中论述最详。与肾阴相对而言，肾阳也是肾阴功能活动的体现，对人体各脏腑的生理活动有温煦与推动作用。现代甲状腺的功能与肾脏的功能有密切关系。此外,足少阴肾经入肺,沿喉咙,到舌根两旁,从其循行部位来说亦与甲状腺相关。故山广志教授认为治疗甲状腺癌术后的病证可以从肾入手。

(整理:张婷素)

二、清气化痰丸治疗甲状腺癌术后医案

患者,常某,女,58 岁,已婚,退休职员,2013 年 8 月 19 日初诊。

主诉:甲状腺癌术后半年余,乏力 1 周。

现病史:患者 2013 年 1 月体检彩超提示:右侧甲状腺结节,伴钙化,边界欠清,恶性可能性大,遂去宁波某院进一步检查确诊,于 2 月 10 日在该院全麻下行"右侧甲状腺癌切除术",术后病理提示:乳头状癌伴钙化,侵及被膜及周围脂肪组织,淋巴结转移性癌,7 个淋巴结均为阳性,术后口服左甲状腺素钠片内分泌治疗。

刻下症:乏力明显,精神软,颈部活动不利,咽干,偶有口苦,纳可,舌暗红、苔白,脉弦。

病机分析:病人平素性格内向,忧虑过度,导致肝气不舒,郁结于里,不能司其畅达疏泄之职,致使气机阻滞,气滞则津液不畅,郁久必会化火,导致火邪炼液为痰,痰气阻结于颈前,瘀为肿块,发为甲状腺肿瘤,同时出现乏力,精神软,颈部不利,咽干,口苦等症。

诊断:中医诊断:瘿瘤,证属痰毒结聚,瘀血内阻。

西医诊断:甲状腺癌术后。

治则:祛痰软坚,化瘀散结。

治疗与效果:

一诊:拟清气化痰丸加减。

处方:制半夏 12g,胆南星 12g,炒白术 12g,川芎 10g,茯苓 15g,丹参 15g,山慈菇 15g,皂角刺 12g,白花蛇舌草 15g,半枝莲 15g,威灵仙 15g,怀牛膝 15g,陈皮 12g,生甘草 6g。14 剂。

煎服法:添水 600ml,浸泡 30~60 分钟,煮沸后,文火煮 30 分钟,滤出药液 150~200ml,如此煎 2 次,饭后半小时温服,早晚各服 1 次。

二诊:2013 年 9 月 2 日,颈部仍僵硬,拘急不利,咽干减轻,纳食尚可,舌暗红、苔少,脉细,上方加葛根 30g,南沙参 15g,麦冬 15g。继续服用半个月。煎

服法同前。

三诊:2013 年 9 月 16 日,颈部僵硬不舒之感明显减轻,咽干好转,纳可,舌红、苔少,脉细数。上方加石斛 15g、玉竹 15g,继续服用。煎服法同前。

此后患者坚持服药 1 年余,病情稳定,颈部僵滞已减,至今生活良好。

山广志教授在临床中发现,近年来甲状腺癌的病人越来越多,发病率呈逐年上升趋势,并且疾病呈现出了年轻化的倾向,指出本病的发生主要由于现代社会工作、生活节奏加快,各种压力较大,以及家庭矛盾或者人际交往过程中产生的抑郁情绪没有得到及时释放,导致忧思郁虑、恼怒太过,肝失疏泄,气机不畅,气不行津,津凝成痰;气不行血,血壅成瘀,痰瘀相合,日久变生癌毒,踞于颈项,遂成瘿瘤之证。正如《外科正宗》所云:"夫人生瘿瘤之证,非阴阳正气结肿,乃五脏瘀血、浊气、痰滞而成。"山广志教授认为,在治疗上强调中医药辨证治疗,从发现开始,全程进行中药治疗较好,常用治疗方法主要有行气解郁、化痰散结、祛瘀通络、益气养阴、解毒散结等法,根据不同病期合理施治,可使患者术后、放疗后并发症发生率降低,放疗敏感性提高,生活质量改善,远期后遗症减少,中位生存期延长。而且山广志教授呼吁凡是被查出甲状腺结节或甲状腺癌的病人,都应该认真坚持请熟悉原创中医理论的中医,服中药治疗三个月到半年,如果没效果再考虑手术治疗也不晚,事实证明正确的中药治疗甲状腺瘤或癌效果很好,避免现在只要发现甲状腺结节就先手术切除。很多西医院都专门成立了甲乳科或甲瘤科,医生的业务就是做甲状腺手术,岂知甲状腺切除了便再无法长出来,终生缺欠,左甲状腺素钠片不能完全替代甲状腺功能,况且甲状腺瘤或甲状腺癌发展非常慢。

本案患者手术之后,病理提示淋巴结转移,故首诊以祛邪攻伐为主,药用清半夏、胆南星、山慈菇、陈皮等祛痰软坚;川芎、丹参、皂角刺、怀牛膝等化瘀散结;白花蛇舌草、半枝莲解毒抗癌;炒白术、茯苓、威灵仙、甘草等兼顾扶正。二诊时痰瘀有形之邪难以速消,久蕴体内,已有化热伤阴之征,阴津不能上承,故见口干;筋脉失于津液濡养,故见拘急不利,予葛根舒经解肌,沙参、麦冬等清热解毒养阴。三诊时火热已有耗气伤阴之象,故加入石斛、玉竹等加重清热养阴益气之力,在此山师特别提出,玉竹还有养肌肉的作用,对于肌肉酸痛或老年性肌肉酸痛用桂枝汤加玉竹疗效很好。后以清热养阴益气、祛邪散结基本方加减调治 1 年余,复查均未见复发,并且无其他明显不适。

(整理:凌仕良)

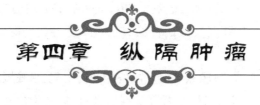

第四章 纵隔肿瘤

小青龙汤加减治疗纵隔癌医案

患者,张某,女,54 岁,退休,2016 年 9 月 22 日初诊。

主诉:咳嗽咳痰 3 月余。

现病史:患者于 2010 年 3 月自觉胸背部不适,偶有疼痛,无胸闷气急,无恶心呕吐,无畏寒发热,就诊于浙江省某医院,查胸部 CT 示:纵隔占位。排除手术禁忌,于 2010 年 3 月 24 日在该院行"纵隔肿物切除术"。术后病理:(前纵隔)低分化癌首选考虑。术后在该医院行"紫杉醇 210mg d1 + 卡铂 350mg d2"方案化疗 12 个周期,同时行纵隔放疗 2 个周期。2016 年 6 月开始出现咳嗽咳痰,偶有胸闷气促,9 月 19 日在台州某医院复查胸部 CT 示:纵隔低分化癌术后复发,上腔静脉旁占位伴上腔静脉受侵,两肺多发结节,考虑复发、转移;冠状动脉壁硬化;肝左叶外侧段占位,考虑转移;右肝囊肿、钙化灶。多处求医,但咳嗽咳痰逐渐加重,痰清稀量多,气喘,于 2016 年 9 月 22 日来我院门诊治疗。

刻下症:恶寒发热,头身疼痛,咳嗽气喘,痰涎清稀而量多,不得平卧,身体疼重,头面四肢水肿,面色㿠白,舌淡,苔白滑,脉浮。

病机分析:患者病程日久,正气虚弱,易感受风寒外邪。风寒束表,皮毛闭塞,卫阳被遏,营阴郁滞,故可见恶寒发热而无汗,身体疼痛;素有水饮,外寒引动内饮,水寒相搏,内外相引,饮动不居,水寒射肺,肺失宣降,故见咳嗽痰多而质稀,难以平卧;水饮溢于肌肤,故头面四肢水肿身重;舌苔白滑、脉浮为表寒外束,内积寒饮,虽频频咳吐而不得消减。

诊断:中医诊断:咳嗽(悬饮),证属外寒内饮。

　　　　西医诊断:纵隔低分化癌伴肝、肺转移。

治则:解表散寒,温肺化饮。

治疗与效果：

一诊：拟以小青龙汤加味。

处方：炙麻黄15g,细辛6g,炮附子20g,五味子15g,白芍25g,干姜15g,炙甘草10g,桂枝20g,生薏苡仁30g,杏仁15g,清半夏15g,乌梅20g,炒麦芽20g。7剂。

煎服法：水煎2次,每次煮40分钟,各剩药汤1碗,早晚饭后半小时温服。

二诊：2016年9月29日,患者服7剂后来就诊,恶寒发热、头身疼痛十去其七,咳嗽减轻,痰减少,气喘稍好转。外寒内饮之小青龙汤证仍存在,古人云:效不更方,中药予前方加补骨脂25g补肾助阳、纳气平喘,茯苓30g健脾化饮,再进14剂。煎服法同前。

三诊：2016年10月13日,已无恶寒发热、头身疼痛,咳嗽减轻,痰量少,气喘好转,能平卧。二便调,夜寐欠安,舌淡,苔白滑,脉浮。前方去炙麻黄、细辛,加党参15g、白术20g健脾益气。14剂。煎服法同前。

在我院门诊治疗并随访半年余,随症加减,后未出现恶寒发热、头身疼痛、头面四肢水肿、面色㿠白等症状,偶有咳嗽咳痰,无胸闷气促,2017年10月复查胸腹部CT,肺部及肝脏病灶稳定,无明显不适之临床症状。

纵隔恶性肿瘤,在古籍里没有明确的病名,属于中医痰饮病范畴。当从饮病中认证施药,以求其效。

山广志教授认为,此病例为典型的小青龙汤证,因此治疗当以外解表寒,内化寒饮。方中麻黄、桂枝相须为君,发汗散寒以解表邪,麻黄又能宣发肺气而平喘,桂枝化气行水以利化内饮,桂枝、麻黄最能外散寒邪,内化寒饮。干姜、细辛为臣,增强温肺化饮作用,辛温香窜之细辛既能助附子以解里寒,更能助麻黄以解外寒,而干姜又利于附子减毒增效更能祛肺经寒邪。然而素有痰饮,脾肺本虚,若纯用辛温发散,恐耗伤肺气,故佐以五味子敛肺止咳、芍药和养营血;清半夏燥湿化痰,和胃降逆,亦为佐药。炙甘草兼为佐使之药,既可益气和中,又能调和辛散酸收之品,山广志教授认为该患者内寒重,如有面色㿠白等表现,因此加附子20g以助温阳散寒之效,顽饮凝固,非大温不化,又有麻黄附子细辛汤之意。麦芽顾护脾胃生生之气。一诊咳嗽咳痰好转,能平卧。二诊原方加补骨脂25g补肾助阳、纳气平喘,茯苓30g健脾化饮,再进14剂。三诊外寒除,质地清稀之痰明显好转,去麻黄、细辛,加党参15g、白术20g健脾益气。在后续的治疗中佐以山慈菇、半枝莲等化痰散结之品提高消坚散结疗效。

山广志教授多年临床经验总结,对恶性肿瘤的治疗需要抓主证,证认准确,疗效自然显著,如果被病名所拘束,只认病不认证,常常会罔效。他常说整部《伤寒杂病论》主要的精髓就是认证、治证。所以桂枝汤可以在太阳篇应用也可以在妇人病篇出现,柴胡汤可以在少阳篇出现也可在阳明篇出现,举不胜举。对于本患的纵隔肿瘤也是如此,如果我们只见到纵隔中的肿瘤,没有考虑到表寒外束的病理状态,只注重祛饮攻痰,这样病情不但不会改善,反而会表寒内陷,加重病情的发展。该患者素有痰饮,又感寒邪,外寒与内饮互结为患,形成了较为严重的纵隔凝痰结滞的肿瘤疾病。及时用小青龙汤外解表散寒、内温肺化饮,迅速缓解主证,稳定了病情,并为后续治疗创造了条件。

山广志教授极力反对只重视放化疗的效果而不顾患者生活质量并低估正气在人体康复中的强大作用,结果瘤化小了,人化了了。山广志教授喜读古籍,他很提倡《景岳全书·积聚》提出治积的学术观点,"治积之要在知攻补之宜,而攻补之宜,当于孰缓孰急中辨之。凡积聚未久,而元气未损者,治不宜缓,盖缓之则养成其势,反以难制。此其所急,在积速攻可也;若积聚渐久,元气日虚,此而攻之……愈攻愈虚,则不死于积而死于攻矣……故凡治虚邪者,当从缓治,只宜专培脾胃以固其本。"本例已伴肝、肺转移的晚期纵隔低分化癌,患者生活质量差,甚至不能自理,预后极差,经教授调治,症状好转,病情稳定至今,也是深得此训之益。

(整理:屠小龙)

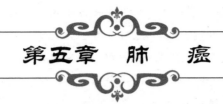

第五章 肺 癌

一、培土生金法治疗老年晚期肺癌医案

患者,周某,男,80岁,已婚,退休职工,2008年7月7日初诊。

主诉:反复咳嗽,痰中带血2年半余,加重1周。

现病史:患者于2005年9月,无明显诱因出现咳嗽咳痰,呈阵发性,痰白量中质稠,伴痰中带血,色鲜红,量不多,无明显气促胸闷,遂去宁波市某医院予抗炎止血治疗(治疗不详),咯血止。2005年11月胸部CT示:左肺上叶占位影,肺癌首选考虑。当时咳嗽仍存,但无咯血、胸痛,无胸闷气促。考虑患者年龄较高,未予手术及放疗,予门诊化疗2个疗程(具体不详),无明显毒副反应。2006年9月复查CT示:左肺上叶周围型肺癌,纵隔内淋巴结转移待排查,对比2005年11月11日CT片,左肺上叶占位灶明显增大,主肺动脉窗内见淋巴结增多,部分融合可能。当时症见阵发性咳嗽,痰白量中,无明显痰中带血。1周前出现痰中带血,量少,色鲜红,口干,气短胸闷,无胸痛,纳一般,便秘,2~3日一行。故要求出院来我科进行纯中医药治疗。

刻下症:咳嗽,痰中带血,色鲜红,口干,气短胸闷,纳一般,便秘,2~3日一解。舌暗,苔薄黄,脉细无力。

病机分析:病系肺阴亏损,阴虚生内热,虚热之邪,灼伤脉络,并影响肺之肃降功能故见咳嗽,痰中带血,色鲜红,口干,气短胸闷,肺阴亏损,肠道失润,故见便秘,2~3日一解。苔薄黄,脉细无力为阴虚内热之象。

诊断:中医诊断:肺积,证属阴虚内热,痰瘀互结。

西医诊断:肺癌。

治则:养阴清热,化痰止咳。

治疗与效果:

一诊:拟以百合固金汤加减。

处方:百合30g,浙贝母15g,生地黄15g,麦冬20g,玄参20g,北沙参15g,白及35g,桔梗9g,杏仁10g,党参15g,白术12g,生甘草6g,五味子10g,松贝6g,半枝莲20g,全瓜蒌15g。14剂。

煎服法:上药添水约750ml,煎煮沸后,文火煮30~35分钟,滤出药汁大约200ml,如此煮2次,饭后半小时温服。早晚各服1次。

二诊:2008年7月21日,咳嗽好转,咯血止,口干减轻,纳谷同前,大便变软,但仍2日一解,舌苔黄退,故上方减白及为15g,去松贝,加炒麦芽20g、莱菔子20g,再进14剂。煎服法同前。

三诊:2008年8月6日,气短胸闷减轻,纳增,大便日一行,偶有咳嗽,舌暗,苔薄白,脉弦细,考虑肿瘤还在,加露蜂房5g、金荞麦20g,增加消坚作用。前药连服一个月,以资稳固。

药后三个月复查胸部CT示:左肺上叶周围型肺癌,纵隔内淋巴结转移待排查,对比2006年9月CT片,左肺上叶占位灶大小相仿,肺主动脉窗内可见淋巴结增多,部分融合。肿瘤虽然没有缩小,但已经得到控制,病人的症状明显改善,故续服中药,未再行放化疗,坚持服药三年,带瘤生存至今,生活质量良好。

本案患者已值八十岁高龄,全身脏腑功能日趋衰弱,正气虚损,邪毒乘虚而入,致肺气郁结,宣发肃降无权,痰浊瘀血内生,日久化而为毒,留结在肺,而生肺积。久病耗气,气血亏虚,则出现气短、胸闷不适;久病进一步致使肾精亏虚,虚火上炎,损伤肺络,则出现口干、咳嗽、痰中带血;阴虚肺燥,肺与大肠相表里,则出现便干。舌暗,苔薄黄,脉细无力,证属阴虚内热、痰瘀互结之证。山广志教授在长期的临床实践中发现,中晚期肺癌均有不同程度的气阴两虚表现,本病案患者病程日久,耗气伤阴,再加化疗(药毒)之损伤,进一步损伤正气,使虚者益虚,络脉失养,故表现出上述症状。治当益气养阴润肺的百合固金汤,佐以清热化痰散结。方中百合、生地黄、麦冬、玄参、北沙参滋阴润肺,浙贝母、松贝化痰止咳,白及养阴止血,桔梗、杏仁一升一降,宣肺止咳,五味子既能收敛肺气,又能养阴生津,党参、白术、炒麦芽、莱菔子、生甘草益气健脾。培土生金之法,也是山广志教授在治疗肿瘤中始终提倡的"善治病者,惟在调和脾胃,治脾胃即所以安五脏"。在症状稳定后,辅以半枝莲、露蜂房等解毒消坚之品。综观全方,益气养阴为主,补而不滞,攻补同用,标本兼治。

(整理:张婷素)

二、肺癌咳嗽医案

患者,贾某,女,30岁,2014年11月12日初诊。

主诉:咳嗽1月。

现病史:患者于2014年9月下旬无明显诱因出现咳嗽,呈阵发性,无咳痰咯血,无胸闷气急,无胸背疼痛,自服"川贝枇杷膏"未缓解。在鄞州某医院行CT平扫示:右上肺肿块,考虑右肺腺癌。于2014年9月26日在宁波市某医院行"右上肺癌切除+淋巴结清扫术"。术后病理示:右肺腺癌。后在该院行"培美曲塞+顺铂"化疗1个疗程,因化疗副反应剧烈,患者无法坚持化疗而转用中医药治疗,来我科门诊就诊。

刻下症:咳嗽剧烈,伴胸闷气急,恶心纳差,头晕神疲,稍动则汗出,睡眠一般,舌质暗红苔少,脉弦细。

病机分析:脾虚土不生金,肺失土之气助,肃降无权,痰毒蓄器,故见诸症。

诊断:中医诊断:肺积,证属肺脾气虚,肾不纳气。

西医诊断:肺癌。

治则:宣肺降逆,敛肾健脾。

治疗与效果:

一诊:拟麻杏石甘汤加减。

处方:麦冬15g,杏仁10g,桔梗15g,山茱萸20g,茯苓20g,松贝粉6g,陈皮10g,炒麦芽15g,党参15g,白术15g,半枝莲20g,生芡实25g,金银花30g,蒲公英20g,桂枝10g,炙麻黄20g,生石膏75g。7剂。

煎服法:上药添水约700ml,煎煮沸后,文火煮30~35分钟,滤出药汁约200ml,如此煮2次,饭后半小时温服。早晚各服1次。

二诊:2014年11月19日,咳嗽、胸闷气急较前好转,汗出减少,纳谷渐香,头晕神疲仍存,睡眠一般,二便调,脉弦细,舌质红苔少。上方加北沙参15g、天冬15g、车前子20g,连服1个月,煎服法同上,以资巩固。

三诊:2014年12月19日,患者咳嗽、气急较前明显减轻,轻微神疲、头晕,已无自汗,纳可,眠可,二便调,脉细,舌淡红,苔薄白。拟六君子汤加减以健脾益肺。

处方:白术25g,茯苓30g,陈皮15g,清半夏20g,百合20g,北沙参25g,麦冬15g,党参15g,天冬10g,杏仁15g,炒麦芽20g,炒谷芽20g,松贝粉3g(冲服)。连服1个月。煎服法同上。

　　药后患者已无咳嗽、胸闷，神清，精神可，诉爬山半日未感疲倦，已正常工作及生活。

　　本案患者治疗之初，因手术、化疗大伐正气致肺气亏虚、肺失宣降而出现剧烈咳嗽，此时应当"急则治标"，重用麻黄、石膏宣发肺气，杏仁镇咳泻肺，麦冬、松贝粉滋阴润肺，山茱萸、生芡实、茯苓敛肾纳气，半枝莲、金银花、蒲公英清热解毒抗癌，桔梗引药入肺，陈皮、炒麦芽健脾固中。山广志教授认为此咳嗽乃是肺气亏虚郁闭于内，不能拘泥表气虚所致稍动汗出而不敢用麻黄，而是重用麻黄、石膏加强肺脏宣发之力，配合杏仁肃降肺气，达到止咳的功效。对于目前愈来愈高的肺癌发病率，山广志教授认为，与现代人的生活改变，盛夏入室有空调，上班有空调，逛商场还有空调，本应夏主疏泄，可几乎无汗过夏，何谈疏泄啊？汤本求真在《皇汉医学》中说："凡皮肤与肺脏，俱为气体毒及水毒之排泄机关。不论何种疾病，若皮肤机能被障碍，或被停止时，则肺脏不得不代偿此机能。然此代偿作用自有限度，其结果为肺部蓄积此等毒物，其证候发为呼吸困难及喘咳或癌证，于此时能用本药(麻黄)，则其峻烈之发表作用使气体及水毒自汗腺排出，则皮肤机能复旧而肺脏之代偿作用障碍解除，喘咳水气自消失矣。"尽管重用麻黄祛邪，但同时配合山茱萸敛正，起到相得益彰的作用。《医学衷中参西录》中说："山茱萸味酸性温，大能收敛元气，振作精神，固涩滑脱。且敛正气而不敛邪气，与他酸敛之药不同，是以《本经》谓其逐寒湿痹也。其核与肉之性相反，用时务须将核去净。"初诊时方中一味桂枝也是点睛之笔。《伤寒论》第一方之桂枝汤，我们总是认为其乃治疗"脉浮、头项强痛而恶寒"的太阳中风病，却忘了桂枝是治疗表气虚而致自汗的一味要药。山广志教授认为癌症治疗中不容忽视的一点，就是恢复脏器正常的功能。所以不论何种癌症的治疗，首先要考虑到患癌部位的正常功能，如肺主宣肃，肝主疏泄，脾升胃降等。正如此病案中治疗肺癌咳嗽，就要恢复肺脏宣发肃降的功能。

　　三诊时山广志教授去掉麻黄、石膏等宣泄峻猛之剂，肺经蓄藏之邪已清，续而采用培土生金、润肺止咳之剂。一则取自《素问·五常政人论》"大毒治病，十去其六。常毒治病，十去其七。小毒治病，十去其八。无毒治病，十去其九"的明训，二则取自"有胃气则生，无胃气则死"。对于肿瘤患者，始终要将顾护胃气放在重要的位置。

（整理：邱慧颖）

三、三草二陈汤治疗老年肺癌多发转移医案

应某,女,78岁,已婚,退休工人,2012年12月11日初诊。

主诉:咳嗽咳痰半年。

现病史:患者于2012年6月,无明显诱因出现阵发性咳嗽,咳痰量少偶黄,痰中带少量血,色鲜红,无明显胸痛,无恶寒发热,去宁波市某院经对症抗炎化痰止血治疗,病情无缓解,伴有口苦口干,纳食不佳,神疲乏力。CT检查提示:右肺门肿块影,考虑右肺中央型肺癌,两肺内多发转移结节灶,纵隔淋巴结未见肿大。行支气管镜检查,病理示:右肺中低分化腺癌。因患者年事已高,故放弃行放化疗。半年来咳嗽时轻时重,近2周来明显加重,常伴胸闷气促,在宁波市某院予对症治疗未见明显好转,故来我院门诊行中医药治疗。

刻下症:咳嗽频发,咳痰量中偶黄,胸闷气促明显,纳差,神疲乏力,小便黄,大便欠畅,舌红苔薄黄腻,脉滑数。

病机分析:脾为后天之本,主运化转输。脾运健旺,气血生化有源,痰湿不生。脾失健运,湿热内生,日久化湿成痰,痰湿内蕴于肺而致肺积。肺通调水道,痰湿蕴积则肺失宣降,肺气上逆,则咳嗽,痰蕴化热则痰黄,肺络损伤则痰中带血,痰湿阻络,气机不畅,则胸闷气促,脾失健运,气血亏虚,形骸失养,则神疲乏力,舌红苔薄黄腻,脉滑数,证属痰热蕴肺。

诊断:中医诊断:肺积,证属痰热蕴肺。

　　　　西医诊断:肺癌两肺转移。

治则:宣肺化痰,清热解毒。

治疗与效果:

一诊:拟三草二陈汤加减。

处方:白毛藤20g,岩柏草20g,鸭跖草20g,蒲公英20g,金银花20g,茯苓15g,黄芩15g,清半夏15g,白花蛇舌草20g,苏子15g,地龙3条,侧柏叶15g。7剂。

煎服法:每剂煎2次,慢火煎一小时,取药汁400ml分2次温服。

二诊:2012年12月18日,咳嗽好转,胸闷气促明显减轻,痰量减少,色白,无痰中带血,无发热,纳谷仍不佳,大便欠畅,舌苔由黄腻转白,但仍腻,余症同前,原方去金银花、黄芩、侧柏叶,加苍术、厚朴、鸡内金各10g,再进14剂。煎服法同前。

三诊:2012年12月30日,腻苔已去,神疲乏力明显好转,无明显咳嗽咳

痰,无胸闷气促,二便调和,上方去蒲公英、苏子、地龙,加党参 15g、白术 10g,连服一个月,以资稳固。

药后患者咳嗽痰血症状未再发作,2 个月后复查 CT,右肺肿块未见明显增大,其余肺内肿块亦无明显变化。门诊根据病情考虑方药增减,2 年来患者偶有感冒后咳嗽气促,均能对症治疗后好转,半年一次复查肿瘤标志物虽略有增高,再复查 CT 始终未见肿块进展。此患者带瘤生存至今,生活质量良好。

本案患者年事已高,发现肺癌时已多发转移,并且临床症状明显,手术已不适宜,勉强可予以化疗,但终归有莫大的风险,故选择中医药治疗。首诊时患者主证实乃痰热积肺,故处方围绕清热化痰进退,热偏重用金银花、黄芩、白花蛇舌草、鸭跖草清热;痰偏重用清半夏、茯苓化痰;痰热退后,予健脾祛湿之品结合化痰解毒之药长期调治,使痰毒得以抑制,疾病得到控制。肺癌晚期虚实互见,寒热错杂。中医遣方用药如同用兵,既要遵循基本的章法,又不可拘泥不化。

山广志教授在本案治疗过程中,所用药物平平无奇,并无特别峻猛品种,不脱中医治病"扶正祛邪"基本法则,又知常达变。本案后期敢于守方如一,也是患者能长期生存的原因。同时,山广志教授强调在守方的同时须灵活变通,若正气尚可、邪气较盛则加大祛邪之力,若以正虚为主要矛盾则要放胆补虚,切不可拘泥。

本方后期注重健脾宣肺,脾为后天之本,脾胃功能正常,受纳好,水谷精微输布正常,气血得以化生充沛,土能生金,阴阳达到平衡,邪气无法蔓延,这是"得谷者昌"的体现,也是长期带瘤生存的主要原因。

（整理：董　晶）

四、百合固金汤治疗肺癌咯血医案

患者,龚某,男性,60 岁,退休,2014 年 5 月 26 日初诊。

主诉:反复咯血 1 月,加重 3 天。

现病史:患者于 2014 年 4 月因反复咯血就诊于宁波市某医院,当时咳嗽,痰中带血丝,色鲜红,无胸痛,行支气管镜检查示:左主支气管下端新生物累及左下开口,病理诊断:(左主支气管下端)鳞状细胞癌。当时无手术指征,患者及家属亦拒绝放化疗。3 天前患者咯血量较前有所增多,色鲜红,伴胸闷气促,不能平卧。为求进一步中西医结合治疗来我科门诊就诊。

刻下症:咳嗽咳痰,痰中带血,色鲜红,伴胸闷气促,不能平卧,口燥咽干,颧红,潮热盗汗,小便短赤,大便基本正常,舌暗红苔少,脉细数。

病机分析:患者素体阴虚,加之饮食不节,耗伤营阴,阴血虚少,虚热内生,热入血分,则致阴虚血热;热伤津液,炼液成痰,痰湿内阻,气机运行不畅,则气不能推动血行以致血瘀,痰瘀内结,肺气失宣,则见咳嗽咳痰,热伤肺络,血溢脉外,则见痰中带血,胸闷气促,不能平卧。舌暗红苔少,脉细数,四诊合参,本病病位在肺,病性为本虚标实,辨为肺积之阴虚血热,痰瘀互结之证。

诊断:中医诊断:肺积,证属阴虚血热,痰瘀互结。

　　　　西医诊断:肺癌。

治则:滋阴凉血,化痰散瘀。

治疗与效果:

一诊:拟百合固金汤加减。

处方:熟地黄9g,生地黄9g,当归身9g,赤芍6g,炙甘草3g,桔梗10g,玄参20g,川贝10g,麦冬12g,百合20g,牡丹皮10g,仙鹤草30g,白茅根10g,三七粉3g。7剂。

煎服法:上药添水约1 000ml,煎煮沸后,文火煮30~35分钟,滤出药汁约200ml,如此煮2次,饭后半小时温服。早晚各服1次。

二诊:2014年6月2日,患者服上方后,咯血、胸闷减轻,仍口燥咽干、盗汗,加炙甘草6g、桔梗8g,7剂,煎服法如前。

三诊:2014年6月9日,咯血、胸闷、口燥咽干、盗汗等明显好转,舌质由暗红转为淡红且有光泽,苔已渐生,前方再进14剂,煎服法如前。

四诊:2014年6月23日,咯血显减,胸闷气促较前明显好转,可平卧休息,此后基本在上方基础上随症加减,病情一直稳定。2014年8月复查胸部CT示:左肺门肿块消失。此后一直坚持服用中药,生活质量和生存期得到提高。

肺为华盖之脏,娇嫩之体,肺阴亏损,失阴液之濡润,久之生热,虚热伤络,阴液上不能滋肺络,下不能润真精,故见上述诸症。王节斋《明医杂著》曰:"人之一身,阴常不足,阳常有余。况节欲者少,过欲者多,精血既亏,相火必旺,火旺则阴愈消,而痨瘵、咳嗽、咯血、吐血等症作矣。"因此,本病治疗的重点在滋阴凉血,方选百合固金汤加减,切合病机,抓住了本证的要害。

咯血是肺癌最常见的症状,本患者初诊时已无手术指征,全身状况差,咳嗽咳痰,痰中带血,胸闷气促,不能平卧,患者及家属拒绝行化疗。患者体力状态较差,单行放疗患者不能耐受,故山广志教授建议患者行放疗并配合中医药治疗。中医药治疗不仅从整体角度改善患者的全身状况,而且可以减轻放疗对身体造成的毒副反应。有学者观察研究发现,百合固金汤加减联合放疗治疗非小细胞肺癌的效果较为满意,不仅改善了疾病带给的痛苦,同时也提高了患者免疫力及生活质量。

山广志教授认为,目前化疗对肺癌远期效果不理想,对人体的正气损伤较重,所以不可取。山广志教授对于肺癌不能手术、体质尚可者,他的经验比较推荐配合放射治疗。基本原因为:一是,放射治疗主要作用于局部,效果快,对全身影响小;二是,放射治疗,尤其是精准适形放射治疗的普及,对肿瘤的直接杀伤作用和提高照射剂量都有较大的进步,如再配合中医药治疗,使放疗的副作用大幅减少,长期生存期可获得明显延长,生活质量也会得到很大的提高。肺癌不能手术,经山广志教授运用这种治疗模式而长期生存五年以上的病人多达 70 多位(均有资料)。

(整理:栾智宇)

五、培土生金法治疗肺癌伴淋巴结转移医案

患者,应某,男性,51 岁,工人,2014 年 4 月 2 日初诊。

主诉:咳嗽咳痰伴进行性胸痛 3 月。

现病史:患者于 2014 年 1 月无明显诱因出现咳嗽咳痰,呈阵发性,痰白量中等,质偏稀,伴进行性胸痛,经抗炎止咳、化痰平喘等对症治疗,病情无缓解,胸痛进行性加重,并伴食少纳呆,腹胀便溏,神疲乏力,时有头晕。在鄞州某医院行胸部 CT 检查提示:右上肺叶肺门旁占位,考虑肺癌,右肺门、纵隔淋巴结肿大,考虑转移。行气管镜活检病理示:"右上后段"肺恶性肿瘤,考虑鳞状细胞癌。未行手术及放化疗。2014 年 2 月复查胸部 CT 发现肺部病灶较前增大,遂于 2014 年 2 月 15 日至宁波市某医院行放疗、化疗,放化疗后复查提示肺部病灶较前略缩小,出现骨髓抑制,白细胞计数低至 0.9×10^9/L,且咳嗽咳痰、胸痛未见明显缓解,头晕、神疲乏力较前加重,并且出现口干口苦、恶心、呕吐等反应。故要求出院转用中医药治疗,于 2014 年 4 月 2 日来我院门诊就治。

刻下症:咳嗽咳痰,痰白量中等,质偏稀,伴胸痛,口干口苦,恶心纳差,头晕,神疲乏力,小便时黄,大便稀溏,舌暗红,苔白厚腻,脉细无力。

病机分析:肺主一身之气,肺合皮毛,故外邪入侵,当先犯肺;脾为后天之本,主运化转输。脾运健旺,气血生化有源,痰湿不生。脾失健运,湿热内生,日久化湿成痰,痰湿内蕴于肺而致肺积。脾为生痰之源,肺为贮痰之器,痰湿阻肺,肺气上逆,则咳嗽,痰湿阻络,不通则痛,故胸痛,脾失健运,气血亏虚,形

骸失养,则头晕、食少纳呆、神疲乏力、腹胀便溏,舌暗红,苔白厚腻,脉细无力。辨为肺积之肺脾气虚、痰毒内结证。

诊断:中医诊断:肺积,证属肺脾气虚,痰毒互结。

　　　　西医诊断:肺癌伴淋巴结转移。

治则:补肺健脾,化痰止咳。

治疗与效果:

一诊:拟参苓白术散加减。

处方:党参15g,茯苓15g,白术15g,炒扁豆10g,陈皮10g,怀山药15g,薏苡仁30g,砂仁3g,清半夏12g,黄芪25g,川贝10g,延胡索15g,麦冬15g,五味子5g,百合20g,炒山楂15g。7剂。

煎服法:上药添水约1 000ml,煎煮沸后,文火煮30~35分钟,滤出药汁约200ml,如此煮2次,饭后半小时温服。早晚各服1次。

二诊:2014年4月9日,咳嗽咳痰减轻,胸痛好转,纳谷转香,乏力较前明显减轻,大便调,但仍口干口苦,时有干呕,前方去五味子、百合、麦冬,加柴胡10g、黄芩15g、丹参10g,再进7剂,煎服法同前。

三诊:2014年4月16日,咳嗽咳痰、胸痛明显好转,口干口苦、干呕已无,舌淡红,苔薄白,脉沉弦有力。守二诊方再进14剂,煎服法同前。

四诊:2014年4月30日,药后除偶有咳嗽咳痰及轻度胸痛外,余症悉除。2014年6月复查胸部CT示:右肺癌复查,与前片(2014年3月26日)比较,大致相仿,右肺门、纵隔淋巴结肿大,考虑转移。肿瘤虽然没有缩小,但病人的症状明显改善,生活质量得到了提高,病人信心大增,悲观消极的情绪一扫而去。

病系肺脾气虚,痰浊内热,气虚不能运血,日久痰瘀互结,影响肺之宣发肃降功能;且脾气虚弱,运化失司,胃气不降,脾气不升,故见上述土不生金各症。本案患者初诊时已行放化疗,正气虚弱,全身状况差,显现出明显的脾肺两虚的病理变化,在治疗过程中基本以参苓白术散合二陈汤健脾补肺、化痰除湿为主;口干口苦,恶心呕吐药后不减,山师加以柴胡、黄芩和解少阳,清利胆经之热,用药后,相关病症消失。柴胡与黄芩是小柴胡汤的核心药物,所以奏效明显。全方补中有散,补肺脾为治本,化痰湿为治标,佐以养阴消食止痛,组方严谨,效不更方。病人长期生存很好。

山广志教授在多年的肿瘤治疗中发现,全身化疗就目前状态看,对肺癌肿瘤的杀伤作用是有限的,而其全身的毒副反应却很严重,其效果还不如产生的害处多,所以值得进一步研究如何增强化疗的效果,同时减轻其毒副反应。他主张一经查出肺癌,就应该辨证地选用中药治疗,效果会更好,不要等到放化疗后,人体力不支时再来服用中药,其实这样会影响中药的疗效。这么多年来一直把中药列为治疗肿瘤的辅助治疗,事实上,中药也是肿瘤治疗的主要疗法,曾让很多患者获得新生。

（整理：栾智宇）

六、苏杏二陈汤治疗肺癌伴脑转移医案

患者,张某,49 岁,已婚,2014 年 3 月初诊。

主诉:反复咳嗽咳痰 1 月余,伴头晕 1 周。

现病史:2013 年 12 月因胸痛去某医院就诊,查胸部 CT 示:右上叶有一大约 10cm×15cm×12cm 肿块,考虑肺癌。穿刺病理示:肺腺癌。头颅 CT 示:右侧额叶有一约 1.6cm×2.0cm×1.5cm 肿块,边缘有水肿带。于该院行肺部放疗 1 个疗程,头颅放疗 1 个疗程,行化疗 2 个疗程。患者自办企业,多有应酬,烟酒史 30 年,饮酒每日 2 餐,吸烟 3 包每日。患者 2014 年 3 月来我科就诊。

刻下症:咳嗽咳痰,痰白质黏,伴痰中带血,时有胸闷,动则气急,伴轻度头晕,体倦下肢无力。舌质红,苔白腻,脉濡滑。

病机分析:该患者长期饮食不节,多有应酬,嗜好烟酒,以致脾运失健,痰湿内生,脾为生痰之源,肺为贮痰之器,脾痰上侵于肺,久则痰凝成疾,化为肺积,肺气被郁,肺失肃降,故咳嗽、气急,痰郁时久,则质黏难咯,痰随气逆,上蒙清窍,故见头晕,肺失宣发,无以通调周身气机,故四肢乏力。舌苔白腻,脉濡滑,亦为痰浊内蕴之象。

诊断:中医诊断:肺积,证属痰浊壅肺。

西医诊断:肺癌脑转移。

治则:降气化痰,宣肺开窍。

治疗与效果:拟苏杏二陈汤加减。

处方:杏仁 15g,苏子 12g,生半夏 20g,陈皮 10g,茯苓 20g,炙甘草 6g。

煎服法:上药添水约 700ml,煎煮沸后,文火煮 30～35 分钟,滤出药汁约 200ml,如此煮 2 次,饭后半小时温服。早晚各服 1 次。

治疗 1 个月后,咳嗽明显好转,无痰中带血。双下肢乏力仍有。双下肢乏力、头晕考虑颅内转移瘤导致,急性期给予甘露醇注射液、地塞米松控制颅内压,双下肢乏力好转后,上述方子加蔓荆子 10g、泽泻 20g 治疗,治疗至今,患者无咳嗽咳痰,无头晕,双下肢乏力好转。

该病例所用苏杏二陈汤,方中生半夏,其性辛温而燥,最善燥湿化痰,且能和胃降逆而止呕;辅以陈皮理气燥湿,使气顺而痰消;茯苓健脾渗湿,使湿无所聚,则痰无所生,是兼顾其本之法。杏仁、苏子降气消痰,止咳平喘。诸药合用,可达痰化气降、肺宣郁开之目的。

山广志教授认为肺癌急性发作期,以"痰"邪为标,根据"急则治其标"的治则,应以化痰、涤痰、豁痰等方法为主。祛痰诸方,以二陈汤为基础,临床应用当依次化裁,随症加减。如该患者伴气喘气急胸闷,在二陈汤化痰基础上加以苦杏仁、炙苏子降气平喘;如患者头晕症状较重,还可加以天麻平抑肝阳,息风通络;如患者痰湿较重,伴纳差者,可加苍白术以健脾燥湿。诸如此类,方宜变通,但始终不远乎"痰"字。

在此值得一提的是,山广志教授在本方中用的半夏直选用了生半夏,这是山师的用药经验,经过多年的临床病例和对《伤寒论》用药的研究,山师提出半夏生用化痰降逆的效果明显,而且能明显去除脑部的水肿,如果用制过的半夏就没有此作用。所以治疗脑水肿生半夏是不可替代的良药,如果医生在用生半夏时没经验,有担心,可在药中加生姜或干姜几片。

(整理:蒋淳琪)

七、以"温药"治疗肺癌伴胸腔积液医案

患者,洪某,女性,80岁,2010年2月初诊。

主诉:反复咳嗽2月,伴胸闷气促1周。

现病史:2009年12月无明显诱因下不自觉咳嗽,呈阵发性,咳痰量少黏稠,午后发热38℃左右,进行性消瘦,去宁波市某医院CT检查示:右上肺癌伴纵隔淋巴结转移。当时因年老肿瘤转移,拒绝手术放化疗。予以中药辨证治疗,发热退,咳嗽仍存。1周前,出现胸闷气促,渐加剧至晚间睡觉不能平卧,形寒怕冷,面色晦滞带青,口不渴。在我院查彩超:右侧胸腔大量积液。

刻下症:形体消瘦,神疲乏力,咳嗽不剧,胸闷气促,半卧位,动则气急加重,胃纳差,小便短少。舌苔白腻,脉沉弦。

病机分析:痰浊水湿,渍于肺系,宣降失职,气道不利,肺气上逆,则咳嗽气喘。痰湿为阴邪,阳虚阴盛,温化无权,故咳痰量多色白质黏不易咳;痰湿停留上焦,阻遏胸膈,邪壅肺系,肺居胸中,故胸满,喉间痰鸣;苔白腻,脉滑,为阴盛阳虚、痰湿不化之征。

诊断:中医诊断:肺癌,证属阴盛阳虚,痰饮不化。

　　西医诊断:①肺癌伴淋巴结转移;②胸腔积液。

治则:温阳化饮,开结利水。

治疗与效果:中药拟苓桂术甘汤合葶苈大枣泻肺汤加减。

处方:茯苓30g,桂枝10g,白术15g,炙甘草10g,炒葶苈子30g,大枣24枚,桑白皮15g,薏苡仁30g,泽泻20g,猪苓15g,水蜈蚣20g。7剂。

煎服法:上药添水800ml,煎35分钟,剩药汤200ml,如此煎两次,每天1剂,早晚饭后各温服1次。

予胸腔穿刺引流术,每日引流胸腔积液600~1 000ml,待胸腔积液基本引流净,注入榄香烯注射液500mg(中药莪术制剂),关闭引流管,7天后观察疗效,如果胸腔还有积液,再引流用药,再次注入上药,直到胸腔积液引流不出为止。

经过上述治疗,患者胸闷气促明显缓解,治疗1月后,复查彩超示少量胸腔积液。患者生活质量明显提高。后来坚持中药调理,延长了生命。

山广志教授根据自己多年治疗高龄肺癌病人的经验,对这位病人选用了比较平和的中医与生物治疗相结合的治疗方案。进行胸腔闭式引流,把胸腔内积液引流干净,再注入中药提取的榄香烯注射液,其目的:一是使胸膜的脏层与壁层粘连,二是使胸腔内产生生物性反应,从而达到治疗胸腔恶性积液的作用。在局部治疗的同时,要积极应用中药进行全身治疗,《金匮要略》痰饮篇关于治饮病中明确指出了治疗原则:"当以温药和之"。所以选用苓桂术甘汤为主方,温阳化饮,从而达到治疗或缓解病情发展的目的。胸腔积液轻者可用葶苈大枣泻肺汤治之,重者可用十枣汤治之,非常有效。

目前临床上较常用的是胸腔注入榄香烯乳剂,效果也比较不错,它的缺点是注入胸腔后,病人会有2个小时的疼痛。榄香烯是从中药莪术中提取的抗癌活性成分以β-榄香烯为主的榄香烯类化合物,该药除对肿瘤细胞有直接杀伤作用外,还可使胸膜腔肥厚、粘连,从而抑制胸腔积液的产生。这种制剂是中药现代化的成果,也为我们临床多提供了一项属于中成药制剂的选择。

(整理:施　航)

八、温阳化饮法治疗肺癌伴恶性胸腔积液医案

患者,梁某,65岁,男性,退休工人,2015年12月25日初诊。

主诉:胸闷气急1月余,加重1周。

现病史:2015年7月体检CT:右肺占位。支气管镜病理:腺癌。确诊为中央型肺癌。由于肿块离大血管很近,故无法手术及放疗。行GP方案化疗2个疗程,出现严重骨髓抑制。11月初复查CT:右肺肿块较前增大,右侧大量胸腔积液,纵隔淋巴结肿大。当时胸闷气急,活动后加重,伴咳嗽,痰白质黏,在当地医院行穿刺引流积液后,胸闷气急消失。其间因胸腔积液出现2次,在当地医院行胸腔穿刺引流2次,12月25日因胸闷气促明显加重,故来我院就诊。

刻下症:胸闷气促,后背疼痛,纳差,夜寐不宁,二便调,舌淡,苔薄白,脉弦滑。

病机分析:患者年老体弱,气血阴阳俱虚,化疗药物损伤阳气,胸中瘀毒不得疏散,故见胸背疼痛,阳气不能运化水饮,饮停胸胁,故胸闷气急。舌淡,苔白,脉弦滑,四诊合参,为胸阳不振,饮邪停聚之象,辨证为阳虚饮停。

诊断:中医诊断:悬饮,证属阳虚饮停。

　　　　西医诊断:中央型肺癌伴恶性胸腔积液。

治则:温阳化饮。

治疗与效果:

一诊:拟以瓜蒌薤白桂枝汤合葶苈大枣泻肺汤加味。

处方:全瓜蒌30g,薤白15g,桂枝25g,厚朴15g,干姜20g,葶苈子30g,生姜5片,大枣12枚,桔梗10g,茯苓50g。7剂。

煎服法:添水800ml,煎剩200ml,如此煎煮2次,药汤分早晚饭后温服,日1剂。

二诊:2016年1月2日,后背疼痛较前缓解,气促好转,胸闷仍存,胃口较前好转,舌淡,苔白润,脉弦滑。停用瓜蒌薤白汤,加五苓散。

处方:猪苓20g,泽泻35g,白术25g,干姜10g,炮附子20g,桂枝10g。7剂。以水1 000ml附子先煎1小时,后纳诸药以文火煎煮45分钟,去渣取药汁400ml,分2次上、下午温服。

三诊:2016年1月9日,后背疼痛明显好转,气促减轻,胸闷好转,纳可,二便调,舌淡,苔白,脉滑。前方续服14剂。煎服法同前。

四诊:2016年1月23日,胸闷气促明显缓解,去泽泻、猪苓,加黄芪100g,续服14剂。煎服法同前。

服药后患者胸闷气促基本消失,胃纳较前明显增加,夜寐安,2016年3月查B超:右侧胸腔少量积液。之后一直在山广志教授门诊口服中药汤剂调治。

2017年1月复查CT:病灶基本相仿,未见胸腔积液。

方中瓜蒌薤白桂枝合用,温阳化气、开胸散结;干姜性大辛大热,归肺经,为温肺化饮良品。桔梗、葶苈子、茯苓、厚朴宣肺降气,利水消饮,姜枣调和营卫。胸背疼痛缓解后,停瓜蒌薤白,改用五苓散利水,附子温补脾肾之阳,加强利水消饮功效,待标症消失后,再从根本论治。该患者口服中药汤剂可使胸腔积液完全消失,肿瘤无明显进展,可见中医药在控制和消除肿瘤恶性积液方面有重要的作用。

肺癌合并胸腔积液者生存期仅为数月。目前西医治疗以胸腔穿刺引流术及胸腔灌注化疗为主,但存在容易复发、病人耐受差等缺点。山广志教授应用中医药在治疗恶性胸腔积液方面有着丰富的经验。山广志教授认为,恶性胸腔积液属于中医"悬饮""支饮"的范畴。"饮后水流在胁下,咳唾引痛,谓之悬饮""咳逆倚息,短气不得卧,其形如肿,谓之支饮"。病机为虚实夹杂,本虚标实,应分期分阶段治疗。他主张胸腔积液初起,病情轻时,可在温化饮邪的方中合用葶苈大枣汤或五苓散,如果胸腔积液量大、胸闷气急明显时,可用十枣汤治之,效果都很好,而且实践证明,用中药消除了胸腔积液,一般不容易复发。山师在肺癌舌淡白偏寒体质的治疗中多主张重用辛散大热的干姜、附子、细辛等药物,达到对肺经驱寒散饮的效果。临床案例证明,在这类肺癌治疗中应用此法常会收到意想不到的好效果。

(整理:崔丽花)

九、"通法"治疗肺癌伴上腔静脉压迫综合征医案

患者,刘某,男性,75岁,退休,2008年3月2日初诊。

主诉:反复咳嗽1年,颜面水肿2周。

现病史:患者2007年2月,无诱因咳嗽,咳痰不爽,偶见痰中带血,色鲜红。遂去宁波市某医院检查,CT示:右上肺见一约3.2cm×4.1cm×2.3cm软组织肿块,肺癌首先考虑,纵隔淋巴结肿大。无法手术根治,患者年老体弱,拒绝放化疗。2007年3月至2008年3月在我科行中西医结合综合治疗,痰血止,病情发展较慢。2周前,发现颜面水肿,逐渐加重,颈部增粗,右上肢肿胀,伴有胸闷气促。3月20日以"肺癌伴上腔静脉压迫综合征"收治入院。

刻下症:咳嗽,咳痰不爽,胸闷气促,颜面水肿,颈部增粗,右上肢肿胀,胸壁静脉曲张,小便少,大便秘结。舌质黯红有瘀斑,苔白腻,脉弦。

病机分析:《杂病源流》云:"邪聚胸中,阻塞气道,气不得通,为痰……为

血,遂结成形而有块。"这种肺部的病块增大,可阻塞气道与血道,使肺宣降失职,气道不利,肺气上逆,则咳嗽气喘,血与水湿运化不利,郁滞上部则见颜面水肿,胸露青筋,颈部增粗。舌质黯红有瘀斑,苔白腻,脉弦,均为气滞血瘀、痰湿互结之证。

诊断:中医诊断:肺积,证属气滞血瘀,痰湿互结。

西医诊断:①肺癌;②上腔静脉压迫综合征。

治则:以"急则治其标,缓则治其本"为原则,拟予上腔血管支架与健脾通络、活血化瘀法并用。

治疗与效果:

介入治疗:在 DSA 下行上腔静脉血管支架置入术。术后造影显示,狭窄的上腔静脉较前改善。

术后予以二陈汤合血府逐瘀汤加减。

处方:桂枝 25g,白术 15g,当归 10g,黄芪 50g,生地黄 15g,桃仁 10g,炒枳壳 15g,赤芍 15g,川芎 10g,桔梗 10g,茯苓 20g,炙甘草 6g,清半夏 10g,陈皮 10g,红豆杉 4g,白花蛇舌草 20g。14 剂。

煎服法:添水 800ml,煎取药汁 200ml,如此 2 次,早晚饭后各温服 1 次,每天 1 剂。

该患者行上腔静脉血管支架置入术后,服上中药,当天下午颜面水肿就开始消退,大约 3 天后,颜面水肿、颈部增粗、右上肢肿胀基本消失,生活能够自理。后患者坚持服用中药,生活质量和生存期明显提高,随访三年均能生活自理。

山广志教授根据中医审证求因认为,病人痰湿内蕴,气机不畅,血运失调,气虚不足,不能推动、温煦、气化新血营养周身,引起血瘀。痰湿血瘀内结,肺气不宣,肃降无权,这是上腔静脉综合征的主要病机。

肺癌合并上腔静脉压迫综合征在临床上并不少见,特别是右肺上部的肿瘤最易并发此证。患者是由于肺癌淋巴结肿大压迫上腔静脉而引起上腔静脉综合征,属于急危重症,因而山广志教授及时配合上腔静脉支架置入术,以治其标,同时予以对症的中药进行治疗,这样可谓缓急都得到了兼顾并且可以使一些络脉(微血管内)的瘀血消散,优于单置入血管支架的治疗效果。

本案是中医"通法"的典型运用,"通法"是中医的重要治法之一,通法列于八法之外,却又融于八法之中。《素问·举痛论》:"血泣不得注于大经,血气稽留不得行,故宿昔而成积。"瘀血停滞会导致病理产物的形成。王清任的

"血府逐瘀汤"是通行血脉的有名方剂,在此病中发挥了明显的效果。

在使用中药的过程中,山广志教授意在"血府逐瘀汤"中重用桂枝,在整个处方中是君药。"桂枝可使充血部位不充血;而缺血部位不缺血",可知桂枝是一味善于调解血液循环,具有双向调节作用的药物,也具有恢复血管正常功能的作用。方中增加了黄芪,而且用药的剂量比较大。通过用药后效果观察发现,消肿的作用比较显著。究其原因是黄芪可以增加微循环的血流量,达到加强瘀血与水肿消退的作用,同时寓有补阳还五汤之意,这正是山广志教授在复杂病例中用药之妙处,体现了一方兼有多方之意。

(整理:施　航)

十、健脾益肺化积法延缓肺癌靶向药的耐药性医案

患者,邬某,女,60岁,已婚,退休职工,2014年7月7日初诊。

主诉:左肺癌术后4年余,手足发黑伴腹泻半年余。

现病史:2010年3月患者在宁波市某医院体检胸部CT发现:左肺上叶舌段结节影。当时无咳嗽咳痰,无胸痛不适,无胸闷气促,无发热畏寒,无心悸不适。2010年5月10日在上海某医院全麻下行"左上肺切除术",术后病理:(左肺上叶)高-中分化腺癌伴细支气管肺泡细胞癌(黏液型),侵犯脏层胸膜。术后恢复可,行辅助化疗GP方案4个疗程,化疗毒副反应可。平素中药调理。2013年12月在我院复查胸部CT:左肺癌术后改变,新见两肺多发小结节,考虑转移瘤。患者未进行基因检测,2014年1月开始口服靶向药物易瑞沙(吉非替尼),0.25g,日1次,开始毒副反应尚轻,渐渐出现手足发黑,大便次数增多,不成形,日渐加重。故于2014年7月7日来门诊中医治疗。

刻下症:就诊时,患者消瘦,手足指趾端发黑,有脱屑,无明显咳嗽咳痰,纳一般,便溏,日行数次,甚可达10余次。舌暗,苔少,脉弦沉细。

病机分析:肺癌属本虚标实,从其病情演变分析,患者经手术和化疗等攻伐治疗后,正气已耗损,脏腑之络空虚,邪毒乘虚而入,阻滞肺络,聚结成形,而生肺积,故又易发新积。"子病及母",肺癌日久,并病及脾脏,故出现腹泻、消瘦等脾虚的表现。脾虚不能生化血液,脾主四肢,故手足不得养;同时病久耗气,气虚则运血无力,血滞而不行,故而手足指趾端发黑,有脱屑。舌暗,苔少,脉弦沉细,均为气血亏虚之象。

诊断:中医诊断:肺积,证属气血亏虚。

西医诊断:左肺癌术后复发。

治则:益气健脾,补血养血。

治疗与效果:

一诊:拟以圣愈汤合参苓白术散加减。

处方:生黄芪30g,党参20g,川芎12g,炒白芍15g,当归9g,桂枝15g,白术20g,怀山药20g,莲子12g,薏苡仁20g,茯苓15g,砂仁6g,白扁豆10g,桔梗9g,乌梅6g,大枣5枚,炙甘草6g。连服3月。

煎服法:上药添水约600ml,煎煮沸后,文火煮30分钟,滤出药汁约150ml,如此煮2次,饭后半小时温服。早晚各服1次。

二诊:2014年10月6日,患者手足脱屑已消失,指趾端发黑有所缓解,纳同前,大便仍溏薄,日行次数明显减少,每日4~5次。舌暗,苔少,脉弦细。复查胸部CT:左肺癌术后改变,两肺多发小结节,考虑转移瘤,较前相仿。效不更方,原方续服。煎服法同前。

三诊:2015年1月12日,病情稳定,指趾端色素沉着减轻,手足无脱屑,纳可,大便仍溏薄,日行2~3次。舌略暗,苔少,脉沉细。复查胸部CT:左肺癌术后改变,两肺多发小结节,考虑转移瘤,较前相仿。此时,山广志教授认为,靶向药物用到现在出现了获得性耐药,故如何延缓它的耐药性,是延长患者生存期的关键,故根据辨证,治以健脾益肺、解毒化积为则,改拟培土生金化积药续服。

处方:生黄芪30g,党参20g,白术20g,怀山药20g,桔梗9g,莪术15g,鸡内金20g,浙贝母15g,金荞麦20g,全瓜蒌15g,薏苡仁20g,半枝莲20g。煎服法同前。

患者坚持服药至今,每2~3个月复查1次胸部CT均未发现新的病灶,原病灶未见增大,病情稳定,而且再未出现服用靶向药的副反应。

本案患者3年半后出现新的病灶,究其原因在于,经手术和化疗等攻伐治疗后,正气已耗损,脏腑之络空虚,清代名医叶天士认为"久病入络",邪毒乘虚而入,阻滞肺络,聚结成形,而生肺积。山广志教授主张治病求本,扶正祛邪。按"虚则补其母"的治则,根据五行相生规律,培土生金法才是治疗本案的根本大法。脾胃是后天之本,气血生化之源,健脾胃可益肺气,待脾气充实,健运复职,土旺则金自生,肺虚之候自去。故本案辨证论治中,护正气,首重脾胃中气,顾护脾胃是关键,参苓白术散具有健脾胃、补肺气的功效,故为首选。

西医的靶向药物治疗已是肺癌治疗史上里程碑式的飞越,中医认为分子靶向免疫治疗的关键病机是"虚""瘀""毒",统筹兼顾,采取"扶正""疏通"

"祛毒"三大对策,有的放矢,重点用药,扶正补虚,理气活瘀,化痰散结,攻毒排毒,从而调节人体阴阳、气血、脏腑生理功能平衡,最终使人体达到自然状态下的根本康复。此病案山广志教授选用"圣愈汤",出自《兰室秘藏》,是在四物汤的基础上加人参、黄芪而得名,旨在靶向药物久服后均会出现营血虚滞,血行艰涩、停滞不畅的表现。此方中药味皆醇厚平和而滋润,服之则气血疏通,内外调和,可以减轻靶向药物的毒副反应。

靶向药物用到现在出现了获得性耐药,故如何延缓它的耐药性是现在全世界都需要解决的难题。山广志教授多年临床经验,自拟了健脾益肺化积方(黄芪、党参、白术、山药、莪术、薏苡仁、浙贝母、鸡内金、桔梗、全瓜蒌、金荞麦),药中黄芪味甘,性微温,是补益肺气、培土生金、益气固表之要药,可增强患者体力,提高免疫力,防止外邪侵袭,故方中重用黄芪为君,取四君子汤之参、术意在补中焦脾胃,使中焦脾胃得以斡旋,气血生化之源得以正常运行;山药味甘、性平,归脾、肺、肾三经,有补脾养胃、生津益肺、补肾涩精之功效。莪术在《药性解》述其能"开胃消食,破积聚,行瘀血",若与参、术、芪诸药并用,莪术破血消积之力更甚,且不伤正气,补攻兼施,祛邪而不伤正;鸡内金,《医学衷中参西录》载:"鸡之脾胃也,中有瓷石、铜、铁皆能消化,其善化瘀积可知……",与莪术二者相互伍用以活血消癥化积。薏苡仁、浙贝母、全瓜蒌、金荞麦四药合用,作用和缓,共奏健脾化痰、解毒散结之功。半枝莲性辛、平,既能活血化瘀,又能凉血止血,止血而不留瘀,化痰而不伤正,且有清热解毒之功;桔梗,在《古今名医方论》记载其为"舟楫",其气轻清上浮,为肺经和上焦的引经要药。全方针对肺癌及其耐药发生的虚、瘀、毒互结的主要病机,以健脾益肺化积为主,获得好的效果。

西医在治疗肺癌上已经做了大量的临床研究,但是几乎所有初治有效的EGFR突变的晚期肺腺癌患者最终均不可避免地产生耐药问题。中医在耐药性方面的研究已经很多,本案证实中医药联合靶向药物治疗可以延缓其耐药性,患者从开始口服吉非替尼到现在已有三年半,远远超过了预期疗效时间,可以说效果显著,这也为肺癌应用靶向药物出现耐药性的难题提供了一个可以借鉴的方法。

(整理:张婷素)

十一、温中行气法治疗肺癌化疗腹胀医案

患者,李某,男性,52岁,木工,2016年11月15日初诊。

主诉:腹胀 2 月余。

现病史:2016 年 4 月初体检胸部 CT:右肺上叶磨玻璃结节,恶性可能。2016 年 4 月 12 日在宁波市某医院全麻下行"右肺上叶结节根治术",术后病理示:浸润性腺癌。术后行 TP 方案化疗 4 个疗程,第 2 个疗程化疗时出现腹胀且进行性加重,伴纳差,夜寐不安,无腹痛腹泻,大便日 1 次,小便正常,查腹部 B 超、腹部 CT、胃镜、肠镜、检查结果均显示无异常,肿瘤标志物、肝肾功能化验单结果均显示未见异常,予助消化促胃肠动力、消除胃肠胀气的药物治疗,其间也在当地医院行中草药调理,均未见缓解。遂来我科山广志教授门诊处求治。

刻下症:腹胀伴纳差,夜寐不安,舌淡苔白腻,脉沉。

病机分析:中医学认为化疗药物引起的消化道副反应是由化疗药物损伤脾胃,引起脾胃运化失司而成。化疗药物为"药毒""药邪",属外邪,外邪伤于脾胃,脾阳受伤,脾阳不振,不能腐熟水谷,故纳差,不思饮食,脾阳不足,脾失健运,故寒湿内生,寒性凝滞,湿性黏腻,故寒湿易壅阻气机,寒湿着而不行,困于脾胃,导致脾胃气机阻滞,升降失常,故腹胀。胃不和则卧不安,故夜寐欠安。脉沉,舌淡苔白腻,此为脾胃寒湿气滞证。

诊断:中医诊断:腹胀,证属脾胃寒湿气滞。

西医诊断:肺癌术后。

治则:温中行气,燥湿除满。

治疗与效果:

一诊:拟用宽中利膈,温中健脾之剂。

处方:厚朴 15g,槟榔 15g,干姜 15g,茯苓 25g,陈皮 10g,白芷 15g,炒神曲 15g,草豆蔻 10g。7 剂。

煎服法:每剂煎 2 次,文火慢炖 1 小时,取药汁 300ml,饭前早晚服用。

二诊:2016 年 11 月 22 日,腹胀未好转,食欲较前好转,矢气增多,气味很难闻。原方加党参 15g、炒白术 25g。再进 7 剂,煎服法同前。

三诊:2016 年 11 月 29 日,腹胀较前缓解,胃纳渐佳,睡眠好转,矢气仍有,气味难闻。原方去豆蔻,加炮附子 15g。再进 7 剂,煎服法同前。

四诊:2016 年 12 月 6 日,睡眠好转,胃纳明显好转,晨起不觉腹胀,腹部平坦,晚上睡前腹胀最严重,自觉腹部比清晨略膨隆,脉沉,舌淡苔白。查腹部 CT:未见异常。再进 20 剂,煎服法同前。

药后患者气色红润,话语较初诊明显增多,声音洪亮,病症全除。复查胸部 CT、肿瘤标志物、肝肾功能,检查结果均正常。患者的主诉腹胀虽不隶属于肿瘤症状范畴,但严重影响正常生活。如果不能够解决腹胀,长期下去,患者会出现焦虑状态,导致食欲减退,睡眠质量下降,最后形成恶性循环。仔细回顾整个治疗过程,腹胀只是化学治疗的副反应之一,但不容小觑。患者目前已正常工作,边工作边坚持服用中草药康复。

　　本病案患者抓住主症,排除器质性病变后,四诊合参辨证为脾胃寒湿气滞证。寒不温不去,湿不燥不除,气不畅不行,故当行其气,温其中,燥其湿,祛其寒。方中选厚朴、槟榔为君药燥湿除满,行气除胀,也取《伤寒论》厚朴生姜半夏甘草人参汤之意,干姜、草豆蔻温中散寒燥湿,党参、茯苓、白术健脾除湿,陈皮宽中行气,白芷入阳明经,为引经药,兼除湿,神曲消食助消化,综合辨证,患者化疗后属阳虚,故加附子温补全身阳气,使寒湿得除,气机调畅,脾胃复健。

　　山广志教授的经验,对于气滞中焦,脾胃升降失常,造成中满症者,厚朴、槟榔与草豆蔻合用效果十分显著。

　　化疗药物在杀灭肿瘤细胞的同时引发了一系列的毒副反应,严重影响患者生活质量,恰好中医药在减轻化疗毒副反应方面有着不可替代的优势。治疗效果是公认的,治疗法则是一致的,总结众多中草药治疗毒副反应的成功病案,按照由证推方测药的逆向思维,化疗药物理解为致病因素中的外邪,化疗药物可有寒热之分。本病案佐证了"紫杉醇"按中医药性分析为寒凉之品,此也提供了成功的典型案例,对相关人员是一个很好的参考实例。

(整理:崔丽花)

十二、木防己汤治疗支饮(小细胞肺癌晚期)医案

　　患者,胡某,女,69 岁,退休干部,2016 年 11 月 15 日初诊。

　　主诉:胸闷气促伴颜面部水肿黧黑 1 周。

　　现病史:2016 年 10 月患者因"反复胸痛 13 年,加重 10 天"至宁波市某医院就诊,胸部 CT 示:考虑侵袭性胸腺瘤或胸腺癌,伴纵隔及锁骨上多发淋巴结转移性肿大,局部胸膜受侵增厚,致左肺动脉、左上肺静脉及左主支气管受侵狭窄,左侧头臂静脉受侵伴瘤栓形成,左侧胸腔积液伴下叶压迫性肺不张,心包积液,动脉粥样硬化,冠脉支架植入术后改变。进一步行穿刺活检示:小细胞癌首先考虑。未予手术及放化疗。西医建议保守治疗。故于 2016 年 11 月 15 日至我院门诊就诊。

　　20 年前患者因"冠状动脉粥样硬化"在宁波市某医院行"冠脉支架植入

术",目前心功能可。10 年前确诊"慢性肾炎",未予正规治疗。

入院后查胸部 CT:左侧肺门增大,结构不清,左肺膨胀不全,左侧大量胸腔积液,左上肺门区、上纵隔区多发占位,考虑淋巴结转移。心包大量积液,左侧胸腔积液,建议必要时复查。因患者病情较重,建议患者转至综合医院进一步治疗,家属考虑后,仍决定选择山广志教授,采用中医药保守治疗。

刻下症:面色暗黑,颜面部水肿,胸闷喘促,纳差,二便尚可,舌淡苔厚腻,脉沉紧数。

病机分析:病患日久,肺心脾肾俱虚,水饮内阻,胃失和降,水逆冲肺,肺气失肃降之职,故见上述诸症。

诊断:中医诊断:支饮,证属心肾亏虚、水湿内停。

　　　　西医诊断:①肺癌;②上腔静脉压迫综合征。

治则:辛开苦降,消水散结。

治疗与效果:

一诊:拟以木防己汤加减。

处方:生石膏 100g,桂枝 20g,党参 20g,木防己 30g。7 帖。

煎服法:予水 900ml 先煎生石膏 30 分钟,再纳诸药煎煮约 30 分钟,取药汁 400ml,分 2 次温服,略盖被或加衣,令身上微微汗出为佳。

二诊:2016 年 11 月 22 日,患者服上方后,面色转淡,面部水肿及胸闷气促均较前好转,前方仿《金匮要略》量,加量为:生石膏 500g、桂枝 30g、党参 60g、木防己 45g。3 剂。煎服法同前。

患者服药后症状进一步好转,基本按原方调治,延续生存 8 个多月,后患者因心脏并发症而逝。

治痰饮当以温药和之,是仲景针对痰饮病阳气虚弱的本质而提出的一个治疗原则,它在肯定以温补阳气为主的前提下,如果痰饮郁结成实,病势急骤,或者化燥生热时,也不排除使用寒凉攻下药物的可能性,正如魏念庭所说:"不专事温补……即有行消开导之义。"这种深含哲理的论点,对临床治疗痰饮病具有十分重要的指导意义。上腔静脉压迫综合征,目前临床治疗首选支架介入治疗,但因患者年老体弱,基础状况较差,不能耐受介入治疗,故选择中医保守治疗。木防己汤首见于《金匮要略》:"膈间支饮,其人喘满,心下痞坚,面色黧黑,其脉沉紧,得之数十日,医吐下之不愈,木防己汤主之。虚者即愈,实者三日复发,复与不愈者,宜木防己汤去石膏加茯苓芒硝汤主之。"在临床上,山广志教授多将此方用于胸腔积液和心包积液的患者,同时,山广志教授在临床上运用经方时,用量多遵古制,据现在考古证实,汉之一两,约相当于现在的15.6g,遵量用药,临床常见奇效。对此山师常语重心长地告诉我们,经方的药量比例都是黄金比例,这对疗效非常重要,不要随便更改。有些方药有效没效,药量是十分重要的,日本汉方家汤本求真在《皇汉医学》里说,"汉方之秘在于量",这是他生平的休会,不可轻视。所以在以上病例中,逐渐增加药物剂量,最后,木防己三两(50g),石膏十二枚鸡子大(500g),桂枝二两(40g),人参四两(90g),达到治病的效果。本方之功效正如尤在泾《金匮要略心典》所说:"木防己、桂枝一苦一辛,并能行水气而散结气。而痞坚之处必有伏阳,吐下之余定无完气,故又以石膏治热,人参益虚。"可见木防己汤是配伍严谨,功具温清补利的经方,用于痰饮郁结不化,而又兼阳气虚弱的证候,甚为对证。其疗效之卓著,已为古今临床所证实。在此山师特别提出的是方中生石膏一味药,按药物学看生石膏是寒性药物,有清热作用,而在木防己汤条文中说,虚者自愈,这能让我们只想生石膏清热吗?我在听倪海厦讲座时,有一段话让我深思久久,他说,当我们遇到阴寒内盛、四逆冰冷的患者,反复用大剂四逆辈等大温之剂而没有效果时,这时用一剂白虎汤,大量用生石膏,此时病人一下子就会热起来,四逆症也随之而愈,他就治疗过这样的病人。所以,生石膏除了我们直观的那种清热作用,还有其他作用值得我们进一步研究探讨。本案病人虽未得痊愈,可为我们运用经方治疗癌症抛砖引玉,引导我们对运用中医药治疗肿瘤增强信心,实践中不要因癌字框住了我们的思路,仍然要遵循"有是证用是方"的经方家用方遣药的原则,常常会收到意想不到的效果。

(整理:王永生)

十三、重用麻黄治疗晚期肺癌疼痛医案

患者,张某,男,66岁,2015年12月18日初诊。

主诉:右胸部、腰部隐痛1月余。

现病史:2015年9月患者在宁波市某医院体检胸部CT示:右上肺肿块伴右肺门及纵隔淋巴结肿大,首先考虑肺癌;左肺下叶及右肺上叶多发微小结节;两肺上叶轻度泡性肺气肿。当时无胸闷胸痛,无咳嗽咳痰,遂至上海某医院就诊,穿刺活检示:(右肺穿刺细胞学检查)见低分化癌细胞,倾向腺癌。头颅MRI:双侧额叶、右侧颞叶及右侧小脑半球多发异常信号灶伴周围组织脑水肿,请结合临床。胸椎MRI:胸3、4、5、6椎体多发异常骨质信号,考虑骨转移,胸8椎体后缘小结节,亦考虑转移可能。在该院予脑部放疗及"培美曲塞+卡

铂"化疗 1 个疗程,化疗后出现骨髓抑制等毒副反应,经对症治疗后好转。1 月前患者出现右侧胸部、腰部隐痛,近日又感风寒,来山广志教授处求诊。

刻下症:右胸部、腰部隐痛,发热恶寒,无汗,活动后胸闷气促,咳嗽咳痰,白色泡沫痰,舌淡,苔白,脉浮而紧。

病机分析:患者近日偶感风寒,风寒外束于表,阴阳相搏,故发热恶寒,寒性收引,故无汗;外感寒邪,引动内在痰饮,故咳嗽咳痰,咳白色泡沫痰。脉浮而紧,舌质白,均为风寒外束、引动内在痰饮之征。

诊断:中医诊断:咳嗽,证属外寒内饮。

　　　　西医诊断:①上呼吸道感染;②肺癌伴多发转移。

治则:以"先解其外,后治其内"温肺化饮,发汗解表为治则。

治疗与效果:

一诊:拟以小青龙汤加减。

处方:生麻黄 30g,桂枝 20g,细辛 6g,清半夏 15g,炙甘草 10g,五味子 10g,干姜 10g,白芍 10g。7 帖。

煎服法:以水 1 000ml,先煮生麻黄,减 300ml,去上沫,纳诸药煎煮约 45 分钟,取药汁 400ml,分 2 次温服。

二诊:2015 年 12 月 25 日,患者服上方后,胸部、腰部疼痛明显减轻,咳嗽咳痰好转,但也出现失眠、咽干等不适症状。上方中加生地黄 20g、玄参 15g,改麻黄为 40g、桂枝 25g。再予 7 剂。煎服法同前。

三诊:2016 年 1 月 1 日,患者服上方后各种症状进一步减轻,但出现肢冷畏寒症状,脉象尺部沉弱,右侧尤其。考虑肾阳虚,予上方中去半夏,加炮附子 15g,再予 7 剂。

煎服法:以水 1 000ml,先煮附子 1 小时,加水至 800ml,煮生麻黄,减 200ml,去上沫,纳诸药,煮取药汁 300ml,去滓,分 2 次温服。

患者在山广志教授处治疗了 9 个月之久,直到去世之前疼痛都控制良好。

本案患者小青龙汤的症状比较明显,无需多谈。本例的重点在患者以疼痛就诊,肿瘤晚期患者多见疼痛,临床上中医多束手无策,只能求助于吗啡类麻醉止痛药,可麻醉止痛药副作用诸多。但山广志教授在临床上治疗疼痛,多重用麻黄,自成一家,中医自古认为"麻黄不过江",即:南方无麻黄证,山广志教授自在北京学医之初,就见余冠五教授应用麻黄,自悬壶之后,在东北老家,也大量运用麻黄治疗皮肤病、急性肾小球肾炎,收到奇特之效。对于麻黄的使用,他临床上积累了丰富的经验。到南方后,依然见是证用是药,另外麻黄有附子之佐,没有亡阳之虑,山广志教授常说:《伤寒论》麻黄八证中疼痛占四证,且现代药理研究,麻黄中含有麻黄碱,麻黄碱又是提取吗啡类麻醉药的原材料,故我们可以大胆假设,华佗的"麻沸散"中一定有麻黄,所以在辨证准确的情况下,临床治疗疼痛麻黄必不可少,且一定要重用,方能取得意想不到的效果。

(整理:王永生)

十四、乌梅丸治疗肺癌术后干咳(肝咳)医案

患者,庄某,女,54岁,农民,2016年4月5日初诊。

主诉:阵发性干咳月余。

现病史:2013年5月患者无明显诱因下出现咳嗽咳痰,痰白而黏,当时无发热恶寒,无胸闷气促,无胸痛,无痰中带血,未予重视。自服抗生素治疗后好转。2014年4月患者再次出现咳嗽咳痰,并逐渐加重,服用抗生素未见缓解,遂去宁波市某医院就诊,胸部CT示:右肺占位,考虑肺癌。4月23日在该院全麻下行"右下肺叶切除术+淋巴结清扫术",手术过程顺利,术后病理:(右下肺叶)浸润性腺癌,微乳头生长为主型,其次为腺泡型及乳头型,两肿块,大者2.8cm×2cm×1.8cm,小者最大径1.5cm,脏层胸膜未见累及,未见明确脉管、神经侵犯,支气管切缘阴性,周围肺组织阴性,淋巴结3/13。术后予NP方案化疗5个疗程,化疗后出现恶心呕吐及骨髓抑制等副反应,经对症治疗后好转。患者目前阵发性干咳,咳至恶心呕吐后方缓解,服用西药"可待因片""酮替芬片"后咳嗽可以控制,但胸闷异常难过,为求根治,患者至我科山广志教授处要求中药治疗。

刻下症:阵发性干咳,咳甚而呕,伴有胸部牵引痛,胃纳尚可,二便尚调,舌质淡,苔白腻,脉沉细。

病机分析:患者平素性格急躁,肺癌术后性格较前更加暴躁,易怒。肺本娇脏,术后肺更虚,而肝为刚脏,其性悍,肝气犯肺,木反侮金,则肺失宣肃而咳嗽,且肝经循行于两侧胁肋部,故咳则牵引胸胁部,所谓肝咳也。

诊断:中医诊断:咳嗽,证属肝风逆肺。

西医诊断:右肺癌术后。

治则:辛开苦降,平肝利肺止咳。

治疗与效果:

一诊:拟以乌梅丸加减。

处方:乌梅30g,细辛6g,干姜10g,党参30g,黄连6g,黄柏10g,桂枝10g,花椒10g,炮附子10g。7剂。

煎服法:以水1000ml,先煮附子1小时,去附子之毒,纳诸药,煮取药汁400ml,去滓,分2次空腹温服。

二诊:2016年4月12日,患者服药后咳嗽较以前缓解,未再次出现咳甚而呕的症状,咳嗽时胸部牵扯疼痛也已缓解,但出现口干、喜饮的症状,舌红,苔薄黄,脉仍沉细,上方中去附子、干姜、桂枝,加玄参15g,当归10g,瓜蒌皮15g,瓜蒌子15g,桔梗10g,茯苓20g,再予7剂。

煎服法:以水700ml,入上诸药,先武火煮沸,再文火煮取药汁400ml,去滓,分2次早晚饭后温服。

三诊:2016年4月19日,患者服上方后,偶有咳嗽,口干喜饮的症状也消失,脉仍沉细,苔薄白,予参苓白术散加半枝莲20g、蛇舌草15g。7剂。

煎服法:以水700ml,入上诸药,先武火煮沸,再文火煮取药汁400ml,去滓,分2次早晚饭后温服。利湿健脾,清热解毒抗肿瘤,以辅助正气,提高身体免疫力。

乌梅丸见于《伤寒论》厥阴病篇338条:"伤寒脉微而厥,至七八日,肤冷,其人躁,无暂安时者,此为脏厥,非蛔厥也。蛔厥者,其人当吐蛔。令病者静,而复时烦者,此为脏寒。蛔上入其膈,故烦,须臾复止,得食而呕,又烦者,蛔闻食臭出,其人常自吐蛔。蛔厥者,乌梅丸主之。又主久利。"为治疗蛔厥的主方。历代医家对乌梅丸的应用范围、适应证多有探讨。山广志教授根据历代医家的论述及各家医案,总结出以下几点:①四肢厥逆;②面色青黄;③脉象弦,重按无力。为乌梅丸的常见适应证。由于乌梅丸为厥阴病主方,厥阴者阴尽阳复也,为冬尽春来之象,天气时冷时暖,阴阳交战,故极易出现以上三点。

五行中金木相克,《潜斋医学丛书》中曰"肺禀坚金之性,而体反虚,肝禀柔木之性,而体反沉实,故肺养其娇,易遭侵克,肝凭其悍,每肆欺凌,是肺为娇脏,肝为刚脏",病理上常常出现肝病侮肺之证。其中,属肝气犯肺,肝火犯肺者,治疗较容易,而属肝风逆肺者,由于临床少见,同时缺少相应的经验,临床上容易漏诊失治。山广志教授年轻时在翻阅清代汪昂的《医方集解》时,发现书中有用乌梅丸治疗"胃腑发咳,咳甚而呕,呕则长虫出"的经验记载。《临证指南医案》中也有相似的记载。故在临床上运用乌梅丸治疗肝风逆肺者,咳而见呕病证疗效确切。

(整理:王永生)

十五、六君子汤加减联合伽马刀治疗肺癌医案

患者,刘某,男,70 岁,农民,2015 年 5 月 28 日初诊。

主诉: 咳嗽咳痰 1 月余。

现病史: 2015 年 4 月患者无明显诱因出现咳嗽咳痰,无痰中带血,无胸痛胸闷,无畏寒发热,去安徽省某县医院查胸片示:左肺占位,考虑肺癌。为求进一步诊治,去蚌埠某医院行支气管刷找脱落细胞:镜下见深染异型细胞,考虑为鳞状细胞癌。为进一步明确诊断去江苏省某医院,于 2015 年 5 月 19 日行左上肺穿刺:(左上肺穿刺组织)鳞状细胞癌。家属拒绝手术切除肿瘤,于 5 月 28 日我院门诊口服中药调理。

刻下症: 咳嗽剧烈,咳白黏痰,食少腹胀,神疲乏力,面色少华,大便溏薄,小便调,夜寐欠安,舌质淡,苔白腻,脉细弱。

病机分析: 脾主运化,摄取营养,把精气上输于肺以养全身。脾气虚,运化失职,则纳差食少,食后腹胀,便溏;肺气虚损,肺失宣降,肺气上逆,则咳嗽,气短而喘;肺气虚,不能输布水津,聚湿生痰,故见咳痰;气虚则全身脏腑功能活动减退,故少气懒言,神疲乏力;气虚运血无力,面部失养,则面白无华;舌淡,苔白腻,脉细弱,为肺脾气虚之证。

诊断: 中医诊断:肺积,证属肺脾气虚,痰毒内结。

西医诊断:左肺癌。

治则: 补肺健脾,化痰散结。

治疗与效果:

一诊: 以六君子汤加减。

处方: 党参 20g,白术 20g,茯苓 20g,薏苡仁 30g,黄芪 30g,桔梗 12,半枝莲 15g,白花蛇舌草 30g,炙甘草 6g,鸡内金 15g,炒麦芽 15g,杏仁 10g,枇杷叶 20g。7 剂。

煎服法: 上药添水约 600ml,煎煮沸后,文火煮 30 分钟,滤出药汁约 150ml,如此煮 2 次,饭后半小时温服。早晚各服 1 次。

并嘱咐去上海某医院配合行肺部肿块伽马刀治疗。

二诊: 2015 年 6 月 25 日,经前方调理及"伽马刀"治疗后,已无咳嗽咳痰,仍食少腹胀,神疲乏力,面色少华,大便溏薄,小便调,新出现口干,舌淡红,舌苔薄腻,脉细弱。神疲乏力较前好转,余诸症同前。前方去桔梗、杏仁、枇杷叶,加北沙参 15g、川麦冬 15g、百合 20g,再进 14 剂。煎服法同上。

三诊: 2015 年 7 月 9 日,已无咳嗽咳痰,口干好转,无神疲乏力,二便调,夜寐安,余诸症明显好转,舌淡红,苔薄白,脉细。遵前方加怀山药 30g。煎服法同上。

原法巩固治疗 1 年,病情未见反复,2016 年 5 月复查胸部 CT,肺部未见明显病灶。

本案属于中医学的"肺积""痞癖""咳嗽""咯血""胸痛"等范畴。本案为肺积,为肺脾气虚、痰毒内结之证。肺脾气虚之证,临床常见,多以补肺健脾、化痰散结为治则,六君子汤为主方。山广志教授临证之际,多细思辨,认为该患者脾气虚,运化失职,气血生化乏源,故致肺气虚损,进而肺失宣降、肺气上逆,则见咳嗽,气短而喘。因此治疗上重在健脾,重用党参、白术、茯苓健脾益气,黄芪补气固表,桔梗开宣肺气,祛痰排脓,甘草益气补中、清热解毒、祛痰止咳,鸡内金、炒麦芽健脾消食,杏仁降气止咳,枇杷叶清肺止咳。二诊伽马刀治疗之后,患者出现舌红、口干、干咳等症状,一派热邪伤阴之象,符合中医学认为放射治疗(伽马刀)伤阴的特点。遂加北沙参、麦冬、百合养肺阴,而经前方调理后咳嗽咳痰好转故去杏仁、桔梗、枇杷叶,这也体现了山师"知常达变"的治疗原则。三诊因"癌胚抗原"仍未达正常指标,加强清热解毒抗肿瘤治疗。经补肺健脾、化痰散结之法巩固治疗年余,复查病情稳定,未见癌毒扩散之征象。

该病案确诊为肺鳞状细胞癌,患者拒行手术治疗。山广志教授分析该病特点,肺癌未经手术治疗,一般病情凶险,预后不佳,需扶正祛邪并重。经中医辨证论治,同时结合伽马刀治疗会取得不错的疗效,这也是山师治疗肺癌常选的治疗方案,经多年证明,效果比较理想,本患随访 1 年未见复发。

中医临证有两大要素:一是整体观念;二是辨证论治。山广志教授治疗疾病都是以整体观念为原则,从人出发,以人为本,认真分析症候群,从中探知病源,所谓治病必求本。临床时告诫学生切莫犯不以人为本,只认病,不探求病源,行大量具有毒性的抗肿瘤中药堆砌药方的错误。他深有感触地为我们讲了郭老在《中医治大病实录》中记载的一段医案医话。医案记载郭老 2010 年11 月 19 日接治了一位骨髓纤维化的病人,当时病情十分严重,每周需要输血1~2 次才能维持生命的存在,而且十分虚弱,当时患者家属拿出很多各大医院的检查报告单,让郭老看,郭老说,其实很多检查材料我也看不懂,他也如实地告诉了病人家属。他说,不管检查结果如何,我只从症状和舌脉象上分析本病的原因,根据这个原因,用药治疗。他当时据证审脉问情,得出"气血大亏,阴阳俱虚,兼肝郁"的病因,开具了"大补气血,益阴养阳,兼以疏肝和升提中气"之方。所用药皆平时我们常用的药物,病人按方服药 1 年,病情明显好转,输血由一周 1~2 次,减少到近 1 个月输血 1 次,到了 2012 年 8 月,血红蛋白达到了 100g/L 之多,不用输血了。到了 2013 年 4 月,见到病人时病人满面红光,说他现在浑身有力,能做家中农活,而且头上长出了黑头发。这个活生生的病例不值得我们深思吗?我们应该掌握什么样的知识,用什么样的思维和方法才能最好地用中医药为病人解除疾病的痛苦,郭老的实例是最好的教材。郭老的事实为我们作出了典范,他的表达与学术观点正是我想培养你们的成长之路。

山广志教授结合自身 40 年临床经验,认为在肿瘤治疗时应分三种情况:①以正气虚为主要矛盾,此时肿瘤邪毒不盛,治疗上以扶正为主;②以肿瘤邪实为主要矛盾,而正气未衰,治疗上以祛邪为主;③正虚与肿瘤邪实同时存在,治疗上以扶正与祛邪两者同时兼用,侧重祛邪不伤正。

(整理:屠小龙)

十六、温中健脾汤治疗肺癌咳嗽痰血胸痛医案

患者,周某,男,70 岁,已婚,退休干部,2011 年 10 月 10 日初诊。

主诉:咳嗽,痰中带血,胸痛。

现病史:患者于 2011 年 4 月,无明显诱因出现胸闷气促,胸痛,咳嗽,呈阵发性,痰白。无咯血,经对症抗炎化痰治疗,病情无缓解,反而加重。在宁波市某医院 CT 检查提示:右肺不张,考虑右肺癌伴阻塞性肺炎,大量胸腔积液。在该院行胸腔积液引流,并在胸腔积液中查到腺癌细胞。患者多方求医,上海专家不建议其手术,于 2011 年 5 月开始在宁波市某医院行化疗,药用紫杉醇针、顺铂,病情未能控制,肿瘤未见缩小,反而增大,胸腔积液进一步增多,咳嗽,气促严重,而且由于化疗的毒副反应,白细胞降至 $2.0×10^9/L$,患者当时已不能坚持化疗,并且出现恶心、呕吐、头晕等反应。故要求出院来我科中医治疗。

刻下症:咳嗽,胸闷胸痛气促,痰白量多,恶心纳差,头晕,神疲乏力,肢冷,小便清,大便软,舌淡苔白腻,脉沉细。

病机分析:病系寒凝胸膈之间,结停胸胁之下,聚而为饮,严重损害了肺之宣发与肃降功能,故出现咳嗽,胸闷胸痛气促,痰白量多等症;脾虚运化无权,气血生化不足,故出现恶心纳差,头晕,神疲乏力,肢冷等症。

诊断:中医诊断:肺积,证属肺脾亏虚,痰湿阻肺。

　　　　西医诊断:肺癌。

治则:补肺健脾,散寒化痰止咳。

治疗与效果:

一诊:拟温中健脾汤加减。

处方:炮附子15g,黄芪25g,党参15g,茯苓15g,白术15g,薏苡仁30g,车前子15g,制半夏15g,生山楂15g。连服7剂。

煎服法:先煮附子1小时,再入诸药以文火煎煮45分钟,取药汁400ml,饭后半小时温服,1日早晚各服200ml。

二诊:2011年10月17日,咳嗽好转,痰量减少,肢冷好转,大便转干,舌苔仍白,舌质稍转红,白细胞上升至2.5×10⁹/L,余症同前,原方加苏子15g、地龙3条、葶苈子15g、旋覆花15g,再进7剂。煎服法同前。

三诊:2011年10月24日,诸症进一步好转,舌淡红,腻苔已去,白细胞上升至3.0×10⁹/L,神疲乏力明显好转,咳嗽气促减少,二便调和,上方去附子,加白毛藤20g、白花蛇舌草20g,上药添水约600ml,煎煮沸后,文火煮30分钟,滤出药汁约150ml,如此煮2次,饭后半小时温服。早晚各服1次。连服1个月,以资稳固,提高生活质量。

山广志教授认为本案病机为脾虚痰湿阻肺,则咳嗽,水湿内停而成悬饮。化疗攻伐更损正气,故进一步导致小便清,大便软,脉沉细,舌淡苔白腻等一派阳虚痰湿阻肺征象。

首诊时患者因化疗缘故呈阳虚湿盛之象,故予以附子温阳扶正为君,再以黄芪、党参益气扶正为臣,附以祛痰化痰之剂,待患者阳气来复,再徐以加重化痰解毒之品,其中仍不忘健脾补肺化湿之根本。故在中医证治过程中疾病得控,患者状况良好。

山广志教授治病过程中尤其顾护患者阳气,认为由于人体的阳气虚,热量不足,失于温煦推动,津液精气运行缓慢,使寒从中生,产生了气滞血瘀与湿聚痰凝而导致寒痰内凝,有形的癥瘕积聚就形成了。阳气亏虚,也可导致机体卫外不固,外邪六淫不正之气乘虚而入,导致机体脏腑气血阴阳失调,出现气滞血瘀、痰湿结聚等病理变化,日久成积发为肿瘤。

本案患者正是以痰毒、阳虚为主要矛盾,因此,扶正祛邪的治疗原则在此就是要以温阳化痰为主要治则。附子用量,山广志教授常常根据阳虚程度有不同用量,通常大于15g、20g、30g、50g,100g也时有用之,但需嘱咐患者久煎该药,不然有中毒可能;另辅以党参、黄芪等健脾之品,常收效显著。该案患者带瘤总生存期也较理想,其后死于中风并发症。

（整理:董　晶）

十七、小青龙汤治肺癌咳嗽医案

患者,顾某,男,48 岁,工人,2017 年 8 月 6 日初诊。

主诉:咳嗽半月。

现病史:患者于 2017 年 1 月初无明显诱因出现右侧颈部淋巴结肿大,当时无咳嗽咳痰,无胸闷气急,无发热恶寒,遂至宁波市某医院行胸部 CT 平扫示:右上肺癌。至宁波市某医院胸外科经纤维支气管镜检示:右上肺鳞癌。诊断为"右肺鳞癌 T2N3M0,Ⅲ期"。无手术指征,予"多西他赛+卡铂"化疗 6 个疗程后出现耐药,暂予护肝、护胃、中药保守治疗。半月前因受凉后出现发热,咳嗽咳痰,痰涎清稀量多,偶感胸闷气急,无胸痛,考虑"感染性发热",予"头孢曲松"抗感染治疗。现无发热,咳嗽咳痰仍存,为求进一步诊治来我院门诊中药治疗。

刻下症:咳嗽频作,痰涎较盛,量多、色白清稀,喘,语言断续,但吐字清晰。纳尚可,眠一般,二便调,舌淡胖,苔薄白,脉弦。

病机分析:病系寒饮犯肺,逆于肺经,使肺之宣发肃降之职失司。故见上述诸症。《金匮要略·痰饮咳嗽病脉证并治》曰:咳逆倚息,短气不得卧……小青龙汤主之。

诊断:中医诊断:咳嗽,证属寒饮犯肺。

　　　　西医诊断:肺癌。

治则:温肺化饮止咳。

治疗与效果:

一诊:拟小青龙汤加减。

处方:生麻黄 10g,桂枝 10g,干姜 10g,白芍 15g,细辛 3g,法半夏 15g,五味子 10g,炙甘草 6g,大枣 15g,杏仁 10g。7 帖。

煎服法:先煮麻黄,去上沫,再加入其他药物,文火煮 25～30 分钟,剩药汤约 200ml,饭后半小时温服,如此煎法,日 2 次。

二诊:2017 年 8 月 13 日,患者诉咳嗽较前减轻,咳痰明显减少,口淡不渴,食纳增加,小便清,大便正常。效不更方,再进 7 帖。煎服法同前。后患者诉以上诸症均减轻,予补脾益肺之六君子汤调理 2 月,患者诉以上诸症均消。

肺癌是呼吸系统最常见的恶性肿瘤之一,以咳嗽、咯血、胸痛、发热、气急为主要临床表现。其中临床常见咳嗽缠绵难愈,不仅影响患者生活质量,而且阻碍进一步治疗。

水停肺中、肺失宣肃则咳嗽、咳痰,痰涎清稀量多。根据患者的临床表现及体质状况,结合人体以阳气为本的理论,山广志教授认为此肺癌咳嗽的主要病机是阳气不足、寒饮滞肺兼感风寒、肺气不宣。肺癌咳嗽患者几乎均有不同程度阳虚寒凝的全身表现,如身累、形寒肢冷、汗出、头晕乏力、纳少、口淡、舌淡、脉细等。发病前多有引起阳虚和阳气损伤的因素:如素体虚寒,阳气不足;病后体虚,阳气恢复不良;起居失常,劳累过度、情绪忧郁或过激耗伤元阳;饮食失调,过食生冷寒凉或得病后反复应用寒凉清热之剂(包括用抗生素)损伤阳气。目前临床上大多医者、病者均认为肿瘤是"热毒、毒瘤、癌毒"。治疗多用大剂寒凉清热解毒的中药方剂,如白花蛇舌草、半枝莲等认为有抗肿瘤作用的草药,用药后阳气更易损伤。殊不知阴毒较阳毒更甚。从中医角度看,阳虚则生内寒,寒性凝滞、主收引,寒则机体内经脉收缩,血流缓慢。血液凝滞,日久积滞成块,气机不畅,致瘤致咳。根据上述病因、病机、病理综合分析,阳虚寒凝饮滞是肺癌及咳嗽形成的重要基础病理因素。阳虚为本,寒凝饮滞为标,治宜温阳散寒去饮。小青龙汤具有温阳散寒化饮作用。

山广志教授认为,癌症的治疗不能以"清热解毒+养阴药+虫类药/毒药"的套路来治疗,尤其是经过手术、放化疗后的病患。因为癌症患者大部分阳虚,经过手术、放化疗后大伐体内生气,再一味用清热解毒、虫类药物、抗癌药物如红豆杉等,只会造成寒气太盛、脾胃败坏,气血生化无源,免疫力极度低下,陷入走投无路的死境。山广志教授治疗癌症,除了辨证论治,非常注重固护病患的阳气、脾胃之气。他谈及此时说过一句精辟的话:治癌贵在不抗癌,根据病人的体质,使阴阳气血平衡,癌证自愈或稳定。

(整理:邱慧颖)

十八、百合固金汤治疗肺癌咯血医案

患者,王某,52岁,已婚,2014年9月初诊。

主诉:反复痰中带血2月余,加重1周。

现病史:2014年3月因咳嗽咳痰在宁波市某医院就诊,查胸部CT示:右上肺占位,考虑肺癌。并于该院全麻下行"右肺癌根治术",术后病理示:右肺腺癌。术后行化疗6个疗程,未行放疗。2月余前患者无明显诱因出现痰中带血,色鲜红,量不多。1周前上述症状加重,一次咯血量为10ml左右,无胸闷气促,无发热畏寒。

刻下症:近日咯血,一次咯血量为 10ml 左右,咯血后短时间出现胸闷气促,休息后缓解。胃纳差,精神疲软,二便调,伴咽喉燥痛,手足心热,骨蒸盗汗。舌红少苔,脉细数。

病机分析:本患者年过五旬即生肺积,既受手术金刃所伤,又受化疗药物攻伐,肺为娇脏,不耐伤伐,气阴大损,热灼肺络,肺络受损,血溢脉外,则为咯血。舌红苔少,脉细数,为气阴不足,内有虚热之象。本病属中医学"咯血"范畴,证属气阴亏虚,热伤肺络。

诊断:中医诊断:咯血,证属气阴亏虚,热伤肺络。

西医诊断:右肺癌术后。

治则:养阴化痰,清热止血。

治疗与效果:拟百合固金汤加减。

处方:熟地黄 20g,生地黄 20g,当归 15g,白芍 20g,甘草 6g,桔梗 10g,玄参 15g,浙贝母 10g,麦冬 10g,百合 20g,仙鹤草 30g,藕节炭 12g。

文火煎煮 40 分钟,取药汤一碗,如此 2 次,早晚温服各 1 次。

14 天为 1 个疗程,一共服用 2 个疗程。

遵上法治疗 1 个疗程后,咯血量较前减少,色转暗红,治疗 2 个疗程后,痰中带血量继续减少,色暗红,胃纳较前好转,精神较前转佳。此方既效,效不更方,原方加减续服四个月后,咯血症状再未出现,生活质量明显提高。

百合固金汤原方出自《慎斋遗书》,方中百合味甘,微寒,养阴而润肺,清热而保肺,止咳而宁肺,故能固护肺金,是为君药。生地、熟地、玄参、麦冬滋肺阴又滋肾阴,清虚热,助百合之力,是为臣药。当归引血归经以止血,白芍摄敛横逆之肝气,二者合用养血益阴,柔肝平肝,抑木而保金;桔梗、贝母清肺化痰止咳,与百合相配,保肺止咳,此四味为佐药。甘草调和诸药,与桔梗相伍,清利咽喉。加用仙鹤草收敛止血,补虚。藕节炭收敛止血。诸药合用,养阴为主,清虚火以固护肺金,阴液充足,虚火自清。

山广志教授认为,肺癌病缓解期当固护肺之气阴,以防虚火内生,更耗气阴,恶性循环。根据肺之生理,肺为肾之母,肾为肺之子,肺癌患者,多年事较高,肾精不足,肺脏既虚,恐母子两不相保。故治以百合固金汤,同养肺肾,则可金水相生,母子平安,使肺阴有下源得生,方能自保。中医讲究治病求本,如何根治病根,保存自身正气,使人体自保阴平阳秘是中医药治疗所有疾病的特点。对于肺癌缓解期,保养患者肺肾之阴,使其阴液自生,避免其他并发症的发生,也是重要的环节。

在使用中药治疗癌症有出血兼症过程中,山广志教授亦常重用仙鹤草。

仙鹤草为蔷薇科植物龙芽草的干燥地上部分,味苦辛,性平,归胃、肝、脾、肺、大肠经。败毒抗癌、凉血止血、养伤退肿,止血,健胃。治咯血,吐血,尿血,衄血,崩漏,血痢,便血,赤白痢疾,带下,劳伤脱力,痈肿,跌打、创伤出血。早在明代,我国医学家蒋仪就将仙鹤草用于治疗食管癌和胃癌。他在医著中写道:"滚咽膈之痰,平翻胃之秽","咽膈""翻胃"是古人用以形容食管癌和胃癌病症的。现代药理研究证明仙鹤草能败毒抗癌,用于癌瘤积毒。山广志教授重用仙鹤草,既可以缓解咯血症状,又可以解毒抗肿瘤,可谓一举两得。

咯血之证,可急可缓,严重时随时危及病患生命,而中医在治疗肺癌咯血上不仅能急以治标,更能长久考虑,根治其本,效果理想。

(整理:蒋淳琪)

十九、归脾汤治疗肺癌术后失眠医案

患者,章某,女,42岁,公司职员,2017年7月5日初诊。

主诉:肺癌术后近10个月,身疲易倦夜寐欠佳2月余。

现病史:患者2016年9月宁波市某医院体检,CT提示:左肺下叶结节纯磨玻璃结节,考虑恶性肿瘤可能性大,左肺下叶钙化灶,左侧局部胸膜增厚伴钙化灶,于9月12日上海某医院全麻下行"左肺下叶切除术",术后病理示:左下肺贴壁生长为主的腺癌,局灶伴小浸润。患者术后未行放化疗,请假在家休息,身体恢复尚可,但患者逐渐情绪焦虑不安,夜不能寐,难以入睡,有时整夜未寐,精神状态萎靡,经介绍来山广志教授门诊处求治。

刻下症:乏力明显,精神萎靡不佳,焦虑不安,疲惫,夜寐差,难以入睡,夜梦多,伴烦躁不安,严重时偶有神志恍惚的症状,纳食不佳,无食欲,大便日一次,不成形,小便可,舌淡红,偏胖,苔薄白,脉细。

病机分析:患者患病时正值中年,确诊为肺癌之后,身心备受打击,痛苦忧愁,无法接受现实,多思善虑,思虑过度则耗伤气血,导致气血亏虚,血不足者阴不敛阳,心神无以安处,故见神志异常,常伴有夜寐欠佳,难以入睡,严重时寐则多梦,夜间犹如神游一般,此案实乃七情致病之典案。

诊断:中医诊断:失眠,证属心脾两虚,心神失养。

西医诊断:肺癌术后。

治则:健脾养血,宁心安神。

治疗与效果:

一诊:予以归脾汤加减。

处方:当归 10g,黄芪 30g,炒白术 12g,陈皮 12g,茯苓 12g,远志 6g,酸枣仁 20g,木香 12g,龙眼肉 12g,百合 15g,浮小麦 30g,炙甘草 15g,焦栀子 12g,黄芩 12g。7 剂。

煎服法:添水 600ml,浸泡 30~60 分钟,煮沸后,文火煮 30 分钟,滤出药汁 150~200ml,如此煎 2 次,饭后半小时温服,早晚各服 1 次。

二诊:2017 年 7 月 12 日,服上方后,患者诉烦躁不安减轻,夜寐较前好转,故守方加减,上方去焦栀子、黄芩,加用夜交藤 12g、合欢花 12g,宁心安神为主,继续服用。煎服法同上。

三诊:2017 年 7 月 26 日,患者自诉夜寐明显好转,较前更易入睡,仍偶有多梦,故在上方中加用煅龙骨 30g、煅牡蛎 30g 镇惊安神,并嘱患者睡前禅坐,以助减少心神纷扰。

煎服法:添水 1 000ml,浸泡 30~60 分钟,先煎龙骨、牡蛎半小时,再入诸药,文火煮 30 分钟,滤出药汁 150~200ml,如此煎 2 次,饭后半小时温服,早晚各服 1 次。

上方随症加减服用 3 个月,患者诸症均明显好转,夜间安宁,面色也较前红润,气色较佳,目前已经回单位上班,工作生活如故。

该患者中年女性,体检时不幸查出肿瘤,但是属于肺癌早期,故无任何症状,术后身体恢复较好,且无必要行放化疗,应该预后较好,但患者正值中年,家庭稳定,事业刚有了起色,却无意中接受这样的打击,始终无法接受这样一个事实。山广志教授认为这是大部分肿瘤患者的一个共性的心理反应,尤其是年轻患者,当面对明确诊断为恶性的肿瘤时,本能的对肿瘤疾病产生一种恐惧心理,陷入一种绝症的心理状态,因此内心极度悲观害怕,终日若有所思却不得其解,思虑过度,损伤脾胃,如果不能及时纠正,会对肺癌的彻底康复产生影响。

患者所用处方予以归脾汤为主加减,针对患者思虑过度,忧伤脾气的病理变化,又在方中加入甘麦大枣汤,增加养心安神、和中缓急作用。患者服用该方后,疗效立显,究其原因,在于遣方用药紧扣病机。山广志教授认为本案虽为肺癌患者,但在不同阶段出现了新的病机变化就应该根据这种变化而用药立方,不要被肺癌这顶大帽子牵制医者的思路。这才真正遵循了"观其脉证,知犯何逆,随证治之"十二字真经。从这则病例具体说,她是肺癌,在不同阶段,其病机可能是脾虚,可能是肾虚,可能是阳虚,可能痰湿中阻等,有什么样的病机就用什么样的药物,这就是中医治病,认清理解了这点,你就成为了真正的中医学者。

(整理:凌仕良)

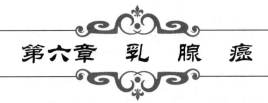

第六章　乳　腺　癌

一、调肝补肾法治乳癌放化疗后医案

患者,马某,女,55岁,宁波市本地人,2012年3月12日初诊。

主诉:右乳癌术后8个月,全身乏力。

现病史:2011年7月体检发现右侧乳房结节,在宁波市某医院行手术治疗,术后病理示:右乳浸润性导管癌,后予TAC(表柔比星+环磷酰胺+多西他赛)方案化疗6个周期,放疗1个周期。

刻下症:右胸阵发性牵掣疼痛,疲劳乏力,腰膝酸软,头晕,口干,失眠,眼睑水肿,心烦易怒,潮热多汗,舌苔黄腻,中有剥苔,舌质黯,脉弦细。

病机分析:肝主疏泄,调畅全身的气机活动,通达乳房的气血运行。肾水为肝阴本源,水能滋木,肝的疏泄功能正常则脏腑气机升降有衡,乳房的气血运行有度。肾水不足,水不涵木,肝肾阴虚,则气血失和、脏腑失调,久之可发乳癌。患者手术后再行放疗,更伤正气,化疗进一步损伤脾胃,饮食不进,生化无源,脾肾之气再次受到重创,故全身乏力,腰膝酸软,头晕,口干,失眠。心烦易怒,潮热多汗,气阴受损,阴虚火旺之象,舌苔中有剥苔,舌质黯、脉弦细亦为气阴不足、气滞血瘀之征。

诊断:中医诊断:乳岩,证属肝郁肾虚,气阴两伤。

　　　　西医诊断:右乳癌术后。

治则:以补肾调肝,益气养阴为法。

治疗与效果:

一诊:自拟益气养阴安神汤(党参、苍术、薏苡仁、茯苓、绿萼梅、炙鸡内金、灯心草、珍珠母、女贞子、制黄精)加减。

处方:党参15g,苍术15g,薏苡仁30g,茯苓10g,绿萼梅10g,炙鸡内金15g,焦山楂15g,焦神曲15g,焦谷芽15g,焦麦芽15g,合欢皮15g,夜交藤20g,

灯心草 3g,珍珠母 20g,女贞子 15g,制黄精 15g,山茱萸 10g,五味子 6g,白芍 10g,生牡蛎 20g,龟甲片 5g。14 剂。

煎服法:添水 600ml,浸泡 30~60 分钟,煮沸后,文火煮 30 分钟,滤出药液 150~200ml,如此煎 2 次,饭后半小时温服,早晚分服 1 次。

二诊:2012 年 3 月 26 日,病人自述睡眠明显好转,心烦易怒、潮热多汗减轻,眼睑水肿减轻。

处方:前方去珍珠母、灯心草、生牡蛎,余方不变,续服 14 剂,煎服法同前。

三诊:2012 年 4 月 10 日,病人自述睡眠安心,无心烦易怒,潮热多汗减少,自觉有力,腰膝酸软改善,舌质淡红,苔薄白,脉细。

处方:黄芪 15g,太子参 15g,薏苡仁 30g,制黄精 15g,生白芍 15g,枸杞子 15g,山茱萸 15g,炒鸡内金 15g,焦山楂 15g,焦神曲 15g,焦谷芽 15g,焦麦芽 15g,绿萼梅 10g,合欢皮 10g,茯苓 10g,半枝莲 20g,制香附 10g。煎服法同前。

临床疗效:病人偶有疲劳,其他症状明显改善,暂无不适感,继续坚持服中药调治,目前患者健如平人。

山广志教授认为现在的乳腺癌一病,中医典籍记述最详:《医宗金鉴·外科心法要诀·乳岩》曰:"乳岩初结核隐痛,肝脾两损气郁凝",《外科大成》中述"按乳头属足厥阴肝经,乳房属足阳明胃经,外属足少阳胆经",由此可见乳腺癌的形成与脾胃、肝肾关系密切。结合山广志教授长期临床经验,总结出乳腺癌的形成与气血亏虚、肝脾不调、冲任不和、肝肾不足、情志内郁有关。本案患者乳癌术后加之放化疗攻伐,加重肝郁肾虚,气阴两伤,治疗上以参、术、苓等补气,女贞子、制黄精、山萸肉、白芍等补血养阴,配合夜交藤、灯心草、珍珠母、五味子、合欢皮等安神助眠,绿萼梅清热解郁,共奏其功,临床结果证明,本案辨证准确,用药有效。

(整理:施 航)

二、疏肝滋肺法治疗乳腺癌术后肺转移医案

患者,陈某,女性,56 岁,退休,2015 年 8 月 3 日初诊。

主诉:左乳癌术后 1 年余,发现肺转移 4 个月。

现病史:患者于 2014 年 2 月初无意中发现左乳房一大小约 2cm×1cm×1cm 肿块,边界模糊,质韧,表面欠光滑,活动度差,无皮肤破溃,无皮肤橘皮样改变,乳头无溢血溢液,无触痛,至宁波市某医院就诊,行 B 超检查示:左乳房九点位置肿块,考虑恶性可能。于 2014 年 2 月 13 日在该院全麻下行左乳癌改

良根治术,术后病理示:左侧乳腺浸润性导管癌Ⅲ级,切缘阴性,淋巴结未见转移。术后行辅助化疗2个疗程(具体方案不详)。于2014年5月开始行内分泌治疗,口服他莫昔芬,其间出现腰酸、白带异常,遂于2014年6月中旬改服依西美坦至今。4月前在该医院复查胸部CT提示:双肺见多发结节,考虑转移性病灶,行TAC方案化疗4个疗程,化疗结束后复查胸部CT提示:肺部病灶未见明显缩小。现为求进一步中西医结合综合治疗来我科就诊,门诊拟"左乳癌术后肺转移"收住入院。

刻下症:胸胁胀痛,时有干咳,无痰,神疲乏力,胃纳差,情绪易激动,时发潮热,小便黄,大便秘难解,舌红苔少,脉弦细。

病机分析:患者平素情志不舒,肝气郁结,冲任失调,气血运行不畅,气滞血瘀,结滞于乳房而发乳岩。肝郁则胸胁胀痛,情绪易激动,肝郁日久,则化火伤阴,木旺侮金,肺阴耗伤,肺虚则癌毒易于流窜至肺,发为肺转移,出现时有干咳、潮热;热伤津亏,则小便黄,大便秘难解;癌毒日久损伤正气,刀圭之后,正气更伤,则神疲乏力,胃纳差;舌红苔少,脉弦细,四诊合参,本病病位在肺、肝,病性为本虚标实,辨为乳岩之肝郁阴虚证。

诊断:中医诊断:乳岩,证属肝郁阴虚。

　　　　西医诊断:左乳癌术后肺转移。

治则:滋阴疏肝,润肺止咳,"虚则补之,实则泻之"为治疗原则。

治疗与效果:

一诊:拟百合固金汤合一贯煎加减。

处方:百合20g,熟地黄15g,生地黄15g,玄参10g,川贝10g,桔梗10g,炙甘草6g,麦冬20g,白芍20g,当归10g,焦三仙各20g,北沙参20g,枸杞子15g,川楝子10g,红豆杉4g,杏仁10g,知母15g。7剂。

煎服法:上药添水约1 000ml,煮沸后,文火煮30~35分钟,滤出药汁大约200ml,如此煮2次,饭后半小时温服。早晚各服1次。

二诊:2015年8月10日,患者服上方后,胸胁胀痛明显减轻,偶有咳嗽、少痰,胃纳转香,仍神疲乏力,时发潮热,小便偏黄,大便仍难解,前方去熟地、麦冬、知母,加生大黄(后下)8g、厚朴10g、枳实10g,7剂,煎服法如前。

三诊:2015年8月17日,大小便转调,潮热去,仍感乏力不适,前方去生大黄、厚朴、枳实,加生黄芪30g,再进7剂,煎服法如前。

四诊:2015年8月24日,患者体力恢复,再服用上方14剂后,胸胁胀痛基本消失,胃纳调,偶有咳嗽,少痰,大小便调,诸症改善,生活质量得到很大提高。后一直坚持中医药治疗,基本是上方随症略有加减,至今病情稳定。

薛己在《女科撮要》中云"乳岩属肝脾二脏郁怒,气血亏损",乳腺癌不仅是身体上的疾病,还是一种心理疾病,尤其在乳腺癌的形成过程中,初始病因与情志密切相关,由于患者敏感多疑,郁结于胸,难以排解,以致影响肝气的条达,形成气滞,气滞又进一步导致血瘀、痰凝和脏腑功能紊乱。因此肝气郁结是乳腺癌形成的重要机制,治疗乳腺癌当从疏肝理气解郁入手。《素问·六微旨大论》曰"亢则害,承乃制,制则生化",故肝郁日久,必侮肺金,容易发生肺转移。山广志教授认为,如果能根据中医理论,做好先期预防,则能治未病。方中重用白芍,合甘草为《伤寒论》中芍药甘草汤,既能柔肝止痛,又能酸甘化阴,敛肺阴,生津润燥通便。山广志教授特别指出,芍药的通便作用必需大剂量才能起效,故初诊疗效不佳,加至50g后方显效。

山广志教授对于本病案,未再鼓励患者进行化疗,而是以中医学的整体观为原则,按肝气郁结、肺阴亏虚之证进行治疗,以求改变肿瘤患者不平衡的体质,达到釜底抽薪之效,因此达到了带瘤长期生存的效果。

(整理:栾智宇)

三、疏肝健脾法治疗乳癌手术及放化疗后白细胞低下医案

王某,女,54岁,已婚,退休工人,2009年8月11日初诊。

主诉:右乳癌术后半年,全身乏力。

现病史:患者于2009年3月无意中发现右乳外上方有直径约3cm肿块,质硬,无触痛,活动度差,与周围皮肤无粘连。去宁波市某医院查B超示:右乳癌。遂在该院行右乳切除术。术后病理:浸润性导管癌,N2/6。胸部CT及腹部B超提示未见转移。术后行放疗及EC-T方案化疗(表柔比星、环磷酰胺、紫杉醇)8个疗程。治疗后一直全身乏力,白细胞$2×10^9$/L,胃纳食减少,无恶心呕吐,来我科要求行中药治疗。

刻下症:全身乏力,心情郁闷,时有胸闷,动则气促,肩膀酸胀,胃纳减少。小便清,舌淡,苔白,脉细。

病机分析:肝的疏泄功能正常,则脏腑气机升降有衡,乳房的气血运行有度。肝喜条达恶郁滞,郁滞之气如在正常生理耐受限度下不会致癌,但若突然、强烈和长期承受精神刺激,则会引起气血失和、脏腑失调,久之而发为乳癌。痰邪内生,阻滞气机,气不行血,血脉凝滞为瘀。所以肝失疏泄不但可以产生痰湿,还可产生瘀血。痰邪和瘀血结合即形成肿瘤。患者手术后再行放

疗,更伤正气,再化疗进一步损伤脾胃之气,饮食不进,生化无源,故全身乏力,胸闷气促,心情郁闷,此为肝气不疏、脾气不运之象,肩膀酸胀则为痰瘀互结之症,舌淡,苔白,皆是肝郁脾虚之征。

诊断: 中医诊断:乳岩,证属肝郁脾虚。

西医诊断:右乳癌术后。

治则: 予疏肝健脾为原则,四分疏泄六分补。

治疗与效果:

一诊: 拟柴胡疏肝散合四君子汤加减。

处方:柴胡 10g,炒白芍 15g,佛手 10g,茯苓 15g,党参 15g,炙黄芪 40g,炒薏苡仁 30g,炒白术 15g,陈皮 10g,制半夏 10g,川芎 10g,桂枝 10g,炒麦芽 15g,炒谷芽 15g。连服 7 剂。

煎服法:每剂煎 2 次,慢火煎一小时,取药汁 400ml 分 2 次温服。

二诊: 2009 年 8 月 18 日,乏力稍好转,纳谷转香,舌苔白也有好转,加当归 10g,仍守前方续服 7 剂。煎服法同前。

三诊: 2009 年 8 月 25 日,神疲乏力明显好转,肩膀酸痛,胸闷好转,舌苔转薄白,上方加蒲公英 10g,减黄芪 20g,连服一个月。煎服法同前。

药后饮食如常人,无胸闷等不适,复查血常规、肿瘤标志物,均无异常,其余胸部 CT、腹部 B 超检查皆未见异常。患者至今已术后 5 年余,坚持中药治疗,无任何不适之证,明显提高康复率和生活质量。按临床标准 5 年未复发可谓痊愈。

山广志教授认为乳腺癌术后病人虽然原发病灶已切除,但由于患病的体质未发生改变,只是处于不同临床阶段,病机不同而已,因此,依然潜在着复发的可能,这也是一些病人在术前有的全身症状,术后依然存在的原因。所以,肝失疏泄还是乳腺癌术后的主要病机,病灶切除了,但病机不能切除。肝郁脾虚始终贯穿乳腺癌术前术后之中,只是偏阴偏阳、气虚血虚程度,因经历的手术、化疗或情绪的变化会有影响,当据证随时辨之,用药改变不平衡的体质,是防止复发与转移的关键。

山广志教授喜用柴胡疏肝散合四君子汤疏肝健脾的同时又愿将一贯煎加入应用。一贯煎是滋阴疏肝的名方,运用滋阴柔肝的药物,以获得更好的疏肝解郁功效。以生地黄为主药,滋阴养血;沙参、麦门冬养阴生津,润燥柔肝,当归、枸杞子养血补肝,共助生地为辅药;加少量川楝子,以疏肝理气为佐使。因此,乳腺癌术后表现为肝阴不足的病人,使用本方为主方,可以协调脏腑,增强机体抗肿瘤转移的能力,四君子汤益气健脾之品的合用,会起到事半功倍的作用。

　　山广志教授还认为乳腺癌的复发转移和痰瘀有重要关系,开始主要是由痰所引起,并且痰邪可随气的升降及血的运行转移至其他部位。在局部的转移灶中痰又可裹血互相结滞,造成既有痰湿又有瘀血,痰邪和瘀血往往同时存在,痰瘀是乳腺癌术后复发转移形成的结果,也是肝郁脾虚的产物,此物虽然与肝郁脾虚有关,在临床治疗时,除了疏肝健脾之外,还要时刻重视配合运用化痰软坚、活血祛瘀的药物,如夏枯草、生牡蛎、瓦楞子、浙贝母、王不留行等,周密考虑,才有望使乳腺癌患者术后不易复发。千万不要以为手术把癌病灶切除问题就解决了,其实你的体质并没有改变,所以,很多乳腺癌患者即使做了手术,甚至又做了化疗,还是有很多患者复发,根源是只治疗了局部,没解决整体的问题,促使死灰复燃的因素没有解决,自然会死灰复燃,旧病复发,这个问题应该是每位患者警醒的大问题。在西医学还没有研究出解决这个问题的药物之前,术后一定请中医进行平衡体质的治疗,解决存在不正常的病机,达到阴平阳秘,解除后患之忧。

(整理:董　晶)

四、益气养阴法治疗乳癌化疗白细胞减少症医案

患者,徐某,女,36岁,已婚,2014年5月6日初诊。

主诉:右乳癌术后半年余伴乏力。

现病史:患者2014年3月无意中发现右侧乳腺有一黄豆大小的肿块,当时无发热畏寒,无恶心呕吐,无皮肤红肿,无皮肤破溃,无瘙痒,无腹痛腹泻,无其余不适,遂于宁波市某医院就诊,行乳腺MRI示:右乳腺癌。患者于2014年3月5日在该院全麻下行"右乳癌改良根治术",术后病理示:浸润性小叶癌。术后分别于2014年3月、4月、5月给予3个疗程化疗,化疗后,患者出现精神萎靡,浑身乏力,恶心呕吐,化验白细胞$1.6×10^9$/L,中性粒细胞$0.8×10^9$/L。

刻下症:面色晦暗,浑身乏力,精神萎靡,动则气促,纳差,恶心呕吐,口干,自汗盗汗,小便调,大便干,舌质较暗,舌苔少,脉细数。

病机分析:患者接受多次化疗攻伐,耗伤气阴,气虚则见乏力、动则气促、自汗等症状,阴虚则见盗汗、口干、大便干、舌苔少、脉细等阴液不足之征。

诊断:中医诊断:虚劳,证属气阴两虚。

　　西医诊断:右乳癌术后。

治则:益气养阴,补益脾肾。

治疗与效果:

一诊:拟以六君子汤加减。

处方:生晒参9g,白术15g,茯苓15g,炙甘草6g,陈皮6g,制半夏15g,百合15g,北沙参15g,川麦冬15g,浮小麦30g,糯稻根30g,芡实30g,怀山药30g,鸡血藤30g,当归15g。连服7剂。

煎服法:每剂水煎2次,每次取药汁150ml,2次药汁混合,早晚分服。

二诊:2014年5月13日,患者诉服用上方后,乏力、盗汗情况较前减轻,有轻微恶心,无呕吐,仍面色晦暗,交谈中发现患者精神压力较大,担心不能完成后续化疗。遂于上方中加入香附10g,玫瑰花15g以理气活血。继续予以7剂中药口服。煎服法同上。

患者服用上方后,自感乏力明显减轻,无明显恶心呕吐,5月下旬化验白细胞$4.0×10^9$/L,中性粒细胞$2.6×10^9$/L。遂继续完成第4个疗程化疗,化疗后仍有恶心呕吐、乏力等症状,但较上次明显减轻。患者继续来我院服用中药调理,仍予以辨证施治,根据辨证结果予以益气养阴、补益脾肾、理气活血等治疗,患者顺利完成了计划中的8个疗程化疗。

2015年9月,患者来门诊就诊时,面色较前大为改善,由晦暗转为红润,仍有轻微乏力,纳食情况正常,复查血常规、肝肾功能均正常,继续服中药巩固康复效果。

山广志教授认为,化疗是西医学肿瘤治疗过程中常用的一种治疗手段。但是,化疗是一柄双刃剑,在杀灭肿瘤细胞的同时,对患者本人的损伤也较大,许多患者化疗后因严重的消化道反应、骨髓抑制等不良反应而不得不放弃化疗;化疗有时甚至是"杀敌一千,自损八百",严重损伤患者的免疫功能,而免疫功能的下降,则又会导致肿瘤复发。如何有效地减轻化疗不良反应,是化疗时必须要面临的问题。中医药在减轻化疗毒副反应方面有着一定的优势。

山广志教授认为从中医角度来看,化疗属于一种"毒药",毒药进入人体,必然伤及人体正气,本例从四诊摘要及辨证分析来看,化疗药物进入人体后既耗伤阳气,也耗伤阴液,耗伤阳气则见乏力、动则气促、自汗等气虚症状,损伤阴液则见盗汗、口干、大便干、舌苔少、脉细等阴液不足症状,治疗当以益气养阴为主。换一个角度来看,毒药进入人体,必然伤及人体正气,尤其以损伤先后天之本为主。化疗后临床上常见的毒副反应主要分为两个方面,一方面是损伤先天之本,即损伤肾阴肾阳,常见骨髓造血功能抑制、肾功能损伤、脱发等;另一方面是损伤后天之本,即损伤脾胃功能,常见恶心呕吐、纳差、神疲乏力、肝功能损伤等。因此,补益先后天之本是减轻化疗毒副反应的一个有效途径。

从本病案来看,患者化疗后出现动则气促、纳差、恶心呕吐、浑身乏力等症状,这是化疗药物损伤了脾胃中正气,气虚使气血不能营运于周身,故见全身乏力、精神萎靡等症;出现口干、盗汗、面色晦暗症状,这是化疗损伤了肝肾中精气,出现了舌质较暗、舌苔少、脉细数的阴虚征象。既有后天之本受损的情况,又有先天之本受损的情况。治疗当补益脾肾,固本培元,对于来诊因化疗产生白细胞低下的病人,确切把握住这点很重要。

（整理：刘文奇）

五、八珍汤治疗乳腺癌术后化疗后虚劳病医案

患者,陈某,女性,56 岁,退休职工,2014 年 5 月初诊。

主诉:右乳癌术后 3 月,乏力 2 月。

现病史:患者 2014 年 2 月因无意中发现右乳有一桂圆大小的肿块,遂于宁波市某医院行乳腺钼靶检查示:右乳癌。于该院行"乳腺癌根治术",术后病理示:乳腺浸润性导管癌。术后行 AC 方案化疗 6 个疗程。2014 年 5 月 6 日来我科就诊。

刻下症:全身乏力,颜面苍白,双目无神,气短懒言,胃纳差,不思饮食,小便正常,大便偏稀,舌质淡白,苔白,脉细弱。

病机分析:该患者天癸已绝,肾气不足,气衰血亏,脾气不足,脾虚则气血生化乏源,又经手术、化疗耗损,气血受损,故纳差、便溏、全身乏力、动则气促、颜面苍白、双目无神、气短懒言等症状,舌淡白、苔白、脉细弱亦是气血亏虚之象。该病为中医学"乳岩"范畴,证属气血亏虚证。

诊断:中医诊断:乳岩,证属气血亏虚,痰毒内结。

西医诊断:右乳癌术后。

治则:益气养血,化痰散结。

治疗与效果:拟以八珍汤加减。

处方:党参 30g,茯苓 20g,白术 15g,炙甘草 6g,陈皮 6g,熟地黄 20g,白芍 15g,当归 12g,川芎 10g,炒麦芽 20g,炒谷芽 20g,鸡内金 20g 。

煎服法:上药添水约 600ml,煎煮沸后,文火煮 30 分钟,滤出药汤约 150ml,如此煮 2 次,饭后半小时温服。早晚各服 1 次。

患者服药,1个月后复诊,患者颜面转红,双目有神,胃口佳,复查血常规:白细胞3.9×10⁹/L。治疗至今,患者病情稳定,精神佳,胃纳二便可。后患者坚持服用中药继续治疗,生活质量大大提高,未见复发征象。

八珍汤源自《正体类要》,作为中医古方气血双补的经典方,由当归、川芎、白芍、甘草、熟地黄、人参(现多以党参代替)、白术、茯苓组成。方中人参与熟地黄相配,益气养血,共为君药。白术、茯苓健脾渗湿,助人参益气补脾,当归、白芍养血和营,助熟地滋养心肝,均为臣药。川芎为佐,活血行气,使地、归、芍补而不滞。炙甘草为使,益气和中,调和诸药。山广志教授补养气血重调脾胃,在原方的基础上加用健脾消食的麦芽、谷芽、鸡内金,以促脾胃健运,使气血化生有源,则一身气血得复。

乳腺癌是威胁女性健康的一大杀手,目前治疗乳腺癌手段有手术治疗、放疗、化疗、中医治疗、内分泌治疗、靶向治疗六大方法。然而,手术、化疗伤人气血,正气不足导致全身乏力,颜面苍白,双目无神,气短懒言,纳呆,寐不安等气血虚弱症状。因此,山广志教授治疗此类疾病时,注重补消兼施,体现在八珍汤基础上加用消食导滞药,如山楂、谷麦芽、鸡内金、六曲等,使补而不滞,或用疏肝理气之轻剂,如佛手、玫瑰花、香橼皮等,少用破气破血之品,使气行而血生,又不耗伤气血。所谓"正气存内,邪不可干",在术后及放化疗后,对正气的养护是预防乳腺癌术后复发转移的关键。

(整理:蒋淳琪)

六、柔肝养心法治疗乳腺癌术后不寐医案

患者,朱某,女,62岁,已婚,退休职工,2005年6月6日初诊。

主诉:右乳癌术后1年余,夜寐差半年余。

现病史:患者于2004年6月,无明显诱因右乳房触及一肿块,约1cm×2cm,质硬,移动度差,边界尚清,与皮肤无粘连,皮肤局部无橘皮样改变,无溢乳,无乳头凹陷,去某院检查B超:考虑乳房实质性占位,遂在该院于2004年6月17日行右乳癌根治术。术后病理:浸润性导管癌,ER(+),PR(+)。术后行化疗6个疗程,化疗期间出现骨髓抑制,经升白细胞治疗后好转。并于2004年11月23日在该院行放疗1个疗程(具体剂量不详),局部放射野皮肤反应轻,无明显食管炎等反应,后予阿那曲唑片内分泌治疗。放化疗以来,患者一直入睡困难,入睡后易被惊醒,并早早起床,难入寐严重时,常彻夜难眠,到处吃中药调理均无明显效果,脾气越来越急,易发火,纳便调。于2005年6月6

日来我院就诊。

刻下症:失眠,入睡困难,易醒,伴口苦口干,脾气急,易发火,纳便调。舌淡红,苔薄黄,脉弦细。

病机分析:女性的乳房为肝经所属,故乳腺疾病的发病与情志密切相关,肝失疏泄,气郁化火,故出现脾气急、易发火、口苦口干等症状。术后气血亏虚,加放化疗之攻伐,使气血及气阴严重耗伤,脾虚运化失常,气血无以化生,心无所养,故出现失眠不寐的症状。舌淡红,苔薄黄,脉弦细,为肝郁脾虚、阴虚内热之象。

诊断:中医诊断:乳岩,证属肝郁脾虚,阴虚内热。

西医诊断:右乳癌术后。

治则:疏肝健脾,滋阴清热。

治疗与效果:

一诊:拟以丹栀逍遥散合归脾汤加减。

处方:牡丹皮9g,栀子9g,柴胡12g,当归9g,白芍15g,茯苓15g,白术15g,炒鸡内金20g,炒麦芽20g,连翘9g,佛手20g,远志15g,酸枣仁30g,制何首乌20g,五味子12g,珍珠母20g,麦冬20g,合欢皮20g,蒲公英20g。连服28剂。

煎服法:以水1 000ml,先包煎珍珠母15分钟,再纳入诸药武火煮沸,改为文火煎煮30分钟,去渣,取药汤200ml,如此煎煮2次,饭后温服。

二诊:2005年7月4日,口干口苦好转,入寐亦好转,但易早醒,睡眠不够长,原方加莲子15g、夏枯草20g、煅龙骨20g、穿山甲5g,再进28剂。

煎服法:以水1 000ml,先入龙骨、穿山甲煎煮30分钟,包煎珍珠母15分钟,再纳入诸药武火煮沸,改为文火煎煮30分钟,去渣,取药汤200ml,如此煎煮2次,饭后温服。

以后每2周于门诊规律随诊,口服中药疗效较好,无明显不适,最后一次复诊于2010年11月9日,全身体检复查,病情稳定,未见复发、转移。

乳腺癌是严重影响女性健康的一类恶性肿瘤,近年来患病率有逐年上升趋势。中医对乳岩早有记载,陈实功《外科正宗》对此病记载比较详细,他认为"忧郁伤肝,思虑伤脾,积虑在心,所愿不得者,致经络痞涩聚结成核"是本病的要点。

山广志教授根据"虚则补之""损则益之"的原则,认为此乳腺癌患者需从健脾养肝补心肾入手。患者经手术及放化疗后正气亏虚,同时又有气机郁结化热之象,方以丹栀逍遥散疏肝解郁,调畅少阳气机,加鸡内金、麦芽以健脾和胃,顾护脾胃,加强脾胃的运化功能,使气血得以生化;加佛手疏肝理气、健脾和胃;归脾汤具有补心益脾、养血安神的作用,在此处用于气血亏虚、心脾两虚的失眠最为适用,酌加合欢皮、珍珠母安神助眠,麦冬、五味子养阴固涩,使耗散之正气得以收之敛之。山广志教授在治疗乳腺癌时善用连翘,取其"善理肝气,既能疏肝气之郁,又能平肝气之盛"的功效,与乳腺癌的发病机制相一致。

山广志教授临诊时,组方严谨,讲究配伍,强调理法方药必须遵循:法随证立,方从法出。在遣方用药上,主张性味平和、药源丰富、常见之药。而方剂的运用又要灵活变通,以符合辨证的要求和病情的需要。本病案,病人来就诊时以失眠为其最痛苦的病症,所以先要减轻其失眠的症状,故以远志、酸枣仁、合欢皮、煅龙骨、珍珠母大量安神之品,急者治其标也,而后予蒲公英、夏枯草、穿山甲清热解毒、标本兼治,以防止复发与转移。虽然夏枯草、蒲公英为常见的清热解毒之药,但究其性味,不难看出,此两味确实是治疗乳腺癌的首重之选,蒲公英,能入阳明胃、厥阴肝二经,清热解毒而不伤胃气;夏枯草长于清肝、解毒、散结,既能"清痰火,散郁结",又能"舒畅气机",同时夏枯草禀纯阳之气,补厥阴血脉,故治此如神,以阳治阴也。这就是山广志教授用药巧妙处。

（整理：张婷素）

七、柴胡疏肝散治疗三阴性乳腺癌医案

患者,张某,女,40岁,已婚,职员,2011年8月15日初诊。

主诉:乳癌术后半年余,乏力1周。

现病史:2011年1月患者无意中触及右乳一大小约花生米大小肿块,质韧,不易移动,无触痛,无溢乳溢液,无橘皮样改变,去宁波市某医院检查B超示:右乳右上限可见1.5cm×2cm×1.8cm大小肿块,边界欠清,乳腺癌可能。遂于同月16日在该院全麻下行"区域性乳腺切除术",术后病理示:浸润性导管癌(以导管内癌成分为主),中分化,ER(-),PR(-),Her-2(-),Ki-67:75%。患者术后恢复尚可,辅助化疗8个疗程,具体方案剂量不详,予放疗1个疗程,共30天(具体剂量不详),有恶心呕吐、脱发等副反应,对症治疗后好转。1周前乏力明显,经病友介绍来我院行中医药治疗。

刻下症:两胁下与乳房常感胀痛,体倦易疲劳,面部常见潮红,烦躁不安,情绪不稳定,容易发火,夜寐欠宁,多梦。舌苔淡白,脉弦细。

病机分析:乳房为足阳明胃经所司,乳头系足厥阴肝经所属,乳房疾病多与肝胃密切相关,肝主疏泄,条达气机,通利血脉,脾胃为气血化生之源,升清

降浊。情志内伤或外感邪气,致肝失疏泄,气滞气结而为肿块,致脾胃功能失调,可致痰浊之邪内生,痰浊循经流注结于乳中,与癌毒互结,阻滞脉络、气机,致两肋下与乳房常感胀痛;体倦易疲劳,脾胃功能失常,气血生化无源,心神失养,致烦躁不安,情绪不稳定,夜寐欠宁,多梦。

诊断:中医诊断:乳岩,证属肝郁脾虚,痰毒内结。

西医诊断:乳腺癌术后。

治则:疏肝解郁,化痰散结。

治疗与效果:

一诊:拟柴胡疏肝散加减。

处方:柴胡 12g,白芍 15g,川芎 12g,炒枳壳 12g,郁金 12g,黄芪 30g,酸枣仁 30g,三棱 15g,莪术 15g,制半夏 12g,太子参 15g,生牡蛎 20g,炙甘草 10g,当归 15g。14 帖。

煎服法:添水 600ml,浸泡 30~60 分钟,煮沸后,文火煮 30 分钟,滤出药液150~200ml,如此煎 2 次,饭后半小时温服,早晚各服 1 次。

二诊:2011 年 8 月 29 日,患者自诉服用此方半月后,乏力逐渐好转,夜寐较前好转,可以入睡,脉象较前充实,上方去黄芪、太子参、酸枣仁,加山慈菇15g、龙葵 15g、夏枯草 15g,继续服用半个月。煎服法同前。

三诊:2011 年 9 月 12 日,患者诉乏力明显好转,体力逐渐恢复,胸胁胀痛减轻,夜寐可,纳食可,大小便无异常,患者长期服用此方,随症加减,5 年内未见复发转移,疗效可靠。

在女性患者中,乳腺癌已成为最常见的恶性肿瘤之一,发病率高居女性肿瘤之首,尤其三阴性乳腺癌,病情凶险,复发率高,三阴乳腺癌是预后较差的恶性肿瘤之一,严重威胁着广大患者的生命。

针对三阴乳腺癌的免疫组化特点及其难治性,山广志教授运用中医理论,发挥中医多靶点治疗这一优势,对辅助化疗后的此类患者进行辨证论治,山广志教授认为这类乳腺癌的病机为肝郁气滞、痰瘀交阻、邪毒内蕴。治疗以疏肝理气、化痰解毒、散结消痰为原则,并认为乳腺癌与情绪变化有关,因此在治疗的过程中非常注重对患者情绪的疏导,嘱咐患者多参加公共活动,多与外界交流,工作中要调节压力,做到劳逸结合。所以山师在遇到这类病时,除正常诊治外,还常花些时间和患者交流,以疏导病人心中的忧郁与惊恐,山师常说,花这些时间是值得的,疏导了病人的心绪,比吃几付药都有作用。针对某些需要心理疏导的病人,山师都会耐心进行,还嘱咐我们,不要轻视与病人有针对性的语言治疗,往往会收到想不到的效果,也为用药治疗打下基础,这是中医治病的特点之一,也是山师治病的一个特色。在该方的治疗中,运用柴胡、郁金、白芍疏肝理气为君药;以山慈菇、龙葵清热解毒、软坚散结为臣药;莪术、三棱化瘀消结,制半夏、夏枯草消痞散结,化凝滞痰浊,当归活血补血消瘀为佐药;甘草为使药,益气补中调和诸药。此法此方,经多年的临床观察,对三阴乳腺癌的治疗针对性强,疗效肯定,具有良好的效果。

(整理:凌仕良)

八、青蒿鳖甲汤治疗乳腺癌化疗副反应医案

患者,刘某,女,44岁,已婚,某商场店长,2011年2月10日初诊。

主诉:乳癌术后3月,潮热盗汗1周。

现病史:2010年10月患者无意中触及左乳有一个鹌鹑蛋大小肿块,活动度差,质韧,无压痛,无皮肤破溃,皮肤无橘皮样改变,乳头无溢血溢液,赴某医院检查B超提示:左乳房占位,考虑恶性可能。遂于10月25日在该院全麻下行"左乳癌改良根治术",术后病理示:浸润性导管癌,ER(+),PR(++),Her-2(+)。病人术后恢复可,辅助化疗4个疗程,具体方案剂量不详,副反应剧烈,有恶心呕吐、脱发等症状,诉发病前月经基本正常,化疗后月经量逐渐明显减少,现已停经。1周前无明显诱因出现发热,午后及夜间明显,体温约在38℃,最高达到38.8℃,影响患者的化疗进程,现要求进行中医综合治疗。

刻下症:胸胁胀,偶感胸痛,体倦易疲,时有潮热,夜间盗汗,夜寐欠佳,难以入睡,偶有烦躁。大便秘结,舌淡红苔少,脉弦细。

病机分析:本患痰毒瘀日久化火,火热侵犯机体,久之必会耗伤气阴,导致阴液亏乏,津液不足,津血同源,致经水不充而停经,加之放疗的射线属性是热性,作用于这种体质上,如同火上加油,必见机体火燎煎熬,出现一派气虚阴亏之状,临床呈现时有潮热,夜间盗汗,热扰心神而致夜寐欠佳,难以入睡,热郁伤肝化火扰神,故而烦躁,津亏肠燥故而大便秘结等一系列严重症状出现。

诊断:中医诊断:乳岩,证属热毒稽留,气阴两伤。

　　　　西医诊断:乳腺癌术后。

治则:透达热邪兼益气养阴。

治疗与效果:

一诊:拟青蒿鳖甲汤加味。

处方:青蒿15g,醋鳖甲24g,生地黄15g,知母15g,牡丹皮12g,柴胡12g,

女贞子 25g，黄柏 15g，生牡蛎 30g，半枝莲 20g，蒲公英 15g，太子参 15g，酸枣仁 20g，生甘草 6g。7 剂。

煎服法：添水 600ml，浸泡 30~60 分钟，煮沸后，文火煮 30 分钟，滤出药液 150~200ml，如此煎 2 次，饭后半小时温服，早晚各服 1 次。

二诊：2011 年 2 月 17 日，诸症均好转，体温正常，偶有潮热汗出，纳眠可，二便调，舌暗红，苔薄白，脉细，要求继续巩固治疗。上方去柴胡、黄柏、知母、太子参、酸枣仁，加党参 20g、生黄芪 30g、当归 15g。煎服法同前。

三诊：2011 年 3 月 18 日，患者自诉诸症基本消失，精神佳，复查肝肾功能及血常规均在正常范围，上方加五味子 12g，此次化疗期间患者未出现发热。患者在中药的顾护与调理中，减轻了化疗的副反应，目前已顺利完成 8 个疗程化疗，身体状况佳。

化疗是西医常见的治疗方法之一，而且很多病人乳腺癌手术后，手术医生吩咐患者必须做几次化疗，病人只能顺从其安排，所以，让患者身体如何能承受化疗的疗程，也是中医与时俱进的一个治疗课题，本案正体现了这一点。

山广志教授根据多年对化疗药导致人体各种副作用的观察，从中医四气五味，阴阳寒热等八纲理论研究，认为化疗药应属于外来之"阳邪""药毒"，化疗实则属于中医"以毒攻毒"的治疗方法，在使用化疗药物治疗恶性肿瘤的同时，体内也形成了热毒内蕴的证候，毒热之邪可直伤骨髓精气，致髓亏肾虚精耗，该患者进行了 4 个疗程的化疗之后，表现出一派阴虚内热之证，就是因为化疗的热毒损伤了人体的阴液，导致津液亏虚，病情进展出现了内热经停之症。

青蒿鳖甲汤出自清代温病学家吴鞠通所著《温病条辨》一书，治温病后期邪热深入下焦，夜热早凉，热退无汗之证，养阴之力较强，且能透达伏阴之热邪外出。明代张介宾在《景岳全书》论寒热往来证治中论述道："昼则静而夜则热者，此阳邪陷入阴中，阴不足也。"

山广志教授认为本案化疗药物之热是邪稽留阴分，故而发热、乏力、口干，阴虚火旺，五心烦热；水不涵木，肝阳上亢，故而出现失眠多梦、口苦；气阴两虚，清空失养，故而头晕耳鸣。概而言之，此案病机是热邪稽留，气阴两伤，应用青蒿鳖甲汤加味透达邪热，并补益受损之气阴，收效甚佳，关键有个"透"字的功能。二诊时患者发热症状已明显缓解，经化疗后以正虚为主，故方中去柴胡、黄柏、知母等性属寒凉者，加党参、黄芪、当归等温补扶助正气之品，以期能扶助正气，提高自身体质，按时完成下次化疗。三诊是为预防化疗期间再次发热,故而在初诊有效处方基础上加五味子治疗,五味子味酸收敛,可以酸甘化阴,西医学证实其还具有保肝护肝功能。山广志教授认为青蒿鳖甲汤既能滋肾阴又能透达虚热,与乳腺癌类绝经期综合征"阴虚内热"的中医病机颇为吻合,在临床应用过程中也取得了较好的疗效,供同道参考。

(整理:凌仕良)

九、"和法"治乳腺癌术后肺、骨转移医案

患者,俞某,女,70岁,已婚,退休工人,2006年7月17日初诊。

主诉:左乳癌术后6年余,咳嗽伴右下肢疼痛1月余。

现病史:患者于2001年4月,无意间发现左乳有一2cm×2cm×2cm肿块,质硬,边界欠清,活动度差,无触痛,表皮无红肿破溃,无橘皮样改变,乳头无凹陷。去宁波市某医院查乳腺钼靶X片示:左乳2cm×2cm×2cm块状阴影(考虑癌)。遂于2001年5月8日在该院全麻下行"左乳癌改良根治术",术后病理:浸润性导管癌,中-低分化,ER(-),PR(-),Her-2(+)。术后予行CMF方案化疗12个疗程(具体不详)。2006年4月无明显诱因出现咳嗽咳痰,痰少质稠,无胸闷气促,查CT示:双肺结节影,考虑转移灶。遂行化疗3次,化疗后咳嗽稍好转,毒副反应轻。2006年6月出现右下肢持续性疼痛,查骨扫描示:锁骨、右胫骨下段放射性异常浓聚,考虑转移。予帕米膦酸二钠针修复骨质治疗。现仍有咳嗽,右下肢疼痛。故要求出院转用中医药治疗,于2006年7月17日来我院就诊。

刻下症:乏力,咳嗽,痰少呈泡沫状,呈阵发性,纳一般,右下肢疼痛,大便溏,舌黯,苔白,脉弦细。

病机分析:患者经手术及化疗的攻伐,气血已亏虚,病程日久,阴损及阳,阴阳失衡,正气不断亏虚,正不抑邪,癌毒易乘虚而余薪复燃,四行走窜,"最虚之处,便是客邪之地",留滞于肺,肺失宣降,则出现咳嗽;留滞于骨,不通则痛,故出现右下肢疼痛。乏力、便溏,但舌黯、苔白、脉弦细,本虚标实无疑。

诊断:中医诊断:乳岩,证属阴阳两虚,痰瘀互结型。

西医诊断:左乳癌术后肺、骨转移。

治则:滋阴温阳,化痰散瘀,通络止痛。

治疗与效果:拟以阳和汤加减。

处方:熟地黄25g,鹿角胶9g,肉桂3g,炙麻黄6g,白芥子9g,炮姜5g,穿山甲粉3g(冲服),补骨脂20g,茯苓15g,白术12g,陈皮9g,炒麦芽15g,浙贝母

20g,蒲公英20g。

煎服法:鹿角胶和穿山甲粉先拿出,余药以水1 000ml用武火煮沸后,改为文火煮30分钟,去渣取药汁400ml,鹿角胶烊化入药,分2次饭后温服,穿山甲粉每次冲服1.5g。

患者上方随症加减治疗半年后,右下肢疼痛基本消失,咳嗽也明显减轻,只是偶遇寒邪咳嗽发作而已,纳便调。复查胸部CT示:双肺结节影,考虑转移灶,病灶大小较前相仿。骨扫描显示原放射异常浓聚影较前变淡,未发现新的病灶。后患者坚持服用中药5年,生活自理。

本案患者乳腺癌术后出现肺、骨转移,山广志教授认为正气虚衰,冲任失调(气血、阴阳亏虚)是乳腺癌复发转移的前提条件,气血亏虚日久,阴损及阳,阴阳失衡,虚者更虚,癌毒易乘虚而余薪复燃,所以治疗应重在扶助正气,正所谓"养正积自除"。

根据患者的临床症状,以阳虚为主,故先选方以阳和汤为主,旨在温阳补血,散寒通滞。方中以熟地为君,重在温补阴血,益精填髓,因"肾主骨生髓";配以血肉有情之鹿角胶,补肾助阳,益精养血,两者合用,温补肾阳。正所谓善补阳者,当以阴中求阳,则阳得阴助而生化无穷,阳气生化的物质基础充足,则温阳之功可速达。肉桂、炮姜均入血分而温经散寒,温通血脉;补骨脂辛、苦、温,温肾助阳,纳气,止泻;麻黄辛、温,能散寒凝,开腠理,同时宣肺平喘,通达十二经;白芥子辛温宣通,温化寒痰,通络散结;穿山甲能通经络、活血、消痈肿,性散走窜,能直达病所。方中加茯苓、白术、陈皮、麦芽以健脾和胃,顾护后天之本;浙贝母、蒲公英清热解毒,化痰散结。全方相互配伍,扶正与祛邪兼顾,补而不滞,温散而不伤正,温清并用,阴阳调和,益肾填精以固先天之本,健脾和胃以调后天之本,使整个机体达到一个平衡的状态。

此病案充分体现了山广志教授中医辨证论治"和法"的巧妙使用。"和法"是中医治法中的八法之一,通过调和阴阳、调和寒热、调和脾肾、补泻兼施等法,使表里、营卫、阴阳、脏腑间的失调不和,重归于和谐协调、阴平阳秘,因而是所有治法之所归,是八法的总则,最能体现中医的辨证论治特色。

(整理:张婷素)

十、普济消毒饮加减治疗乳腺癌医案

患者,高某,女,48岁,已婚,2011年3月9日初诊。

主诉:右乳肿痛、溢液10月余。

现病史:10 月前患者无意中触及右侧乳腺一约黄豆大小肿块,质硬,活动度差,局部皮肤可见橘皮样改变,乳头溢液,无皮肤破溃,就诊于宁波市某医院,行局部肿块穿刺活检,活检病理示:右乳浸润性导管癌。免疫组化:雌激素受体 ER(+),孕激素受体 PR(++),上皮生长因子受体 Her-2(++)。因患者既往有自身免疫性疾病(桥本甲状腺炎 11 年、强直性脊柱炎 8 年),长期口服左甲状腺素钠、泼尼松治疗,且 5 年前继发糖尿病,不适宜行手术及放化疗,故寻求中医药治疗,求治于我科门诊。

刻下症:右乳焮赤肿痛不堪抚摸,乳头脓性溢液,精神可,形丰、面赤、口干苦、鼻干唇燥、双目干涩,脘胀,纳呆反酸,间断牙龈肿痛,后背疼痛,夜寐欠安,大便干结,小便调,舌红、苔白少津,脉弦滑。

病机分析:因妇女乳头属肝,乳房属胃,脾胃互为表里,忧思郁怒则肝脾两伤,肝失疏泄,气郁化火,以致痰热搏结,经络痞塞,阻滞日久,结滞乳中或气机郁久化火成毒,致热毒壅盛,瘀毒内结,右乳焮赤肿痛不堪抚摸,乳头脓性溢液,同时会产生面赤,口干苦、鼻干唇燥,双目干涩,脘胀,纳呆反酸,间断牙龈肿痛,后背疼痛,夜寐欠安,大便干结等相应的病症反应。舌脉均为病机的佐证。

诊断:中医诊断:乳岩,证属气滞血瘀,痰凝毒聚。

西医诊断:①右乳癌;②桥本甲状腺炎;③强直性脊柱炎;④2 型糖尿病。

治则:以疏透邪热、解毒清热、祛瘀散结之法。

治疗与效果:

一诊:拟普济消毒饮加减。

处方:牛蒡子、火麻仁、木香、生牡蛎各 30g,桔梗 20g,黄芩、板蓝根、金银花、连翘、玄参、浙贝母各 15g,黄连、炙甘草、马勃、土贝母各 10g,丁香 3g,全蝎 6g。7 剂。

煎服法:添水 600ml,浸泡 30~60 分钟,煮沸后,文火煮 30 分钟,滤出药液 150~200ml,如此煎 2 次,饭后半小时温服,早晚各服 1 次。

二诊:2011 年 3 月 16 日,右乳红肿疼痛稍减,乳头或流清水,全身症减;又见遇冷流涕,咳少量白痰,时晨起呕恶,反酸,鼻衄,耳鸣,耳周干燥起裂,耳流黄水,舌偏红、苔黄微腻,脉滑数微紧。中药调整如下。

处方:牛蒡子、枳壳、煅瓦楞子、火麻仁、木香各 30g,黄芩、金银花、连翘、玄参、浙贝母各 15g,黄连、桔梗、独活、荆芥、防风、柴胡、前胡各 10g,龙胆草、全蝎各 6g,丁香 3g。14 剂。煎服法同上。

三诊:2011 年 3 月 30 日,右乳红肿消失、但隐痛,乳头少量溢液,口干,鼻腔肿痛,偶鼻衄,反酸,下肢水肿,夜寐欠安,大便可,尿频、尿急,舌淡红、苔薄黄稍腻,脉细微弦。中药调整如下。

处方:牛蒡子、枳壳、苍术、熟地黄各 30g,连翘、浙贝母、金银化、生薏苡仁、麦冬、生石膏各 20g,黄连、桔梗、木香、荆芥、柴胡、黄柏、夏枯草、怀牛膝、知母各 10g,全蝎 6g。14 剂。煎服法同上。

四诊:2011 年 4 月 13 日,仅偶感右乳隐痛,耳鸣,偶尔流黄水,纳少便溏,舌淡红、苔薄白微腻,脉细数微紧。以三诊中药减黄柏、夏枯草、牛膝、知母,加防风、前胡、黄芩、羌活各 10g。7 剂。煎服法同上。经治后,患者症状基本消失,再守一诊方药治疗 2 个月。

此后定期随诊,阶段性辨证治疗至 2012 年 3 月,复查肿瘤指标,CA153:10.9IU/ml、CEA:0.77ng/ml,均降至正常。乳腺钼靶复查示:右乳腺外上肿物,右乳腺体局限性结构不良,右乳头显示不清、局部皮肤增厚,左乳未见明显肿物,提示病灶较前稍有缩小,病灶稳定。上腹部彩超示:未见明显异常。生活质量正常,未见新发转移灶。

山广志教授认为,该患者素有多种疾患,长期应用激素耗伤阴津,温热毒邪乘虚而入,形成毒热蕴结证。故治疗以疏透邪热、解毒清热、祛瘀散结为法,方用普济消毒饮加减。该方出自《东垣试效方》,原为治疗大头瘟而设,患者病位不独在头面,故减薄荷、僵蚕、升麻、柴胡以防升发太过;加浙贝母、土贝母清热解毒散结,全蝎攻毒散结,生牡蛎软坚散结,金银花疏散邪热、清热解毒,丁香、木香调中降逆,火麻仁润肠通便。二诊时患者热毒症状大减,见流涕、脉数微紧表证征象,故减清热解毒、消肿散结之品,加荆芥、防风、独活开腠理、散风寒,枳壳、柴胡、前胡与桔梗共奏升清降浊、理气化痰之功,使外邪表解,邪有出路,内寓荆防败毒散"逆流挽舟"之意;针对耳鸣、耳流黄水等肝胆热盛之象,少加龙胆草以清肝胆经之热。三诊时患者表证及耳部症状消失,出现口干、脉细微弦之温毒伤阴及尿频、尿急、舌苔薄黄稍腻之湿热下注表现,辨为伏毒热邪内蕴、肺胃阴津耗伤兼有湿热下注,治以清热育阴、利湿,解毒散结。方减黄芩、龙胆草,加玉女煎、四妙丸合夏枯草。四诊患者虽病势大减,但见肝胆经郁热不尽,结合其具体病情调整熟地黄、金银花、石膏用量,加防风、前胡、黄芩、羌活以和解少阳、解毒清热为主。然肿瘤的形成非一日一月,其治疗也应渐消缓散,故嘱其定期随诊,交替守用一诊、四诊方。

山广志教授指出：治疗乳岩必参合经络循行与病灶关系，再结合六经辨证，据其邪之所盛衰，视其个人体质所偏差，随经随因治之；还应注意正邪势力对比，以温毒内盛为主时治以清热解毒、祛瘀散结；出现真阴耗损时，应适时辅以顾护真阴，以防真阴耗伤，进一步影响真阳的存在。山广志教授对本案采用中西医结合辨病辨证分期治疗，灵活运用普济消毒饮加减化裁辨治乳腺癌，为失去手术和放化疗机会的乳腺癌患者的治疗提供了新的借鉴思路。

（整理：施　航）

十一、补气散瘀法治疗乳腺癌术后腰背部疼痛医案

患者，洪某，女，45 岁，已婚，退休工人，2012 年 4 月 16 日初诊。

主诉：左乳癌术后 1 年，腰背部疼痛 1 月。

现病史：患者于 2011 年 4 月无意中发现左乳外上方直径约 2cm 肿块，质硬，无触痛，活动度差，与周围皮肤无粘连。去宁波市某医院查 B 超示：左乳癌。遂在该院行左乳切除术。术后病理：浸润性导管癌，N5/8。术后行放疗及化疗 EC-T 方案（表柔比星、环磷酰胺、紫杉醇）各 4 个疗程，因毒副反应大未再行化疗。1 月前出现腰背部疼痛，查 ECT 示：第 1、2 腰椎放射性浓聚，提示骨转移。故再行腰椎放疗及"唑来膦酸"抗骨代谢治疗。治疗后全身乏力，白细胞 $1.3×10^9$/L，胃纳差，胸闷气促，无恶心呕吐，来我科要求行中医治疗。

刻下症：时有行动乏力，背部酸胀，偶有头晕，便溏，小便清，脉细涩，舌淡紫，苔薄。

病机分析：患者素体瘦弱，平时郁郁寡欢，肝气郁结已久，气结成癌，虽经手术及放化疗，但整体病机仍未除，余毒未清。肝失疏泄不但可以产生痰湿，还可产生瘀血。痰邪和瘀血结合即形成痰瘀。痰瘀互结流窜于骨，故再发骨转移灶。手术后再行放化疗，复伤胃气，饮食减少，生化无源，故全身乏力，胸闷为肝气不疏，头晕乃清气不升之象，腰酸，舌淡紫，皆是气血双亏，痰瘀互结之象。

诊断：中医诊断：乳岩，证属气血双亏，痰瘀互结。

　　　　西医诊断：右乳癌术后。

治则：补益气血，化痰散瘀。

治疗与效果：

一诊：拟逍遥散合四物汤加减。

处方:柴胡 10g,炒白芍 15g,佛手 10g,茯苓 15g,党参 15g,炙黄芪 40g,川芎 10g,当归 15g,熟地黄 15g,制半夏 15g,桃仁 10g,丹参 15g,制狗脊 20g,怀牛膝 20g,补骨脂 15g,炒麦芽 15g,炒谷芽 15g。连服 7 剂。

煎服法:每剂煎 2 次,慢火煎 1 小时,取药汁 400ml 分 2 次温服。

二诊:2012 年 4 月 23 日,乏力腰酸痛减轻,胃纳改善,舌脉同前,续服 7 剂。煎服法同前。

三诊:2012 年 4 月 30 日,乏力腰酸痛进一步减轻,舌脉均有改善,胸闷好转。连服 1 个月。煎服法同前。

药后虽仍时有腰酸胀痛,但行动无碍,饮食如常,无恶心呕吐,复查血常规、肿瘤标志物均正常。半年 1 次复查胸部 CT、腹部 B 超皆未见复发转移迹象,ECT 示骨转移灶也未进一步发展,患者少食多餐,适量运动,一直坚持中药调理,生活质量良好。

本案患者年轻,肿瘤更易转移,在中医辨证上更多显示痰瘀互结之象。因多次经受放化疗,机体正气虚损严重。用药方面在切合肝郁脾虚主要病机的基础上,加用了活血化瘀药物。

关于山广志教授对乳腺癌病机的认识,之前病案中已多有阐述,此案亦为其中一例,逍遥散合四物汤是山广志教授临证中常用的组合方剂。

山广志教授认为乳癌术后防治复发与转移,重中之重是调畅情志、保持乐观,此为预防的首位。调查发现,乳癌患者有一个常见的"通病",即情绪不好。因长期面对家庭、工作的矛盾与压力等原因,导致精神抑郁、心情烦躁、紧张、悲痛等。发病后如不能调畅、改善自己的情绪,并因疾病加重而产生负面情绪,这种忧思郁怒、情志内伤加速了癌症恶化,导致复发和转移,即使完成了标准治疗,或正在治疗中就出现复发与转移,这种悲剧山广志教授见过太多了。其改善的方法包括:树立正确对待疾病的观念;保持正常的心理状态和乐观的情绪;对新生活要充满期待;积极参加力所能及的社会活动。作为肿瘤的专业医生不可轻视这种心理治疗的效果。正如《内经》所言:"恬惔虚无,真气从之,精神内守,病安从来。"

山广志教授认为乳腺癌术后、化放疗后还要注重饮食结构,患者忌食醇酒以及辛温、煎炒、油腻、荤腥厚味、热性、陈腐、发霉、糖、脂肪、内脏等助火生痰有碍机体的食物,要均衡合理膳食,特别要多吃一些对疾病治疗有益的蔬菜、水果。烹调时多用蒸、煮、炖,尽量少吃油炸食物。同时生活要有规律,年轻患者要节制性生活。另外还要适量运动,配合养精、练气、调神,注重意守、调息、身心共修,以达形神统一协调。对此山广志教授在《治癌备要》一书中有专篇论述。

(整理:董 晶)

十二、逍遥散治疗乳癌术后肺转移医案

患者,徐某,女性,63 岁,退休,2016 年 8 月 11 日初诊。

主诉:左乳癌术后9月余,左肺转移术后17天。

现病史:患者 2015 年 10 月无意中扪及左乳肿块,约鹌鹑蛋大小,质硬,无压痛,无皮肤橘皮样改变,无乳头内陷及溢液,至宁波市某医院查乳腺 B 超示:双乳小叶增生伴左乳低回声,BI-RADS 分类:ⅣC 级。排除手术禁忌后,于 2015 年 11 月 4 日在该院全麻下行"左乳癌改良根治术",术后病理示:左乳浸润性导管癌,切缘阴性,未见淋巴结转移;免疫组化:ER(+),PR(-),Her-2(BC1+)。术后行放疗 1 疗程(具体剂量不详)。此后一直口服阿那曲唑内分泌治疗至今,未行化疗。2016 年 7 月 20 日复查胸部 CT 示:左乳癌术后改变,左肺数个结节,类结节灶;右肺数个微小结节。于 2016 年 7 月 25 日胸腔镜下行"左肺下叶切除+淋巴结清扫术",术后病理:左肺下叶外周腺癌,结合免疫组化及 HE 形态符合乳腺浸润性导管癌转移。为求进一步中医治疗至我科门诊就诊。

刻下症:全身乏力,两胁隐痛不适,纳差,口干口苦,形体消瘦,夜寐欠安,二便尚调,舌质淡,苔薄白,脉弦细。

病机分析:乳房乃足厥阴肝经循行之处。患者平素情志不畅,肝气郁结,气机不畅,进而导致气滞血瘀;肝气横逆犯脾,致脾虚失运,痰湿内生。瘀血与痰湿互结,结于乳腺,发为肿瘤。术后气血亏虚,故见乏力。术后癌毒未清,流窜至肺,发为肺转移。患者虽经 2 次手术,但肝郁脾虚的病机未变,因而有两胁隐痛不适,纳差,口干口苦等不适症状。舌质淡,苔薄白,脉弦细。四诊合参,本病病位在肝、脾,病性为本虚标实,辨为乳岩之肝郁脾虚证。

诊断:中医诊断:乳岩,证属肝郁脾虚。

西医诊断:左乳癌术后肺转移。

治则:疏肝解郁,养血健脾。

治疗与效果:

一诊:拟逍遥散加减。

处方:柴胡 10g,当归 15g,茯苓 20g,白术 20g,白芍 15g,炙甘草 6g,薄荷

5g,大枣 10 枚,生姜 3 片,酸枣仁 20g,怀山药 15g,香附 15g,川楝子 6g,延胡索 15g。14 剂。

煎服法:上药添水约 1 000ml,煎煮沸后,文火煮 30~35 分钟,滤出药汁大约 250ml,如此煮 2 次,饭后半小时温服。早晚各服 1 次。

二诊:2016 年 8 月 25 日,服药 2 周后,两胁隐痛显著减轻,乏力纳差稍缓解,夜寐转安,仍口干口苦,前方去香附、川楝子、延胡索,加黄芩 10g、党参 15g、制半夏 9g、炒神曲 10g、炒山楂 15g、炒麦芽 20g。再进 14 剂,煎服法如前。

三诊:2016 年 9 月 8 日,服药 2 周后,口干口苦显著减轻,纳谷转香,乏力明显缓解,无明显两胁隐痛。效不更方,守方巩固治疗。再进 14 剂,煎服法如前。

四诊:2016 年 9 月 22 日,患者除偶有乏力外,其他无明显身体不适,此后基本按上方随症略有加减,病情一直稳定。

2017 年 8 月复查胸部 CT 示:右下肺多发结节,考虑转移。考虑到患者身体状况较差,且有慢性丙肝、慢性胃炎、心律不齐、支气管扩张等病史,山广志教授不建议患者行手术及化疗,宜继续以中医药治疗为主结合免疫综合疗法。但是患者为追求完美,至外院行右下肺切除术,术后出现胸闷气急,复查 CT 提示气胸,外院对症处理后,气胸好转,但胸闷气急一直未缓解,诊断为急性心力衰竭,呼吸衰竭。最后,术后 1 月时患者死于心力衰竭和呼吸衰竭。

《丹溪心法》云:"忧郁伤肝,思虑伤脾,积想在心,所愿不得志者,致经络痞涩,聚结成核……名曰乳岩。"此为乳腺癌的重要病因。

山广志教授认为,本病之基本病机为肝郁脾虚,一诊方为逍遥散加减,切中病机,服药后两胁隐痛显著减轻,也说明了辨证之准确,但仍欠缺和解少阳之效。故二诊时加黄芩、党参、制半夏,合为小柴胡汤,再加焦三仙,服药后口干口苦显著减轻,体力恢复,纳谷转香。柴胡剂是《伤寒论》中以柴胡为主药并且以柴胡命名的一类方剂。小柴胡汤是柴胡剂的代表,亦是"和法"诸方的基础。金代成无己《伤寒明理论》继承和发挥张仲景学术思想,明确提出小柴胡汤为"和解表里之剂",认为"不外不内,半表半里,既非发汗之所宜,又非吐下之所对,是当和解则可矣"。唐容川以小柴胡汤为"达表和里,升清降浊之活剂"。内调升降,外和出入,使气血和顺。本病总属本虚标实,标实者不外乎气阻、痰湿、瘀血、热毒。扶正必从先后天之本入手,而调脾胃肾,则以调气为先。《灵兰要览》云:"治积之法,理气为先。"对于痰瘀毒,《丹溪心法》言:"善治痰者,不治痰而治气,气顺则一身之津液亦随气而顺矣。""调畅气机"理论的内涵,即结合气机升降理论,宣畅三焦,运转气机,将药物的升降浮沉和各脏腑气机运行特点相结合,指导临床用药。以"调畅气机"理论为指导,选用柴胡剂为基础方加减治疗恶性肿瘤,对症状缓解、提高生活质量效果显著。

目前,在西医普及的当今社会,手术成为肿瘤治疗的一个主要手段,加之很多国人以为肿瘤只要切除就好了,其实不然。山广志教授对于本则病例之右肺转移病灶,没有再鼓励病人进行手术治疗,原因是患者的身体状况已不能承受进一步的手术治疗。如果患者能继续坚持中药治疗,带瘤生存的时间或许能达到一二年或更长时间,这样的实例举不胜举。所以,过度手术是不可取的,个体化治疗的重要性再一次体现,而中医药的辨证论治正体现了个体化疗法的精髓,只要辨证准确,对症下药,定可彰显奇效。山广志教授在20年前治疗一位陈姓女患者,50岁左右,当时是子宫内膜癌手术,术后过了1年多,出现了双肺转移,逐渐增多,同时化疗了2次,化疗后对比,结节不但没少,反而增多,寻求山广志教授中医治疗,此时两肺有40多个小结节,自感有时胸闷。山师一边给她服用中药,一边鼓励她坚持中药治疗,不要化疗,患者整整坚持了6年多的中药治疗,病情没有任何发展,而且面色越来越好,3年后满面红光,能做家务,行走如常人,结节没有任何增多,而且原来偶有胸闷感也消失,10年后随访,一直健在。

(整理:栾智宇)

第七章 食 管 癌

一、启膈散加减联合食管支架治疗食管癌医案

患者,刘某,男,86岁,退休,2016年7月14日初诊。

主诉:进食后恶心呕吐半月余。

现病史:2016年5月患者无明显诱因出现进食后梗阻不畅,6月底开始出现进食后梗阻感加重、恶心呕吐明显、吞咽困难、胸膈痞闷,常伴嗳气和隐痛。去宁波市某医院行胃镜示:食管中段增殖性病变。活检病理:(食管中段)鳞状上皮重度异型增生,癌变,间质高度可疑浸润。考虑患者年事已高,未行手术治疗。7月14日来我院门诊求中医治疗。

刻下症:进食后梗阻感、吞咽困难、恶心呕吐,胸膈痞闷,常伴嗳气和胸骨后隐痛,舌淡,苔白腻,脉弦滑。

病机分析:情志抑郁,长期忧思恼怒,情志失调,肝失疏泄,木横克土,中焦运化失职,水湿内停,聚津成痰,痰气互结,阻塞食管而成噎膈。舌淡,苔白腻、脉弦滑属气痰互阻之象。治以开郁降气、化痰散结法,以启膈散加减。

诊断:中医诊断:噎膈,证属痰气互阻。

西医诊断:食管癌。

治则:开郁降气,化痰散结。

治疗与效果:

一诊:以启膈散加减。

处方:北沙参15g,丹参12g,茯苓20g,郁金12g,川贝6g,砂仁3g,荷叶6g,柴胡15g,白芍20g,制半夏12g,陈皮12g,全瓜蒌15g,制南星6g,半枝莲15g,白花蛇舌草30g,生姜3片。7剂。

煎服法:上药添水约700ml,煎煮沸后,文火煮30～35分钟,滤出药汁约200ml,如此煮2次,饭后半小时温服。早晚各服1次。

二诊:2016 年 7 月 21 日,收住入院后予行"食管支架置入术"以解除梗阻。中药予前方加鸡内金 15g、炒麦芽 15g、生黄芪 30g,再进 14 剂。煎服法同前。

三诊:2016 年 8 月 4 日,已无进食梗阻感,无吞咽困难,无恶心呕吐,无胸膈痞闷,偶诉胸骨后疼痛不适,二便调,夜寐安,舌淡红,苔薄白,脉细。前方减砂仁、生姜,加党参 15g、白术 20g、炙甘草 6g,14 剂。煎服法同前。

原法随症加减巩固治疗半年余,再未出现进食梗阻,2017 年 3 月复查胸部 CT,食管中段病灶稳定。

食管癌在古代属于噎膈的范畴,《诸病源候论》中"噎膈者,饥欲得食,但噎塞迎逆于咽喉胸膈之间,在胃口之上,未曾至胃即带痰涎而出",与西医学食管癌的临床表现基本相符。山广志教授博览古籍,结合多年临床经验,认为多因情志抑郁,肝失疏泄,肝气郁结,气滞血瘀,阻于谷道,或饮酒过频,喜食辛辣香热之物,燥热伤津,咽管干涩,日久瘀热停滞,瘀毒内结,食管狭窄,气机失畅,胃失和降而成"噎膈"之证。启膈散源于《医学心悟》,方中丹参、郁金、砂仁理气化痰解郁;沙参、川贝、茯苓润燥化痰;荷叶和胃降逆;加全瓜蒌、制半夏、天南星以助化痰之力。半枝莲、白花蛇舌草是山广志教授擅用的清热解毒抗肿瘤药,上药合用共奏理气化痰之效。二诊食管支架置入后进食梗阻解除,无恶心呕吐,此乃中医"急则治标"的应用。中药前方加内金、麦芽健脾消食顾护胃气,黄芪补气。三诊加党参、白术健脾益气,甘草和中,都是为增强中焦运化的功能。

本病案经胃镜病理确诊为食管癌,确诊无疑,患者因年事已高未行手术治疗,来我科门诊求中医药治疗。吞咽困难、梗阻、疼痛、进行性消瘦为本病的中心证候,持续性进行性吞咽困难是食管癌最常见、最关键的症状。如果不先解决此症,别说进食,就是服中药也困难,还谈什么治疗啊。病情凶险,当先解除梗阻,开通进食与服中药的通道,所以先行食管支架置入术。

《内经》认为:急则治其标,缓则治其本。山广志教授治病从不拘泥于一法,只要对病人治病有利的,于应用中药没有不利的,都为其所用。他认为西医学发展的技术也应当为中医的发展服务。他指出部分食管癌患者失去手术指征,放化疗又无身体条件,最后因不能进食而饿死,真让人痛心疾首。本患者在 DSA 下行食管支架置入术,放入支架后食管梗阻迅速解除,食管通畅,胃气得降,解决了进食与进中药的问题,给中药治疗创造了条件,经过中药治疗与进流食,病人体倦易疲、吞咽困难、恶心呕吐、胸膈痞闷很快得到了改善,因此提高生活质量,取得了三年之久的生存期效果,山广志教授制定的食管支架+中药辨证治疗的方案,对晚期及老年食管癌患者非常有益,很多患者收到了长期生存的效果,是值得推广的治疗方案。

(整理:屠小龙)

二、参赭培气汤治疗食管癌医案

患者,韩某,男性,74岁,退休,2013年7月1日初诊。

主诉:进行性吞咽困难4月余。

现病史:患者于2013年2月中旬无明显诱因出现进食干饭时梗阻感,伴恶心呕吐,呕吐物为胃内容物,反酸嗳气,进食时胸骨后疼痛不适,无腹痛腹泻,无黑便及便血,至宁波市某医院就诊,胃镜检查提示"贲门上、食管下段距门齿45~50cm菜花样肿块,表面高低不平,组织脆,易出血",活检病理:食管下段鳞状细胞癌。因患者年龄较大,家属拒绝行手术及放化疗。4月余来吞咽困难进行性加重,伴恶心呕吐,呕吐物为胃内容物,反酸嗳气,进食时胸骨后疼痛不适,今为求进一步中西医结合治疗来我科就诊,门诊拟"食管癌"收住入院。

刻下症:进食梗阻感,恶心呕吐,呕吐物为胃内容物,反酸嗳气,进食时胸骨后疼痛不适,神疲乏力,身体消瘦,面色萎黄,小便尚可,大便干结,舌暗淡苔少而干,脉细弱。

病机分析:患者先天不足,加之平素饮食不节,损伤脾胃,中气不足,脾不化湿,湿聚成痰,痰毒聚于食管而成噎膈,故见进食梗阻感,进食后胸骨后疼痛;脾虚气机升降失调,胃气上逆,则见恶心呕吐、反酸嗳气;癌毒消耗正气,故见神疲乏力、身体消瘦、面色萎黄;肾虚津亏,不能下润大肠,则见大便干结难解。舌暗淡苔少而干,脉细弱。四诊合参,本病病位在脾和肾,病性为本虚标实,辨为噎膈之脾肾两虚证。

诊断:中医诊断:噎膈,证属脾肾两虚。

　　　　西医诊断:食管癌。

治则:先以支架置入解决急则治其标,续以中药健脾补肾、化痰降逆和胃治其本。

治疗与效果:

一诊:

2013年7月5日行食管支架置入术,缓解食管下段狭窄而进食梗阻之急,术后食管造影示:食管下段支架置入术后改变,支架扩张良好,未见明显狭窄。

术后第 2 天已能进食流质食物,进食梗阻感顿消。

术后治以,拟参赭培气汤加减。

处方:党参 20g,天冬 15g,生代赭石 30g,生半夏 12g,肉苁蓉 15g,当归 10g,知母 30g,旋覆花 15g,怀山药 50g,川芎 10g,蜈蚣 3 条,丹参 15g,三棱 10g,桃仁 10g。7 剂。

煎服法:上药添水约 1 000ml,煎煮沸后,文火煮 30~35 分钟,滤出药汁约 200ml,如此煮 2 次,饭后半小时温服。早晚各服 1 次。

二诊:2013 年 7 月 8 日,患者服上方后,无进食梗阻感及恶心呕吐,反酸嗳气明显减轻,进食时胸骨后稍感疼痛不适,神疲乏力仍存,大便仍干结,舌淡暗苔少,脉细弱,前方加黄芪 30g、制大黄 9g、芒硝 10g、生白芍 30g、炙甘草 6g,再进 7 剂,煎服法如前。

三诊:2013 年 7 月 15 日,药后大便转调,气力稍恢复,胸骨后无明显疼痛,偶有反酸嗳气,舌质由淡暗转为淡红且有光泽,苔已渐生,脉缓。前方去大黄、芒硝,再进 14 剂,煎服法如前。

四诊:2013 年 7 月 29 日,药后除偶有反酸嗳气外,诸症悉除,体力明显恢复,大便通畅,生活质量得到很大的提高,后一直门诊随访并中医药调理,随症加减。3 年后因肿瘤转移到肺部而病逝。

叶天士在《临证指南医案》中指出:"气滞痰聚日壅,清阳莫展,脘管窄隘,不能食物,噎膈渐至矣。"山广志教授认为,食管癌如有手术或放疗指征,首选手术或放疗,再经中医药治疗,生活质量及生存期一般较长。本病例中,患者及家属拒绝手术及放疗,只求尽量提高生活质量而采取对症姑息治疗。食管支架置入术可起到"急则治其标"的作用,使水谷可进入胃腑,受纳水谷精微。术后参考张锡纯经验,采用《医学衷中参西录》之参赭培气汤加减治疗。方中重用怀山药,其用意在于,山药可平补脾肾,是针对患者身体消瘦、面色萎黄的特点而起到补虚强壮作用,并协同代赭石降逆和胃。重用蜈蚣,用意在于其解毒散结、通络止痛之效,张锡纯在《医学衷中参西录》谓:"蜈蚣味微辛,性微温,走窜之力最速,内而脏腑,外而经络,凡气血凝聚之处,皆能开之。性有微毒,而转善解毒,凡一切疮疡诸毒,皆能消之。"张氏在治疗一噎膈病人时,病人无意中喝了浸泡蜈蚣的酒,疗效甚佳,受此启发,山广志教授在治疗噎膈病人时往往加用大蜈蚣,这也是他治疗食管癌的一个特点,有时候让病人用大蜈蚣 20 条浸酒后,分 10 天频服。在本病例的治疗中,始终坚持以培补脾肾之气为主,臣以和降之品,而不予枯矾、雄黄、硝石等攻伐之品,主要考虑患者身体消瘦,先天后天已伤,不宜攻伐之品耗伤正气,如遇滴水难进的患者,解决了进食通道后,参赭培气汤确属噎膈病治本之方,在用参赭培气汤时方中的半夏一定要用生半夏,会增强其降逆之功,而且不会中毒,这是山广志教授的经验。

(整理:栾智宇)

三、香砂六君子汤治疗食管癌术后复发医案

患者,王某,54 岁,男性,工人,已婚,2011 年 10 月 15 日初诊。

主诉:进食噎梗 1 年余,加重 1 周。

现病史:2010 年 5 月无明显诱因自觉进食梗阻不适,进固体食物尤甚,当时无发热畏寒,无声音嘶哑,无恶心呕吐,无腹痛,无黑便,未重视。2010 年 7 月进食噎梗不适感加重。宁波市某医院门诊,钡剂造影示:食管上段癌,进一步检查提示锁骨上淋巴结转移。在该院行放化疗各 2 个疗程(具体用药及剂量不详),上症缓解,在该院行“食管癌姑息切除术”。2011 年 10 月又出现进食噎梗感,逐渐加重,伴咳嗽咳痰,无痰中带血,偶有发热,体温维持在 37.8~38.5℃,无恶心呕吐,无腹痛腹泻,无黑便,食管镜检查示:食管癌术后复发,患者深受放化疗之苦,放弃放化疗,为求中医药治疗来我科就诊。

刻下症:面色萎黄,精神疲惫,咳嗽时作,进食困难,食之不顺则呕吐,并伴有大量黏液状物,形体消瘦,大便细少,脉弦细,舌淡,苔白腻。

病机分析:食管癌属中医学噎膈病,为气、血、痰三者互结于食管。食管为胃气所主,胃气亏虚则受纳失权,出现进食困难,纵能勉强进食亦不能运化,食之不顺则呕吐,并伴有大量黏液状物,为痰瘀蕴结于食管之状。日久则脾胃生化无源,气血亏虚,血不养荣故见气色萎黄,形体消瘦,舌淡亦为气血亏虚之征。

诊断:中医诊断:噎膈,证属气血亏虚,痰瘀蕴结。

西医诊断:食管癌术后。

治则:扶正健脾,化痰祛瘀。

治疗与效果:

一诊:拟香砂六君子汤加减。

处方:木香 12g,砂仁 6g,黄芪 30g,党参 15g,炒白术 15g,茯苓 15g,夏枯草 12g,丹参 15g,炒莱菔子 15g,姜厚朴 12g,炒枳壳 12g,山慈菇 15g,白花蛇舌草 15g,威灵仙 15g,莪术 12g,焦麦芽 15g,焦山楂 15g,焦神曲 15g,炙甘草 6g。14 剂。

煎服法:添水600ml,浸泡30~60分钟,煮沸后,文火煮30分钟,滤出药液150~200ml,如此煎2次,饭后半小时温服,早晚各服1次。

二诊:2011年10月29日,患者症见口中黏滞,食欲较好,纳食尚可、夜寐可,舌暗红、苔白、脉滑。上方中减去焦麦芽、神曲,加入露蜂房5g、佩兰12g,继续服用半个月。煎服法同前。

三诊:2011年11月12日,病情稳定,诸症减轻,疗效满意。口中黏滞感减轻,二便正常,舌淡红,苔薄,脉弦细。上方中加入太子参15g、连翘10g、薏苡仁20g。之后患者坚持继续服用中药,偶微有加减,随访患者1年病情稳定,疗效满意。

山广志教授认为食管癌临床治疗应强调个体化早期综合治疗,而中医药早期介入,从痰、气入手,减轻出现痰瘀互结之证,可以大大延长患者生存期,明显减少肿瘤的复发和转移,这也是很多肿瘤患者所追求的目标。在病机上重视痰瘀毒结,减轻后期的"毒瘀入络"转归,所以在治法上重视补益脾胃、平调阴阳、通络化痰、祛瘀行气非常重要。

本案患者为术后复发。首诊之时,就见气短、乏力比较明显,精神疲软无力,说明有形病灶虽已手术切除,但是无形之痰瘀脾虚病理并不能随之祛除,病性属于本虚标实。疾病以正气亏虚为本,具体体现在脾胃虚弱聚湿成痰,痰瘀互结久而成癌毒;标实主要表现在痰、瘀二字上。治疗上以黄芪、党参、炒白术、茯苓、甘草等健脾益气,养血扶正,扶助脾的运化功能恢复,木香、砂仁、炒莱菔子、焦三仙等消食和胃,帮助受纳功能正常,助后天之本生化动力,总观各药,杜绝痰湿生成,为顾本之法;夏枯草、威灵仙、莪术、丹参、厚朴、麸炒枳壳等化痰活血、行气散结,使得瘀去而痰无以凝结,山慈菇、白花蛇舌草等解毒散结,均为顾标之品。

复诊之时患者病情稳定,气血亏虚之象已不明显,痰瘀胶结之势渐衰,癌毒邪气被抑,但是出现口中黏滞感、苔白、脉滑,乃为痰湿余邪未尽。故加以佩兰、薏苡仁、太子参等健脾化痰祛湿,露蜂房、连翘等攻坚解毒。之后患者数次复查均未见转移,并且无明显不适症状,后期山师一直以扶正健脾、化痰解毒、软坚散结中药治疗,使患者面色红润,体力充沛,进食如常,收到满意疗效。

(整理:凌仕良)

四、从脾论治食管癌术后进食梗阻医案

患者,张某,男,55岁,已婚,农民,2008年3月3日初诊。

主诉:食管癌术后 1 年余,进食梗阻感加重 1 月。

现病史:患者于 2006 年 11 月无明显诱因出现进食梗阻感,以硬食为甚,无胸痛,无发热畏寒,无胸闷气促,无恶心呕吐,未予重视。1 个月后上述症状加重,12 月 26 日去宁波某卫生院查胃镜示:食管癌,病理活检示:(食管)黏膜低分化鳞状细胞癌。遂于 2007 年 1 月 5 日全麻下行"食管癌切除术+食管胃主动脉弓上吻合术",术后病理示:(食管)中-低分化鳞状细胞癌,溃疡型,淋巴结 0/3。术后未行放化疗。术后进食梗阻感好转。1 月前出现进食梗阻感,呕吐痰涎,嗳气后舒畅,纳一般,二便可。故来我科中医药治疗。

刻下症:乏力,进食梗阻感,呕吐痰涎,感觉嗳气后舒畅,偶感胸闷不适,纳渐减少,体重下降 2.5kg,二便可。舌红,苔薄腻,脉弦细。

病机分析:平素患者嗜烟酒,火毒之邪首先侵犯食管,日久聚而成积,故出现进食梗阻。术后气血亏虚,损伤脾胃,脾虚运化失常,聚湿成痰,痰湿困阻中焦,故出现呕吐痰涎、纳食不化,气随痰阻,故出现嗳气、胸闷等痰气交阻之象。

诊断:中医诊断:噎膈,证属脾胃亏虚,痰气交阻。

　　　西医诊断:食管癌术后

治则:健脾和胃,化痰开郁散结。

治疗与效果:

一诊:拟以二陈汤合小建中汤加减。

处方:党参 20g,茯苓 15g,制半夏 15g,薏苡仁 20g,鸡内金 15g,佛手 15g,炒麦芽 15g,桂枝 15g,炮姜 5g,褚实子 15g,金银花 10g,威灵仙 25g,炙黄芪 15g,泽泻 20g。连服 1 月。

煎服法:诸药以水 800ml,先武火煮沸,改文火煮 30 分钟,每剂煮 2 次,分 2 次温服,慢慢咽下,尽可能使药物与食管黏膜有充足的接触时间及接触面积。

二诊:2008 年 3 月 31 日,进食好转,纳谷转香,舌苔由薄腻转退,加郁金 10g、炒枳壳 10g,嘱其经常出去散步,与朋友聊天,继服前方 1 月。煎服法同上。

三诊:2008 年 4 月 29 日,腻苔已去,进食无明显梗阻感,纳香,胸闷不适减轻,嗳气也除,体重恢复。病系脾胃渐醒,中气有所复原。故上方去枳壳、泽泻,加全瓜蒌 15g 以宽胸化痰。煎服法同上。

药后诸症悉除,全身复查,无明显异常。病人信心大增,心情开朗,山广志教授后期以小半夏汤合四君子汤出入加减,调理肝脾,佐以扶正理气之品,偶有不适症状,略有加减。患者坚持服药 5 年,现仍健在。

《素问·至真要大论》:"谨守病机,各司其属。有者求之,无者求之,盛者责之,虚者责之。"故抓住病机才是关键。山广志教授认为"上焦之噎膈,其责在脾",故治疗大法以健脾和胃为主,治脾者,宜从温阳,与明代医家张介宾治疗噎膈的理论有相仿之处。本案患者术后复查无明显复发转移迹象,西医手术治疗后无药可施,但病人的病痛实实在在地折磨着他,以致情绪低落,体重下降。中医可以根据患者的症状进行辨证论治,中医通过有形之症可以查知无形的病机,施方用药改善不适的病症。山广志教授数十年的临床治疗经验,以脾入手,温脾和胃、理气化痰散结。方中党参、茯苓、制半夏、薏苡仁、鸡内金、炒麦芽健脾和胃,炮姜温脾胃中焦,桂枝温经通脉、助阳化气,黄芪、党参补益元气,佛手疏肝理气化痰、健脾和胃,威灵仙消痰散结,金银花清热解毒、利咽喉,泽泻以升清阳、降浊阴。攻补兼施,补中有泻,补而不滞,并根据病情的不同阶段,予以郁金、枳壳、全瓜蒌等随证加减。

从脾论治为本案的特色,山广志教授在用药方面又有其独到的见解。山广志教授四十多年的实践体会,对威灵仙情有独钟。他认为威灵仙性温而味辛咸,辛散走窜而不留邪,温燥去湿而活血,《本草正义》:"威灵仙,以走窜消克为能事,积湿停痰,血凝气滞,诸实宜之。"还有消骨鲠之功效。特别提出,威灵仙与楮实子相配称"化铁丸",可见其化坚作用比较强,这也是方中二药相配之妙处,治疗食管癌是很好的对药。方中的金银花用药也是山广志教授另有见解,金银花气清香,味淡,微苦,有清热解毒、疏散风热、凉血降火、消咽利膈的功效,因其为花,气清香,善清透上焦和肌表之毒邪。山广志教授每用泽泻,称其有神禹治水之功,泽者,泽其不足之水,泻者,泻其有余之火,在此病案中进食梗阻感,不正是水不足而火上炎之故吗?这种按四气、五味、取类比象的中医学术特点思维组方遣药,可谓中医之守正者也。

大医治病,临证时首先抓住病机,然后依据脉、舌、症、形,辨别正邪虚实,究其阴阳盛衰,以此辨证论治,为立法、选方、用药打好基础。此时他们彻底破除了西医学病名的影响,完全进入中医学的理论体系之中进行治疗,这也是常常见到他们获得神奇疗效的过人之处。若不遵循病机,受病名的影响,一味选择药理具有抗癌作用的中药,处方以抗癌药物堆砌,不辨虚实、不察寒热、不审阴阳脏腑,不遵历来医家对中药作用的经验,这种治疗往往是徒劳的!

(整理:张婷素)

五、苓桂术甘汤治疗食管癌伴恶性胸腔积液医案

患者,钱某,49 岁,已婚,工人,2012 年 8 月初诊。

主诉:胸闷气促、加重伴乏力 1 月余。

现病史:2012 年 6 月因进食哽噎感到宁波市某医院就诊,行食管镜提示:食管上段癌。未行手术及化疗,行食管局部放疗 1 个疗程,放疗后出现咽干口燥、皮肤中度放射性损伤。行心包腔彩超检查示:心包中量积液,最深处2.5cm。为求中医治疗来我科就诊。

刻下症:胸闷气促,动甚加重,夜难平卧,全身乏力,进食哽噎,能进半流质。大便溏稀,舌淡,苔白腻,边缘有齿痕,脉沉。

病机分析:患者素体脾阳不足,饮停中焦,故胸胁胀满,饮阻于胸膈,肺气上逆,故胸闷气促,不能平卧,呼吸困难。脾胃虚弱,清阳不升,谷精不能荣灌周身,故出现神疲乏力,舌淡,苔白腻,边缘有齿痕,脉沉为脾阳不足、痰饮内停之象。

诊断:中医诊断:痰饮,证属脾胃阳虚,痰毒内结。

西医诊断:食管癌,胸腔积液。

治则:健脾利湿,温阳化饮。

治疗与效果:拟苓桂术甘汤加减。

处方:茯苓 30g,白术 15g,薏苡仁 20g,炙甘草 6g,鲜石斛 12g,猪苓 15g,桂枝 25g,白茅根 30g,泽泻 15g,天花粉 20g,炒二芽 20g,陈皮 10g,炮附子 20g(先煎),14 天为 1 个疗程,一共服用 4 个疗程。

煎服法:先煮附子 1 小时,再入余药,添水至 800ml,用武火煮沸后,再文火煮 30 分钟,滤出药汁约 300ml,分 2 次温服。早晚各服 1 次。

遵上法治疗 2 个月后复查,胸闷气促缓解,能独立行走 2 个街区。咽干症状较前缓解,复诊时舌淡红,苔薄白,脉弦。复查心脏彩超示:心包腔少量积液,最深处 0.7cm。

《金匮要略》云"病痰饮者,当以温药和之",饮为阴邪,遇寒则聚,得温则行,故治疗当振奋阳气,通行水道。苓桂术甘汤作为温阳化饮之代表方剂,方中桂枝通阳化饮,术、苓运脾化水,甘草和中,再加猪苓利水清热,陈皮理气消痞,附子壮人之真火,鲜石斛、天花粉养阴生津,以为佐制之品,防火盛复伤阴。诸药共用,则阳光普照,阴霾俱散。

山广志教授认为,痰饮为病,主要为肺脾肾三脏气化功能失常所致,要根

据每个病人辨证施治,不可盲目进行胸腔引流灌注化疗药物,伤其正气。在治疗上,可以茯苓、白术、薏苡仁等渗湿利水,桂枝、附子、干姜等温阳化饮、振奋阳气。此病正虚为本,邪实为标,阴凝饮聚为病之常。因此,早治疗可以避免病情缠绵,迁延不愈;持续中医中药治疗,可以控制胸腔积液、缓解症状、提高患者治疗疗效。平时患者还应多参加运动,疏导自身气机,气行则水液无从停滞,痰饮则无由所生。《金匮要略·痰饮咳嗽病脉证并治》中所载"饮后水流在胁下,咳唾引痛,谓之悬饮"。从张仲景提出的饮病我们应该清楚,饮病可以单独为病,也可以产生于其他疾病发展过程中出现的兼症。至今,中医药对于饮病的病因病机、治疗上的认识积累了丰富的临床经验,他特别提出,恶性肿瘤出现了胸腔积液,如果能够首选中药治疗,治愈的可能性很大,如果行胸腔引流加腔内注入化疗药物,预后都不好。另外,山广志教授在温阳法中,对附子的运用有着独特的认识理解,附子在《伤寒论》中记载有20方应用,分别起到了回转阳气、扶助阳气、通痹、祛湿、利尿等作用。在《金匮要略》中记载有15方,分别起到温阳止血、温阳利水、温阳通痹、温阳止痛等作用。附子为回阳救逆、补阳助火之要药,阳虚证较轻者,可施以桂枝、干姜,阳虚较重时,非附子不可。而用附子时,切不可峻以重剂,而应小剂缓进,渐至大量,如果病重直需大剂量径用,必须煎煮两小时以上,方免中毒之虑!并当常观患者舌脉之象,谨防伤阴,中病即止。

(整理:蒋淳琪)

六、旋覆代赭石汤治疗食管癌医案

患者,许某,男,73岁,2005年4月11日初诊。

主诉: 吞咽困难2个月,确诊食管癌1月余。

现病史: 患者于2005年2月感咽下食物有噎阻感,进食固体食物时感觉更为明显,并呈进行性加剧,遂至当地县医院就诊,X光示:食管中上段5cm处不规则狭窄,黏膜壁破坏,扩张差,钡剂通过受阻,上段明显扩张。最后诊断:食管癌。患者拒绝手术及放疗,要求中医保守治疗,经当地中医中药调理1月余,病情未缓解,现转至我科门诊求治,就诊时血常规:血红蛋白75g/L,血小板$55×10^9$/L。

刻下症: 少神,乏力,面色萎黄,吞咽食物梗阻感明显,只可进食少许流质食物,呕吐痰涎较多,口干,胸背部疼痛,体重下降明显,大便干结,夜寐不安。舌红,有瘀斑,苔白,脉弦细。

病机分析:饮食不下,膈塞不通,邪在胃脘,胃气失降;气血亏损,复因悲思忧患,则脾气受伤,血液渐耗,郁气生痰,痰则塞而不通,气则上而不下,妨碍道路,故饮食难进,面色萎黄,乏力,体重下降,大便干结;舌红,苔白,瘀斑,脉细为阴伤血瘀湿浊之象。上述病机互为因果,共同致病,最终导致本病的本虚标实之证。

诊断:中医诊断:噎膈,证属脾胃亏虚,痰瘀互结。

西医诊断:食管癌术后。

治则:降逆豁痰,化瘀散结。

治疗与效果:

一诊:拟以旋覆代赭石汤加减。

处方:代赭石 30g,旋覆花 12g,丹参 15g,山慈菇 15g,郁金 15g,生地黄 20g,制半夏 15g,制南星 15g,山豆根 15g,生甘草 6g,煅瓦楞 35g。7 剂。

煎服法:上药添水约 600ml,煎煮沸后,文火煮 30 分钟,滤出药汁约 150ml,如此煮 2 次,空腹温服。早晚各服 1 次。

二诊:2005 年 4 月 18 日,呕吐痰涎明显缓解,余症仍存,舌红有瘀斑,苔白,脉弦细。前方去生地,加郁李仁 15g。14 剂,煎服法同上。

三诊:2005 年 5 月 2 日,胸背疼痛明显缓解,进食较前增多,仍有少量痰涎吐出。舌红有瘀斑,苔白,脉弦细。前方去丹参,加三七 6g、蜈蚣 2 条。14 剂,煎服法同上。

患者回老家后按照上方坚持服药半年余,诸症明显缓解,体重较初次就诊我科门诊时增加近 2kg,家人及患者便停止服药治疗。2006 年 6 月 15 日患者再次就诊于我科门诊,就诊时患者诸症明显加重,呃逆,吞咽困难,进食半流质食物亦有梗阻感,胸闷,大便秘结。遂查钡餐 X 片:食管中段 5cm 处管壁狭窄,僵硬,黏膜破坏。血常规:血红蛋白 63g/L;血小板 65×10^9/L。

刻下症:少神,乏力,贫血貌,呃逆,吞咽困难,大便秘结,夜寐差,体瘦,舌质绛,边有瘀斑,无苔,脉细缓。证属痰瘀互结,脾胃不和。

治则:调和脾胃,化瘀散结。

一诊:降逆散结,解毒化坚。

处方:代赭石 30g,旋覆花 12g,三七 9g,黄芪 35g,郁金 15g,制半夏 15g,制南星 15g,山豆根 15g,生甘草 6g,煅瓦楞 35g,蜈蚣 2 条,料姜石 50g(患者自带该药,说该药为家乡食管癌治疗的良药,我院中药房无此药物,山广志教授讲述早年在北方行医时治疗食管癌用过此药,有一定疗效)。7 剂,水煎服,日 1

剂,分多次空腹温服。

二诊:2006年6月22日,诸症较前缓解。呃逆时作,前方基础上加用香附15g、党参20g、玉竹15g。14剂,水煎服,日1剂,分多次空腹温服,早晚服药后可嚼服1枚大红枣。

三诊:2006年7月3日,呃逆较前明显改善,就诊前几乎日夜不停,每小时15~20个,现只有日间发作,且发作次数明显减少,每小时2~3个,进食半流质时梗阻感消失,大便2~3日1次,质软,偏细,舌质绛,边有瘀斑,略见舌苔,脉细缓。前方去香附,改枳实10g、黄芪50g、炒白术25g。14剂,服法同上。

四诊:2006年7月17日,诸症仍存,舌苔较前增多,舌质绛,边有瘀斑,脉细。前方去山豆根,加补骨脂25g。14剂,煎服法同上。

由于患者经济困难,要求带药回老家服用。山广志教授建议胃镜检查,患者同意。胃镜示:食管中上段5cm处,食管后壁可见一3cm溃疡面,表面稍隆起,上覆盖白色黏液,不易冲洗,组织较脆弱,触之即出血,其他未见异常。病理示:可见少量坏死细胞和个别核异质细胞。直至2009年7月15日最后一次随访,老人家中一直坚持服用中药调理,身体状况不错,体重增加,可干一般家务活。

山广志教授治疗食管癌喜选《伤寒论》的旋覆代赭石汤做基本方,取其祛痰降逆的功效。方中加入煅瓦楞子加强软坚作用,并取其化痰散结之功效;山豆根、蜈蚣、山慈菇清热解毒,化痰散结;南星、制半夏、郁金解郁行气化痰,凉血化瘀;丹参、三七活血化瘀,少佐甘草调和诸药。第2次就诊时,脾胃不和,痰瘀互结,虚实夹杂,虚证明显,故第2次方药中加用了黄芪、党参、白术、玉竹、补骨脂等扶正的药品。在家属提出回老家打算长期服用此方时,山广志教授只保留了蜈蚣这一味烈性的消坚散结药物,认为后期主要是扶正治疗,秉承了"正气存内,邪不可干"的治疗思路。

本案患者治疗时间及疗程较长,病人接受西医学诊断,但因自身血小板数量太低,家属拒绝冒险手术或放疗,选择长期坚持中医药治疗。初次就诊后,患者在诸症明显改善的情况下,自认为疾病"痊愈",自行停止治疗。直到肿瘤再次加重,再来求医求诊。事实上,肿瘤的治疗是一个漫长的过程,很多案例告诉我们,有时即便症状明显好转甚至消失,治疗也不能停止。对于癌症来说,5年不复发不转移,可以认定为临床治愈。尽管如此,有些患者10年、20年后依然会出现旧病复发、转移。本例患者前期治疗中症状明显好转后停药,半年后复发,肿瘤在复发之后,其实病情更为严重,但经长期服用中草药调理,患者带瘤生存长达4年之久,这验证了癌是慢性病的说法,中医药在一定程度上延缓了肿瘤的恶化程度和发展速度。

查阅料姜石的相关资料,简单介绍如下:料姜石,状如生姜,因而得名。为黄土层或风化红土层中钙质结构。功能清热解毒消肿。主治疔疮痈肿,乳痈,瘰疬,豌豆疮。现代中医名家认为此药含有人体必需的多种微量元素,能止血利痰,消炎杀菌,对人体无害,具有防癌抗癌的功能。

(整理:崔丽花)

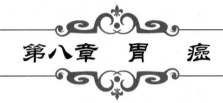

第八章　胃　癌

一、补中疏肝法治疗胃癌术后痞满疼痛医案

患者,陈某,男,56岁,已婚,工人,2014年3月20日初诊。

主诉:胃癌术后2年余,胃脘痞满、疼痛5天。

现病史:患者于2011年8月初无明显诱因出现左上腹隐痛不适,行胃镜检查示:胃角溃疡(癌考虑),活检病理示:(胃角)中-低分化腺癌。遂于2011年8月16日在市某医院全麻下行"胃癌根治术+毕Ⅱ式消化道重建术",术后病理示:(胃角)中-低分化腺癌(溃疡型,大小9cm×4cm×0.8cm),浸润浆膜层,切缘阴性,胃小弯侧淋巴结1/5枚转移。免疫组化:CEA(++),c-erbB-2(-),CK20(+++),CD56(-),Ki-67(+++)。术后,患者一直外院中医药调理及定期复查。2014年3月10日复查全腹部CT示:胃癌术后改变,吻合口壁增厚;腹膜后多发团块灶,淋巴结转移可能;肝内多发小囊肿。5天前胃脘痞满、疼痛,似有烧灼感,进食后尤甚,伴恶心反酸、纳差乏力,为求进一步中西医结合治疗,于2014年3月20日来我院门诊就治。

刻下症:胃脘痞满、疼痛,似有烧灼感,进食后尤甚,伴恶心反酸、纳差乏力,二便尚正常,舌淡苔白腻,脉弦细。

病机分析:脾胃为后天之本,气血生化之源,因工作劳累及饮食不节而脾胃受损,气血津液不化,气机运行不畅,日久化湿成痰,痰毒内结于胃而发为胃积。患者又受刀圭之伤,正气损伤,脾胃之气更虚,气机升降失调,故有胃脘痞满不适,气机不畅,不通则胃脘痛疼,胃气上逆则恶心反酸,脾胃虚弱,受纳运化失职则纳差乏力,舌淡苔白腻,脉弦细。四诊合参,本病病位在脾胃,病性为本虚标实,辨为胃积之脾胃虚弱,痰毒内结证。

诊断:中医诊断:胃积,证属脾胃气虚,痰毒内结。

西医诊断:胃癌术后。

治则：以健脾益胃、化痰散结为法则。

治疗与效果：

一诊：拟六君子汤合左金丸加减。

处方：党参20g，茯苓50g，白术15g，陈皮15g，制半夏15g，薏苡仁50g，浙贝母15g，黄连6g，吴茱萸3g，麦芽20g，鸡内金20g，葛根30g，枳实15g。7剂。

煎服法：上药添水约1 000ml，煎煮沸后，文火煮30~35分钟，滤出药汁约200ml，如此煮2次，饭后半小时温服。早晚各服1次。

二诊：2014年3月27日，服上方后，胃脘痞满、疼痛减轻，偶有恶心反酸，胃纳转香，乏力仍存，舌淡苔薄腻，脉弦细。前方加生黄芪20g、旋覆花10g、黄芩10g、干姜6g，再进7剂，煎服法如前。

三诊：2014年4月3日，药后胃脘痞满、疼痛显减，无明显恶心反酸，胃纳调，舌质由淡转为淡红且有光泽，腻苔已去，脉缓而有力。前方再进14剂，煎服法如前。

四诊：2014年4月17日，药后诸症悉除，胃脘疼痛好转，恶心反酸减，纳谷转香，体力恢复，舌薄白，脉缓。此后在原方基础上随证加减，坚持服药两个月，复查全腹部CT提示：胃癌术后吻合口壁及腹膜后淋巴结较前大致相仿，未再增厚及增大。此后一直服用中药，胃脘痞满不适基本消除，坚持中医药调理3年，至今生活质量良好。

本方以补益脾胃、化痰散结为主，处方以六君子汤为基础，加薏苡仁、浙贝增强化痰利湿散结之力。土虚则木乘，故兼以左金丸疏肝和胃止痛，山广志教授常取其辛开苦降的作用，泻心有余之火，平肝过盛之气，是治疗胃脘不适、胃有烧灼感的经典方剂。葛根、枳实一升一降，调畅脾胃升降之气机。麦芽、鸡内金开胃消食，以助脾胃之气的恢复。全方补中有散，寓散于补，使脾胃虚弱之气得复，痰毒得散，标本兼治，疾病乃愈。

本方用大剂量茯苓、薏苡仁，既取其健脾利湿之意，又根据现代药理研究之发现，茯苓、薏苡仁均有提高免疫功能和抗肿瘤的作用，能预防肿瘤复发和转移。山广志教授认为，茯苓、薏苡仁只有在30g以上时方可发挥其提高免疫功能和抗肿瘤之效。虽然现代药物学研究发现很多中药均有提高免疫和抗肿瘤作用，但山广志教授认为，一定要在辨证施治的基础上选择抗癌中草药。比如本方中的茯苓和薏苡仁就是切中了脾胃虚弱、痰毒湿内结之病机，用之则事半功倍。

从脾胃论治，正是山广志教授的学术框架，他对自己学术体系的总结是以

《内经》《伤寒》《金匮》为干,以《医学衷中参西录》《医林改错》《脾胃论》为翼。《脾胃论》指出"百病皆由脾胃衰而生",脾胃为后天之本,肿瘤的发生、发展、预后与中医学中广义的脾胃功能有着极其密切的关系。结合山广志教授四十多年的实践体会,在肿瘤的治疗中切不可忘记固护脾胃之气,他在已出版的《治癌实验录》中,专有一节,详细阐发顾护脾胃之气的重要性。脾胃之气顾护好了,不管是在术后预防复发中或放化疗中,或带瘤生存中,都十分有益。

(整理:栾智宇)

二、复方三根汤治疗胃癌术后胃胀痛医案

患者,何某,女,54 岁,已婚,退休工人,2009 年 10 月 10 日初诊。

主诉:反复胃胀胃痛反酸 5 个月,胃癌术后 3 个月。

现病史:患者于 2009 年 5 月无明显诱因出现上腹部胀痛不适,食后尤甚,偶有黑便,纳食减少,无恶心呕吐,去宁波市某医院查胃镜示:胃窦部肿瘤。病理活检示:低分化腺癌。CT 检查未见肺部及腹腔其他器官转移。遂在该院行胃大部切除手术。术后予 XELOX(奥沙利铂+卡培他滨)方案化疗 4 个疗程。患者化疗后胃纳更少,便秘,乏力,反复胃胀胃痛反酸,不愿继续化疗,故来我科要求行中医治疗。

刻下症:胃胀、胃痛、反酸,便秘,三日一行,纳差,头晕,神疲乏力,小便清,舌淡,苔白湿腻,脉细。

病机分析:脾为后天之本,主运化转输。脾失健运,则痰湿内生,痰湿与瘀毒内蕴于胃而致胃癌。癌毒阻滞,气血运化失常,故纳食减少,不通则痛,故胃胀胃痛。手术后再行化疗,更伤正气,化疗进一步损伤脾胃,饮食不进,生化无源,故全身乏力;气血不行,郁滞中焦,故仍胃胀胃痛;胃气上逆,故反酸;津不下行,肠道干枯,故便秘;湿浊中阻,故舌淡,苔白湿腻。

诊断:中医诊断:胃积,证属脾胃亏虚,痰毒内结。

西医诊断:胃癌术后。

治则:健脾益气,利湿化痰。

治疗与效果:

一诊:拟复方三根汤合四君子汤加减。

处方:藤梨根 25g,虎杖根 20g,水杨梅根 20g,茯苓 30g,党参 15g,薏苡仁 30g,泽泻 10g,制半夏 15g,海螵蛸 30g,延胡索 15g,陈皮 10g,火麻仁 30g,炒麦芽 15g,炒谷芽 15g,生山楂 15g。7 剂。

煎服法:每剂煎 2 次,慢火煎 1 小时,取药汁 400ml,分 2 次温服。

二诊:2009 年 10 月 17 日,胃胀胃痛反酸都有好转,纳谷转香,大便通畅,舌苔白腻也有好转,仍乏力,守前方续服 7 剂。

三诊:2009 年 10 月 24 日,腻苔已去,神疲乏力明显好转,无明显胃胀胃痛反酸,大便通畅,舌苔转薄,上方去麻仁、泽泻,减延胡索为 10g,连服 1 个月,以资稳固。

药后诸症皆消,饮食如常人,复查血常规、肿瘤标志物均无明显异常,每半年复查胸部 CT、腹部 B 超,皆未见复发转移迹象,每年复查胃镜见吻合口瘢痕,余未见异常。患者至今已术后 5 年,坚持中药治疗,偶有便秘,予调整用药,生活质量良好。

本病案患者按西医治疗方法予手术及术后辅助化疗,但终因体力不支,未能完全接受整个化疗疗程,反而脾虚湿困、诸象丛生,若不能及时固本复元,此类患者在此阶段复发转移的可能性是很大的,完全有可能前功尽弃。本案表象虽多,但病机只有脾虚湿困,故主方以健脾利湿为主,脾气恢复,则无论是上逆之胃气,还是肠道之津枯,皆能得到有效的治疗。

再次强调脾为后天之本,脾胃功能正常,"得谷者昌",水谷精微输布正常,气血得以化生充沛,阴阳达到平衡,邪气无法蔓延。山广志教授强调选方用药应首先抓住主要病机,然后依据脉、舌、症,辨别正邪虚实,究其阴阳盛衰程度,以此辨证论治,方能立法、选方、用药,才能扭转病人失调之气血、阴阳,人体的阴阳、气血一平衡,自身就会产生巨大的修复能力,一些不适之症自然会消除,中医药治病相当大程度是利用人体自身修复能力而达到治病的目的,不可不知。

本案中的复方三根汤是山广志教授临床上对消化系统肿瘤的常用方剂,特别是藤梨根,无论实验室研究还是临床研究已多有报道,剂量可达 30~50g,未见毒副反应。所以山广志教授经常让胃癌患者用藤梨根当茶饮,有利于胃癌的康复。

(整理:董　晶)

三、以"中焦如衡"为指导治疗胃癌术后化疗消化道反应医案

患者,冯某,女,45 岁,已婚,职员,2008 年 5 月 5 日初诊。

主诉:胃癌术后 5 月余,乏力 1 周。

现病史:患者于 2007 年 11 月无明显诱因出现胃脘部疼痛,呈阵发性,无

恶心呕吐,无腹泻,无发热畏寒,无身目发黄,去宁波某医院查胃镜病理示:(胃窦)黏膜低分化腺癌。遂于 2007 年 11 月 7 日在该院全麻下行"胃癌根治术+毕Ⅰ式吻合+D2",术后病理:低分化腺癌,浸润溃疡型,癌组织侵犯胃壁全层。术后恢复可,于 2008 年 5 月 5 日来我院门诊中医就治。

刻下症:乏力明显,恶心呕吐,反酸,纳谷不香,胃脘部痞胀不适,进食后加重,小便可,大便溏薄,脉沉细,舌淡苔白腻。

病机分析:由于先天禀赋不足,正气亏虚,外邪侵袭,再加饮食失节,不能运化水谷,积滞内停,日久逐渐形成积聚。手术及化疗进一步损伤人体正气,中气虚弱,脾胃升降失调,故出现乏力、恶心呕吐、纳谷不香、胃脘部痞胀不适、且进食后加重,得病后情绪低落,且化疗副反应等使得病人肝气郁结,横逆犯胃,故而出现反酸、便溏等,此为肝郁脾虚、湿阻中焦之象。

诊断:中医诊断:胃痞,证属肝郁脾虚,湿阻中焦。

西医诊断:胃窦癌术后。

治则:益气健脾,疏肝和胃。

治疗与效果:

一诊:拟以四君子汤合乌梅丸加减。

处方:乌梅 6g,黄芪 20g,党参 20g,白术 15g,茯苓 12g,细辛 3g,桂枝 15g,黄连 6g,黄柏 12g,炮附子 6g(先煎),干姜 6g,炙甘草 6g,鸡内金 15g。连服28 剂。

煎服法:以水 1 000ml 先煮附子 1 小时,再入诸药煎煮 45 分钟,去渣取药汁 400ml,分早晚饭后半小时温服。

二诊:2008 年 6 月 2 日,患者恶心呕吐明显好转,反酸偶作,纳谷转香,胃脘部痞满不适减轻,大便较前成形,舌淡,苔腻减退。随证加减,故处方改为六君子汤和半夏泻心汤加减。

处方:黄芪 20g,党参 20g,白术 15g,茯苓 12g,陈皮 12g,制半夏 9g,干姜5g,黄连 3g,黄芩 6g,炙甘草 6g,半枝莲 20g,白花蛇舌草 20g。

煎服法:上诸药添水 800ml,先武火煮沸后,改为文火煎煮 45 分钟,去渣取药汁 400ml,分 2 次饭后温服。

药后乏力明显缓解,无恶心呕吐,偶有反酸,纳可,无明显胃脘部胀满不适,二便尚调,脉沉细,舌淡苔薄白。病情已经得到控制,定期复查,未见肿瘤复发转移迹象。至此,病人信心大增,坚持服药 3 年,生活质量良好。

本案患者的症状类似于汉代张仲景在《金匮要略》中描述的"反胃",即

"朝食暮吐,暮食朝吐,宿食不化,名曰反胃"。胃癌发病多是由于先天禀赋不足,正气亏虚,外邪侵袭;或饮食失节、或恣食生冷,脾胃功能失调,不能运化水谷,进一步导致气机运行不畅,虚、毒、痰、瘀互结而发病。手术及化疗进一步损伤人体正气,中气虚弱,脾胃升降失调;土弱木乘,肝气横逆犯胃,虚实夹杂,寒热交错,故治疗以益气健脾、泄肝和胃扶正为本,四君子汤合乌梅丸就是针对虚实夹杂、寒热交错而选用。

初诊时,患者手术及化疗后,主要为"反胃""反酸""痞满"等临床表现,根据病机,山广志教授选择辛开苦降、温清补益、攻补兼施的乌梅丸和四君子汤合用,旨在取乌梅丸中乌梅酸敛柔肝以抑木扶土,开通畅达,下气消胀之力;细辛、干姜、附子、桂枝辛散以驱中焦之寒,黄连、黄柏苦寒以燥脾胃之湿热,共奏辛开苦降之功,促脾胃升降功能恢复。因反酸在《内经》早有记载,指出"邪在胆,逆在胃",乌梅丸作为厥阴病之主方,首当其冲也。全方寒温并用,清热而不助寒,温阳而不化火;攻补兼施,祛邪而不伤正,扶正而不助邪。山广志教授精准地把握好"清""温"之度,收效甚佳。

二诊,患者症虽有变,但顾护脾胃、扶助正气总纲不变。"不断扶正,适时祛邪,随症治之"。脾胃居中焦,为全身气机升降之枢纽,脾主运化,胃主受纳,脾宜升则和,胃以降为顺,以通为用,所以胃癌患者宜"升""降"并举,各取所用,以复脾胃升降之职。山广志教授此时选择半夏泻心汤辛开苦降,升降同调,兼甘补脾胃。充分体现了吴鞠通所言"中焦如衡,非平不安"的学术理念。

(整理:张婷素)

四、健脾化湿解毒法治疗胃癌化疗消化道反应医案

患者,韩某,女,65岁,已婚,退休工人,2013年9月30日初诊。

主诉:胃癌术后近1月,恶心呕吐3日。

现病史:2013年6月中旬,患者无明显诱因出现头晕,伴乏力,伴胃痛,黑便,无恶心呕吐,无胸闷气促,无发热畏寒等,到当地医院查血红蛋白58g/L,经过输血等对症治疗后头晕乏力较前好转,2013年7月下旬到北京某医院查胃镜,病理示:低分化腺癌。后于2013年7月、8月入我院行化疗2个疗程,化疗中出现恶心呕吐等不良反应,经过对症治疗后缓解。2013年9月9日在宁波市某医院行全麻下"胃癌根治术",2013年9月28日在我科住院行化疗,在化疗第1天静脉滴注奥沙利铂过程中即出现恶心呕吐,化疗后恶心呕吐剧烈,甚则进食即吐,伴乏力、头晕、头身沉重,遂停止化疗。

刻下症：恶心呕吐剧烈,甚则进食即吐,伴神疲乏力,头晕,头身沉重,心烦,小便黄,大便不畅,脉滑数,舌质红,舌苔薄腻。

病机分析：患者脏腑功能虚弱,加之化疗及手术攻伐,损伤后天之本。脾胃功能损伤,脾虚,水液不归正化,则形成湿邪,湿邪内阻,则清阳不升,浊阴不降,清阳不升则头晕,浊阴不降则恶心呕吐。脾主四肢,脾虚,湿邪困脾,故见头身沉重;湿邪蕴而生热,湿热互结,故见小便黄,大便不畅;脉滑数,舌质红,舌苔薄腻,均为湿毒内蕴之象。

诊断：中医诊断:呕吐,证属湿热内蕴,痰毒内结。

　　　　西医诊断:胃癌术后。

治则：健脾化湿,清热解毒。

治疗与效果：

一诊：拟以四君子汤合真武汤加减。

处方：党参 15g,白术 15g,炮附子 20g,白芍 20g,茯苓 20g,车前子 10g,金银花 15g,紫花地丁 15g,制南星 10g,薏苡仁 25g,炒枳壳 10g,厚朴 10g。5 剂。

煎服法：每剂水煎 2 次,每次取药汁 150ml,2 次药汁混合,早晚温服。

二诊：2013 年 10 月 5 日,患者诉上方服用 1 剂后,恶心呕吐明显减轻,当天即可进饮食,5 剂服用完毕后,已经不再呕吐,乏力明显减轻,仍有四肢沉重,二便调和,舌苔薄腻。患者脾胃升降功能恢复,但仍湿浊未尽,上方继服 5 剂以祛除湿邪。

上方服用 10 剂后,患者四肢沉重等症状明显减轻,无恶心呕吐,继而改予六君子汤调理,补益后天之本。1 年后全面复查,患者病情稳定,未见明显复发转移病灶。

中医药在减轻化疗反应,恢复消化道功能,恢复造血功能方面有着明显的优势,可以明显地改善患者生活质量,延长患者生存期。

山广志教授分析本例病机特点:患者胃癌术后,术前行多次新辅助化疗,术后再次行辅助化疗,化疗药物从中医角度看,属于"大毒"。《素问·五常政大论》云:"大毒治病,十去其六,常毒治病,十去其七,小毒治病,十去其八,无毒治病,十去其九。"所以,山广志教授多次和我们强调,即使有的病人需要化疗,也应遵循《内经》这个原则,要对病人的康复及治疗有益。具体从这个病例分析,患者呕吐的原因从表面上看系由多次化疗所致,其实从根本上来讲是多次化疗加重了脏腑功能虚弱,使中焦的升降无力。中焦的脾升胃降功能将影响全身脏腑的升降运行。《金匮要略》说,大气一转,其气乃散。所以让脾胃之气转动起来是非常关键的。拟用健脾化湿温阳利水降逆为治疗大法,就是让中州的大气一转,其气乃散,中焦阻滞之患也就解除了,呕吐自平。方中党参、白术、茯苓、薏苡仁健脾化湿,车前子利水渗湿,湿邪蕴而化热,予以金银花、紫花地丁清热解毒,湿邪阻滞中焦气机,予以枳壳、厚朴理气降逆,南星燥湿解毒,附子与白术、茯苓、白芍合为真武汤,能温肾化湿利水,白芍育阴利尿,使湿邪去而气机转,中焦自然恢复了清升浊降的职能。古中医的圆运动医学理论,就是张仲景"大气一转、其气乃散"的发展完善。

用山广志教授的话说,此方寓有保和丸之意。紧紧抓住本虚标实的特点,贯彻扶正祛邪的治则,围绕"湿邪"这一关键病机,采用健脾化湿、清热渗湿、温阳利湿等方法,祛除湿邪,转动中焦之气,恢复脾胃升降职能,取得了较好的疗效。体内大气升降有序,转动如常,则诸病自愈。

(整理:刘文奇)

五、补益脾胃法治疗胃癌肿瘤标志物升高医案

患者,吴某,男,67岁,退休工人,已婚,2011年8月5日初诊。

主诉:胃癌术后1年,肿瘤标志物偏高。

现病史:2010年6月无明显诱因出现腰背痛,为阵发性疼痛,程度剧烈,去鄞州某医院住院拟行"胸椎压缩性骨折微创手术",住院期间检查发现血CEA偏高(具体数值不详),胃镜病理活检提示"胃癌",予化疗,无明显恶心呕吐等副反应。于2010年9月23日在该院行全麻下"胃癌根治术",术后予化疗7个疗程,无明显恶心呕吐等副反应。经过影像学检查,未发现新的复发病灶,原有胸椎转移病灶未见明显变化。患者有糖尿病、高血压病史。来我科门诊求中药治疗。

刻下症:乏力,恶心,嗳气,有时腹胀,纳少,二便调,眠可,舌质淡红,舌苔腻,脉沉。

病机分析:患者经过多次化疗,损伤脾胃,脾胃升降失常,脾气不升则见乏力、腹胀、纳少;胃气不降则见恶心嗳气,舌质淡红、舌苔腻、脉沉均是脾胃亏虚、痰毒内结之象。

诊断:中医诊断:胃积,证属脾胃亏虚,痰毒内结。

西医诊断:胃癌术后。

治则:补益脾胃,化痰散结。

治疗与效果：

一诊：拟以六君子汤加减。

处方：制半夏 15g，陈皮 10g，茯苓 20g，炒白术 15g，党参 10g，红枣 10 枚，浙贝母 20g，藤梨根 30g，薏苡仁 30g，生黄芪 20g，竹茹 10g，连服 7 剂。

煎服法：每剂水煎 2 次，每次取药汁 150ml，2 次药汁混合，早晚分服。

二诊：2011 年 8 月 12 日，诉服用上方后，胃脘部胀满不适明显减轻，恶心口苦等情况较前改善，仍感乏力明显，上方中加入炙黄芪 20g 益气健脾，茯苓 20g、泽泻 15g 利水渗湿。连服 14 剂。煎服法同上。

治疗期间，患者每隔 1~2 个月化验 1 次 CA199，2011 年 10 月为 182.6U/ml，2011 年 12 月为 376.1U/ml，其间患者曾口服过 2 个疗程"卡培他滨"，但肿瘤标志物未见明显下降，2012 年 5 月查 CA199:430.7U/ml，此后患者不再口服化疗药物，继续坚持在我科服用中药治疗。

2012 年 8 月 13 日再次来门诊，症见：乏力，胃脘部胀满不适，继续予以健脾理气化痰之剂。

处方：党参 15g，炒白术 15g，茯苓 20g，白扁豆 20g，陈皮 10g，制半夏 15g，浙贝母 20g，薏苡仁 30g，制南星 15g，蒲公英 30g，半枝莲 30g，藤梨根 30g，连服 14 剂。煎服法同上。

此后患者坚持在我科服用中药，中药处方始终在上方基础上加减，治法始终以健脾益气、化痰解毒散结为主，2012 年 12 月测 CA199:421.5U/ml，此后逐步下降，2013 年 3 月为 378.3U/ml，2013 年 7 月为 276.4U/ml，2014 年测 3 次，始终在 210U/ml 以下，影像学检查仍未发现新的病灶。病情趋于稳定。

肿瘤患者术后，有相当一部分出现肿瘤标志物升高，对于这种情况，需要进一步检查，排除肿瘤复发转移情况。具体到本例来看，患者手术后即有 CA199 升高，且不稳定，一度持续升高，其间患者也寻求过化疗，但服用几个疗程的"卡培他滨"后，CA199 仍持续偏高。患者后期长期在我科中医治疗，CA199 逐步下降，后趋于稳定。在治疗过程中经数次影像学检查未发现新的病灶，患者近期随访，已经术后近 7 年，影像学检查未发现明显复发转移病灶，CA199 稳定在 200U/ml 左右。

山广志教授分析病情认为：患者化疗后出现腹胀、纳少等脾气虚症状，又见恶心、嗳气等胃气不降症状，考虑为化疗药物损伤人体正气，导致机体气机升降失常，舌质淡红、舌苔腻、脉沉均是脾胃亏虚、痰浊内生的表现。治疗过程中紧紧抓住健脾、化痰两方面来进行，方剂先后予以六君子汤、健脾汤、二陈汤等加减,取得了较为满意的疗效。山广志教授认为"痰"作为一个病理因素,贯穿于肿瘤发展过程的始终,脾虚生痰、痰毒内结、痰瘀互结等是大多数肿瘤的病机。脾为生痰之源,祛痰不能只运用化痰、消痰、散结等法,更要注重补益后天之本,从根本上来消除痰产生的根源。

患者原发病灶经过手术切除后,仍有胸椎处转移,治疗的目的是追求带瘤生存,山广志教授认为,肿瘤病机复杂,虚实夹杂,当根据患者虚实对比的不同,灵活采用攻邪、扶正措施。对于晚期肿瘤患者,当以追求带瘤生存为最大目标,切不可一味追求杀灭肿瘤细胞,"投鼠"一定要"忌器"。晚期肿瘤患者,大多体质虚弱,本虚标实,以虚为主,治疗上一定要注意补益后天之本,使脾胃之气旺盛,肿瘤类病理变化自然稳定或萎缩,此乃郭博信老中医治癌贵在不抗癌的精辟经验的体现,也是山广志教授近年来再三推广的中医治癌学术理念。

(整理:刘文奇)

六、大柴胡汤加减治疗胃癌晚期医案

患者,李某,女,68 岁,已婚,退休工人,2008 年 10 月 3 日初诊。

主诉:胃癌术后 2 月伴胃胀反酸,进食梗阻感。

现病史:患者 2008 年 8 月因腹胀、纳差,在宁波某医院就诊,胃镜检查提示胃癌,病理检查示:低分化腺癌。遂于当月行全胃切除术,术中见:肿瘤侵犯全胃,大小 8cm×8cm,肿瘤浸润浆膜外,术中见贲门周围的膈肌受侵,行膈肌部分切除。术后病理示:胃低分化腺癌,淋巴结见腺癌转移(14/22),分期为 T3N3M1,IV 期。患者拒绝化疗,转我科求中医药治疗。

刻下症:胃胀、反酸,稍有进食梗阻感,咽部灼热感,纳差,夜寐尚可,二便调,舌红,苔黄,脉细滑。

病机分析:《医宗金鉴》对胃癌的发病原因、临床现象有详细描述:"三阳热结,谓胃、小肠、大肠,三府热结不散,灼炼津液……贲门干枯,则纳入水谷之道路狭隘,故食不能下,为噎塞也",本例患者考虑为情志失调,劳倦内伤,引起机体脏腑经络功能失常,阴阳平衡失调,出现气滞、痰结、纳差,邪毒壅滞中焦,腐化灼热等一系列病理改变,最终导致进食梗阻,咽部灼热感,纳差等症。

诊断:中医诊断:胃癌,证属肝胃不和,痰热蕴结。

　　　　西医诊断:胃癌术后。

治则:疏肝和胃,清热化痰。

治疗与效果：

一诊：拟大柴胡汤加减。

处方：柴胡 10g，黄芩 10g，蒲公英 30g，苦参 10g，槟榔 15g，厚朴 15g，连翘 20g，炙甘草 5g。连服 7 剂。

煎服法：以水 700ml 煎煮 200ml，如法日煎 2 次，饭后温服。并给予保和丸，每次 10 粒，每日 3 次，口服配合治疗。

二诊：2008 年 10 月 10 日，反酸较前减少，仍有进食梗阻感，时有呃逆，胃纳一般，二便调，舌暗红，苔白，脉细滑。治以理气化痰，祛瘀散结。上方加制半夏 10g，茯苓 20g，浙贝母 15g，龟甲片 5g。

服药后，患者诸症消散，无明显不适，无反酸呃逆、口干口苦，纳寐均可，二便调，舌淡红，苔薄白，脉弦细。此后患者坚持每 2 周前来复诊，均无明显不适，以上方加减治疗。后多次复查均未见复发。相关抗原指标阴性。随访至今，患者坚持以中医药治疗 6 年余，未见复发及转移，生活如常人。

山广志教授认为：胃癌临床常见肝胃不和证候，临证处方注重辨病与辨证论治相结合，用药以理气和胃、清热解毒、化痰祛瘀、补益脾肾为法，每获良效。此例患者初诊时症见反酸、咽部灼热感、纳呆等，证属肝胃不和，痰热蕴结，所谓"三阳结，谓之膈"。胃热津伤，火热炎上，多升少降，故见反酸、咽痛、食难以入。术后元气虚弱，然以急则治其标为原则，治以清胃降火，祛瘀开结。复诊时咽痛、反酸较前好转，胃热稍减，气仍上逆。因胃以通为用，故以理气和胃、祛瘀散结为法，在前方基础上去清解胃热之品，佐以制半夏、浙贝母、茯苓、龟甲片等祛瘀散结。胃癌以内虚为本，痰瘀毒结为标，此时当以顾护胃气、扶正培源为主，兼顾祛邪，以四君子汤加减。

此例患者初诊时已是胃癌Ⅳ期术后，本为凶险之极，预后极差之病，在山广志教授门诊坚持中医药调治，至今已 6 年余，未见复发及转移，足见中医辨证治疗肿瘤之优势。

（整理：施　航）

七、黄芪建中汤加减治疗胃癌晚期医案

患者，李某，男，79 岁，退休职工，2015 年 7 月 12 日初诊。

主诉：胃痛 1 月余。

现病史：患者于 2015 年 5 月无明显诱因出现胃脘部胀痛，呈持续性，经抑酸护胃、促胃动力药等内科治疗无效，至宁波市某医院就诊，查胃镜：溃疡型腺

癌,溃疡大小 3.5cm×4.5cm。血常规:白细胞 5.2×10^9/L,血红蛋白 95g/L;肿瘤标志物 CEA:65ng/ml;大便隐血(++)。家属拒绝手术,予口服"替吉奥胶囊"化疗,配合抑酸剂、止血剂等对症处理配合免疫促进剂,2 个疗程后病情较前加重,并伴纳差乏力、怕冷。复查血常规:白细胞 5.1×10^9/L,血红蛋白 6.5g/L;肿瘤标志物 CEA:100ng/L;大便隐血(+++)。患者不能耐受化疗的副反应,故转求中医药进行治疗,遂来我科门诊就诊。

刻下症:少神乏力,贫血貌,胃脘持续性隐痛,伴黑便,不成形,2~3 次/d,纳差,怕冷,四肢冰凉,舌淡胖,苔白滑边有齿痕,脉濡细。

病机分析:脾胃位属中焦,为仓廪之官,运化水谷,升清降浊,为气血生化之源,同时脾主统血。患者属老年脾胃阳气虚弱,失于温煦运化之职,则寒湿困阻中焦,气机不通畅,不通则痛,故胃脘隐隐胀痛;脾阳不能温达四末,故形寒肢冷;脾不统血,故便血。舌淡胖,苔白滑,脉濡细,皆为中阳不足、寒湿内停之征。

诊断:中医诊断:胃积,证属中阳不足,寒湿中阻。

　　　　西医诊断:胃癌。

治则:补中益气,温化寒湿。

治疗与效果:

一诊:拟用黄芪建中汤加减。

处方:生黄芪 25g,茯苓 25g,干姜 15g,桂枝 25g,党参 15g,薏苡仁 30g,佛手 10g,炮姜 10g,白芍 15g,炙甘草 6g。7 剂。

煎服法:每剂煎 2 次,文火慢炖 1 小时,取药汁 300ml,分 2 次服,饭前服用。

二诊:2015 年 7 月 19 日,患者服药后胃痛明显好转,食欲较前改善,乏力怕冷仍存,大便成形,每日晨起 1 次,血常规:白细胞 4.9×10^9/L,血红蛋白 70g/L;大便隐血(++)。原方加熟地黄 30g、白术 25g、血余炭 15g,再进 7 剂,煎服法同前。

三诊:2015 年 7 月 26 日,服药后患者乏力、怕冷较前好转,舌淡,苔白边有齿痕,血常规:白细胞 5.1×10^9/L,血红蛋白 72g/L;大便隐血(++)。原方去薏苡仁,改桂枝 15g,加怀山药 35g、焦三仙 15g,再进 7 剂,煎服法同前。

四诊:2015 年 8 月 2 日,服药后诸症明显好转,四肢温暖,舌淡苔白。血常规:白细胞 5.0×10^9/L,血红蛋白 85g/L;大便隐血(+)。原方再进 14 剂,煎服法同前。

服药后患者面色明润,诸症皆除,2个月后复查血常规,白细胞恢复正常,血红蛋白基本接近正常,大便隐血(-)。家属为减轻患者检查痛苦,拒绝胃镜复查。经中药调理后,老者生活质量明显提高,虽然不明确体内肿瘤的真实情况,但治疗效果鼓励了家属和患者的治疗信心,免去了西医的化学治疗对患者及家属造成的生理及心理痛苦,同时一定程度上为家属减轻了经济负担。至今患者健在,并一直坚持中药调理,其间患者复查1次胃镜(2017年2月5日),胃镜示:溃疡型腺癌,溃疡大小5.5cm×4.5cm。其间血常规各项指标一直维持在正常水平,大便隐血出现过几次阳性,随后消失。中草药代替西医的化学治疗不仅大大提高了患者生活质量,也延长了生存期。

本病案在整个治疗过程中,经过辨证后,明确患者为中焦虚寒,故方药以温补中焦为主,重用干姜、桂枝温阳散寒,辅以茯苓、党参、黄芪益气健脾养血,本方取炮姜温中止血之功效,遵循建中汤组方之理,诸药合用,诸症悉除。

山广志教授认为治疗肿瘤要"从简","简"在何处,意为治疗肿瘤却不从肿瘤入手,不可一味追求重用某些有毒性的抗肿瘤中草药(经现代药理研究有明确抗癌作用的药物,比如红豆杉、蟾蜍等)。肿瘤病因较为复杂,病机较为特殊,但治疗基本原则一定也是辨证。以本案为例,山广志教授用药以八纲辨证理论为指导,明确为寒、为里、为虚、为阴,辨病位,辨气血,故选药以温中为主,辅以健脾益气止血。方药简单,以证入手,治疗思路清晰,疗效显著。

(整理:崔丽花)

八、参赭培气汤合逍遥散加减治疗胃癌医案

患者,单某,男,66岁,退休职工,2011年8月9日初诊。

主诉:食入即吐半月余。

现病史:患者2011年3月无明显诱因出现胃脘部饱胀感,伴恶心反酸,无呕血黑便,4月去宁波市某医院就诊,查胃镜示:进展期胃癌。病理:(胃体)低分化腺癌,脉管内见癌栓。于4月8日在全麻下行"胃贲门癌根治术(胃全切术)及胆囊切除术",术后病理:胃贲门癌,溃疡浸润型低分化腺癌,浸润至浆膜外,侵犯神经,脉管内见癌栓。术后行"FOLFOX方案"化疗5个疗程,毒副反应不能耐受,未行进一步化疗。2011年8月9日因胃脘部、胁肋部胀满不适,食入即吐来我科门诊求治。

刻下症:胃脘胀满,时时作痛,窜及两胁,口苦心烦,嗳气陈腐,饮食少进即呕吐反胃,又见食少便溏,气短懒言,舌淡红,苔薄黄,脉弦。

病机分析:肝气郁结,疏泄失职,则见胁肋胀满疼痛,情志抑郁;肝气横逆犯胃,胃失和降,脾气虚弱,则见嗳气陈腐或食入即吐,又见食少便溏,气短懒言,苔薄黄,脉弦等为肝胃不和之象。

诊断:中医诊断:反胃,证属肝胃不和,脾气虚弱。

西医诊断:胃癌术后。

治则:补中降逆,疏肝解郁。

治疗与效果:

一诊:以参赭培气汤合逍遥散加减主之。

处方:白芍 30g,白术 20g,茯苓 20g,柴胡 15g,薄荷 6g,黄芪 30g,代赭石 35g,党参 20g,天门冬 15g,制半夏 15g,肉苁蓉 15g,知母 15g,当归 12g,生姜 3 片同煎。7 剂。

煎服法:上药添水约 700ml,煎煮沸后,文火煮 30~35 分钟,滤出药汁约 200ml,如此煮 2 次,饭后半小时温服。早晚各服 1 次。

二诊:2011 年 8 月 16 日,患者自诉服 7 剂药后能进食,无食后呕吐,胃脘胀满、口苦心烦、嗳气陈腐仍存在,今日复查白细胞低,前方加鸡血藤 30g 活血补血,加怀山药 30g 顾护中气,再进 14 剂。煎服法同上。

本案以补中降逆、疏肝解郁之法,反胃、呕吐 7 剂药后消失,胃脘、胁肋胀满疼痛约调理月余改善,后佐以少量清热解毒散结的中药。随访 1 年,现无胃脘部及胁肋部胀满,无恶心呕吐,胃纳可,二便调,影像学及胃镜检查未见肿瘤复发迹象。3 年来一直坚持中药调治,各证平稳,生活如常人。

本证虚实夹杂,病位在肝、胃,刀圭及化疗之后,肝胃功能失调是其发病的根本。治疗上值得思考的是,到底是疏肝解郁为主呢?还是补中益气为主?山广志教授临证后给出了参赭培气汤合逍遥散加减的答案,故治宜补中降逆、疏肝解郁之法。山广志教授青年时熟读《医学衷中参西录》,其中记载:"(膈食者)当以大补中气为主,方中之人参是也。以降逆安冲为佐,以清痰理气为使,方中之赭石、半夏、柿霜是也。又虑人参性热、半夏性燥,故又加知母、天冬、当归、柿霜以清热润燥、生津生血也。用苁蓉者,以其能补肾,即能敛冲,冲气不上冲,则胃气易于下降。且患此证者,多有便难之虞,苁蓉与当归、赭石并用,其润便通结之功,又甚效也。若服数剂无大效,当系贲门有瘀血,宜加三棱、桃仁各二钱。"本例中气不旺,胃气不降,用"参赭培气汤"补中气、降胃气不够全面,尚有肝气瘀滞,横逆犯胃,胃失和降的病机,因此有胃脘、胁肋胀满疼痛、嗳气、呃逆、吞酸,情绪抑郁之症,又合逍遥散加减顾及肝郁病变。柴胡疏肝解郁,白芍养血敛阴,柔肝缓急,白术、茯苓健脾去湿,使运化有权,气血有源。服药7剂起到立竿见影的效果。

山广志教授早年在京从师之时熟读《医学衷中参西录》,临证擅于运用张锡纯方。山广志教授指出,本证中气不足,胃气不能息息下降,乘虚上干,致痰涎亦随逆气上并,以壅塞贲门。贲门壅塞,饮食难以下达,故见反胃、食入即吐。本证的特点中气虚弱,肝气郁滞,当补中益气佐以疏肝解郁之剂,参赭培气汤合逍遥散二方合用正合此意。

胃主受纳、腐熟水谷,具有接受和容纳饮食水谷的作用。饮食入口,经过食管(咽)进入胃中,在胃气通降的作用下,由胃接受和容纳,故胃有"太仓""水谷之海"之称。山广志教授特别重视"胃气"的作用。他所说的胃气,既包含胃的下降生理功能,也包含脾的升清化湿生理功能,是中焦之气的总称,也是指作为人体一切营养来源的"后天之本",对于人体的生命活动十分重要,所以有"得胃气则生,无胃气则死"的说法。胃气的消长对病人的疾病预后转归都非常重要,所以山广志教授在此则病例的治疗与复诊处方时,都再三强调顾护胃气的重要性,这也是患者得到了长期生存与康复的原因。

(整理:屠小龙)

九、理中旋覆代赭汤治疗晚期胃癌呕逆医案

患者,何某,男,59岁,工人,2014年10月5日初诊。

主诉:恶心呕吐1周。

现病史:2014年2月患者无明显诱因出现黑便,当时无腹痛腹泻,无恶心呕吐,遂去宁波市某医院就诊,胃镜示:进展期胃癌,慢性浅表性胃炎。活检病理:腺癌。后行PET-CT示:胃癌伴胃周淋巴结转移,肝脏多发转移,右肺转移。患者遂去浙江省某医院就诊,并在4月1日行"胃癌介入化疗+栓塞术",手术过程顺利,术后无黑便。1周前患者突然出现恶心呕吐,食入即吐,呕吐物为淡绿色胃内容物,为求密切观察治疗效果,门诊将其收住入院。

刻下症:患者目前恶心呕吐较重,水米不进,呕吐物为淡绿色胃内容物,进行性消瘦,舌胖,苔无,脉尺部沉细,寸关部未触及。

病机分析:癌毒日久,损伤气血,耗其津液,故病久人体五脏俱虚,癌毒在胃,犯及肝、脾,致中焦脾胃受损严重,胃失和降,必上逆而作呕,肝与胆互为表里,故呕吐淡绿色苦水;后天脾胃亏虚,气血生化无源,脾主肌肉,肌无所养,故日渐消瘦。

诊断:中医诊断:呕吐,证属脾胃虚弱,胃气上逆。

西医诊断:晚期胃癌。

治则:健脾和胃,降逆止呕。

治疗与效果:

一诊:拟以理中汤合旋覆代赭汤加减。

处方:党参20g,茯苓20g,炒白术15g,干姜15g,炙甘草10g,制半夏15g,旋覆花10g,代赭石20g,炒鸡内金20g,焦三仙各15g。7剂。

煎服法:诸药煎好代茶饮,不拘时间。

二诊:2014年10月12日,患者服上药后,已无恶心呕吐,但仍有呃逆及进食梗阻感,原方加麦冬10g,再进7剂。煎服法同上。

三诊:2014年10月19日,患者服上药后,呃逆无,胃纳稍好转,进食梗阻感仍有,效不更方,原方续服。煎服法同上。

晚期肿瘤患者的恶心呕吐,除梗阻外,根据山广志教授多年的临床经验,多是由于脾胃虚极引起,因此在治疗过程中,常选择性使用调理中焦的建中汤、理中汤、四君子汤,配合降逆止呕的旋覆代赭汤加减,以恢复脾胃的升降功能。因久病多瘀,且《医林改错》中指出"呃逆是血府有瘀,一见呃逆,无论轻重,即予化瘀",临床上经常加入活血化瘀之红花、桃仁等药物。

(整理:王永生)

十、扶正祛邪法治疗胃底癌医案

患者,何某,女,65岁,已婚,农民,2009年3月16日初诊。

主诉:胃痛间断性发作4个月。

现病史:2008年12月初,因间断性胃痛发作,进食后可稍缓解,偶有反酸,无恶心、呕吐,无腹胀等不适症状。12月20日就诊于当地医院行电子胃镜检查示:胃底肿物性质待定(胃底:大弯侧见菜花状肿物约3.5cm×3.5cm);胃底息肉?炎症?(占位待除外);慢性浅表性胃炎;胃腔黏膜苍白像。病理示:黏膜腺体不典型增生灶性癌病。患者因年事已高,体虚不耐手术,故来我科要求服中药治疗。

刻下症:胃脘疼痛,伴下腹及两胁部不适,纳差,夜寐一般,大便2~3天1行,质干,面色苍白,口唇及睑结膜色淡,舌紫暗,苔黄厚腻,脉弦细。

病机分析:中医认为胃癌的病机以脾胃虚弱为本,气滞、血瘀、痰凝、毒结为标。本例患者由于长期饮食不节,劳倦内伤,引起机体脏腑经络功能失常,阴阳平衡失调,出现脾虚、血瘀、痰结、邪毒壅滞等一系列病理改变,显现胃脘疼痛,纳差,夜寐一般,大便不调,面色苍白,口唇及睑结膜色淡,舌紫暗,苔黄厚腻,脉弦细之证。

诊断:中医诊断:胃痛,证属脾虚湿阻,瘀血内停,气阴两虚。

西医诊断:胃癌。

治则:益气养阴,活血散结。

治疗与效果:

一诊:麦门冬汤加味。

处方:石菖蒲、百合、半枝莲、麦冬、佛手、地榆、白花蛇舌草、太子参各20g,郁金、制半夏各12g,莪术6g,冬凌草、乌药、山茱萸、砂仁、红景天各10g,香橼、茵陈、枳实、藤梨根各15g。7剂。

煎服法:以水700ml,先用武火煮沸后,文火煎煮45分钟,去渣,取药汁250ml,分多次频温服。

二诊:2009年3月23日,服药7天后胃脘疼痛稍减,纳差,夜寐一般,晨起口中异味,大便2~3天1行,质干,舌紫暗,苔黄厚腻,脉弦细。上方加白茅根、石见穿各15g,仙鹤草20g,旱莲草30g。7剂,煎服法同前。

三诊:2009年3月30日,患者服药后病情稳定,偶有胃痛,咽部不适,吞咽顺畅,纳食尚可,口干,大便每天1行,欠畅,质偏干,舌暗红,苔黄厚腻,脉弦细。遂根据病情调方如下:地骨皮、冬凌草、茵陈各15g,延胡索、仙鹤草、石斛、藤梨根、枳实、石菖蒲、石见穿、百合、半枝莲、麦冬、佛手、地榆、白花蛇舌草各20g,浙贝母、制半夏、郁金各12g,太子参30g,红景天、白豆蔻、砂仁、僵蚕各10g,莪术、全蝎各6g,三七粉(冲)2g。7剂,煎服法同前。

患者坚持服用中草药治疗,每隔半月调方1次,至2010年6月28日患者腹部已无明显不适,面色红润,活动自如,腹部柔软,无肿块,无腹水,纳可,夜寐可,大便1~2天1行,舌红,苔黄腻,脉弦。后随访至2011年2月,患者病情稳定,未出现明显不适。

《素问·评热病论》云:"邪之所凑,其气必虚。"《医宗必读·积聚》指出:"积之成者,正气不足,而后邪气踞之。"山广志教授认为,胃癌的发病多在脾胃虚弱的基础上,六淫邪毒入侵,并与气、痰、湿、瘀、热等搏结积聚而成。病机重点是本虚标实,治疗原则当扶正祛邪,攻补兼施。但要明确攻补关系,同时应把顾护胃气的指导思想贯穿于治疗的始终,以期调理脾胃,滋养气血生化之源,扶助正气。故治以太子参、红景天健脾益气养阴;旱莲草、山茱萸滋补肝肾,扶正祛邪;石菖蒲、郁金、砂仁、白豆蔻化湿和胃,使湿去脾自安,杜绝生痰之源;藤梨根活血散结;浙贝母、僵蚕、制半夏化痰散结;香橼、佛手、枳实行气散结;白花蛇舌草、半枝莲、石见穿清热解毒散结。诸药相合,针对多种病机从行气、清热、活血、化痰等多种治法达到散结抗癌的作用,又时时不忘调理脾胃,顾护胃气,如此攻补兼施,使扶正不碍邪,祛邪不伤正。

(整理:施　航)

十一、益气活血法治疗胃癌术后并发食管瘘、肠梗阻医案

患者,赵某,男,68 岁,已婚,退休工人,2009 年 11 月 13 日初诊。

主诉:胃癌术后 1 月余,发热、呕吐 12 天。

现病史:患者于 2009 年 8 月无明显诱因出现进食哽噎不适,就诊于宁波市某医院,诊断为胃癌,于 2009 年 9 月 28 日在全麻下行根治性近侧胃大部切除术及空肠间置术。术后 12 天出现高热,2009 年 10 月 14 日行上消化道造影示:食管空肠吻合口瘘,遂于 2009 年 10 月 16 日行 2 次手术:腹腔脓肿冲洗,腹腔引流,近侧空肠造瘘术。术后病理:印戒细胞癌侵及周围软组织。于 2009 年 11 月 6 日再行造影示:吻合口瘘,吻合口-胸膜-左侧支气管瘘,空肠近端梗阻,两肺感染盘状不张。住院期间反复呕吐,其他症状不能缓解,家属愿意保守治疗,来我科中医诊治。

刻下症:患者不能平卧,半坐于病床之上,呼重吸微,大汗出,呕吐频发,咳嗽伴有胃液反流,痰涎较多,大便已多日未行,舌红,苔黄厚腻,脉滑数。

病机分析:该患者长期饮食不节,劳倦内伤,引起机体脏腑经络功能失常,阴阳平衡失调,出现血瘀等一系列病理改变。胃癌的病机以脾胃虚弱为本,脾虚不能固摄中气与津液,故见汗出不止,大便不行;运化无力则见痰涎较多;胃气不降则见呕吐,胃液反流。舌红,苔黄厚腻,脉滑数均为中焦不和、郁积化热伤阴之征象。

诊断:中医诊断:反胃,证属气虚血瘀。

　　　　西医诊断:①胃癌术后;②食管空肠吻合口瘘;③近端小肠梗阻。

治则:益气扶正,活血散瘀。

治疗与效果:

一诊:拟调胃承气汤加味。

处方:生大黄 6g,八月札、地榆、天花粉、败酱草、白芍、冬凌草、党参各20g,枳实、石见穿、佛手各 15g,厚朴 12g,生甘草 10g,薏苡仁、黄芪、白花蛇舌

草各 30g。7 剂。

　　煎服法:以水 700ml,先用武火煮沸后,文火煮 45 分钟,去渣,取药汁 250ml,嘱少量频服,不拘时限。

　　二诊:2009 年 11 月 20 日,患者仍行动不便,其女述患者服药后症状较前好转,呕吐症状稍有缓解,咳嗽、偶有白痰,易汗出,口干,舌红,苔黄厚腻,脉滑。

　　处方:生大黄 9g,半枝莲、红景天、紫苏叶、枳实、鬼箭羽、佛手、石见穿各 15g,黄芪 60g,天花粉、薏苡仁、连翘、白花蛇舌草各 30g,露蜂房、黄连、皂角刺各 6g,地榆、八月札、白芍、败酱草、冬凌草、党参各 20g,厚朴 12g,甘草 10g。7 剂,煎服法同前。

　　三诊、四诊:患者家属述病情稳定,症状缓解,呕吐基本消失。

　　五诊:2009 年 12 月 16 日,患者面色萎黄,口唇色泽正常,语言流利。查体:左侧腹壁可见空肠营养管,右侧腹壁可见 2 根腹腔引流管,腹软,无压痛、反跳痛及肌紧张,现偶有胃脘部不适,仍易汗出,口干,心慌气短,大便每天 2~3 次,质稀,舌暗红,苔薄黄少津,脉弦滑无力。2010 年 1 月 4 日再行上消化道造影:胃癌术后,食管-空肠吻合口通畅,近端小肠梗阻。

　　处方:生大黄 9g,山茱萸、红景天、石见穿各 15g,薏苡仁 30g,生黄芪 60g,丹参、党参、葛根、八月札、地榆、枳实、白芍、连翘各 20g,冬凌草、厚朴、僵蚕、当归、甘草 12g,皂角刺、白芷各 10g,露蜂房 6g,莪术、桃仁各 8g。7 剂,煎服法同前。

　　此后患者病情稳定,随症加减治疗 2 个月,症状基本消失,偶有嗳气,患者返回老家,改为间断口服中药治疗。后随访半年无明显不适,体重增加。

　　本案患者为胃癌术后,食管空肠吻合口瘘,中医辨证为气虚血瘀。山广志教授提倡抓“主病机”,提出病下辨证。认为胃癌术后元气大伤,气血亏虚,癌毒未尽,贯穿疾病始终,病下辨证为气滞、热毒、血瘀。患者术后气血已伤,呕吐不止,“吐下之余,定无完气”(清·尤怡《金匮要略心典·痰饮咳嗽病脉证并治》)。故气虚更甚,汗出不止实乃气虚欲脱之象。并认为食管空肠吻合口瘘乃属中医学痈疡之范畴。故针对其病治当益气固脱,解毒排脓消痈;对其证治当理气和胃,活血散结。方中重用黄芪补气升阳、益气固表托痈生肌;配伍党参、红景天加强益气补中、扶正固脱之力;山茱萸、白芍滋补肝肾、养血敛阴,重用又可收敛固脱;天花粉、皂角刺透脓溃坚,解毒消痈;枳实、厚朴理气和胃,使补而不滞;丹参、桃仁、莪术、石见穿、当归理气和血,消瘀散结;大黄、甘草清热解毒止吐。诸药相合,针对主病机和兼病机的特点。益气健脾养阴补后天脾胃不足,配伍解毒消肿、理气活血之品,攻补兼施而见奇效。

（整理：施　航）

十二、三根汤合玉屏风散治疗胃癌术后头晕乏力医案

患者,胡某,男,56岁,已婚,退休职工,2012年6月12日初诊。

主诉:胃癌术后2个月,乏力盗汗。

现病史:患者素有胃溃疡,患病多年,未予重视,常以"奥美拉唑"或"铝碳酸镁片"止痛,2012年2月,无明显诱因出现胃痛加重,口服药物后未能缓解,伴黑便,胃纳减少,无恶心呕吐,去宁波市某医院查胃镜示:胃窦部肿块。病理活检示:印戒细胞癌,部分低分化腺癌。CT检查未见肺部转移;B超示:胃周淋巴结肿大,肝脏未见异常。遂在该院行全胃切除及淋巴结清扫手术。术后予XELOX(奥沙利铂+卡培他滨)方案化疗4个疗程。患者化疗后乏力更甚,时时欲呕,饮食少,不愿继续化疗,故来我科要求行中医治疗。

刻下症:时有便溏较甚,每日3~4次,纳差,头晕,神疲乏力盗汗,小便清长,舌淡白,苔白腻,脉细软。

病机分析:脾为后天之本,主运化。脾失健运,则痰湿内生,痰湿内蕴于胃而致胃癌。癌毒阻滞,不通则痛,故胃胀胃痛,气血运化失常,故纳食减少。手术后行全胃切除,受纳功能大损,再行化疗,更伤正气,化疗进一步损伤脾胃,饮食难进,生化无源,故全身乏力,胃气上逆,故恶心欲呕,脾虚失运,中气不固,故腹泻便溏,湿浊中阻,故舌淡,苔白腻,脉细软。

诊断:中医诊断:伏梁(胃痛),证属气血双亏,痰毒内结。

西医诊断:胃癌术后。

治则:健脾和胃,补气运湿。

治疗与效果:

一诊:拟三根汤合玉屏风散加减。

处方:藤梨根15g,虎杖根15g,水杨梅根10g,茯苓20g,党参15g,白术20g,炙黄芪40g,防风15g,五味子10g,酸枣仁30g,莲子30g,薏苡仁30g,车前子10g,制半夏15g,陈皮10g,炒麦芽15g,炒谷芽15g,生山楂15g。连服7剂。

煎服法:每剂煎2次,慢火煎1小时,取药汁400ml分2次温服。

二诊:2012年6月19日,恶心呕吐减轻,纳谷转香,大便转干,仍乏力盗汗,守前方,加用银柴胡10g,续服7剂。煎服法同上。

三诊:2012年6月26日,腻苔已去,乏力明显好转,大便正常,每日1次,无恶心呕吐,纳食大增,仍盗汗,舌苔转薄,脉象平衡,上方加麻黄根10g,连服1个月。煎服法同上。

药后患者饮食如常,无恶心呕吐,盗汗气促发生次数减少,复查血常规、肿瘤标志物均正常,复查胸部CT、腹部B超,皆未见复发转移迹象,1年1次复查胃镜无异常。患者心情开朗,去年起常带药往临安山林中隐居,食用素果之品,盗汗之症已愈,少食多餐,生活质量良好。

本案患者为工程师,因其常年劳心之故,心脾两虚在所难免,患胃溃疡多年未得正规治疗,发现胃癌时已有淋巴结转移。予手术及术后辅助化疗,但因体力不支,未能完成整个化疗疗程。反而脾虚湿困之象更甚,若不能及时调理,此类患者在此阶段复发转移的可能性最大,完全有可能手术之苦前功尽弃。山广志教授在本案用药仍以三根汤加减为主,与前案不同之处为减少抗癌清热解毒之品,而加强了健脾益气养心的药物,因病机为脾虚湿困、心脾失养所致,也收到满意有效的结果。

本案中值得一提的是山广志教授在常规治疗基础上尤重养心,因其心神虚耗多年,心气不足,故自汗盗汗不断,需长久治疗方能得效。山广志教授认为"养心气莫如黄芪最有奇效",同时他指出,黄芪为补心气最得力之佳品,常常胜过桂枝、柏子仁等养心之常品,特别有心阳气虚的时候,如果没有黄芪的参与,只用附子等温阳强心之品,常百用其药不得大效,黄芪一用立显大效,医者不知此,临证常会茫然不知所措。本患通过药物调整,症状基本消除后,放下心事,安然归隐山林,享受自然恩赐,阳光空气无一不佳,俗话说,药养不如食养,食养不如精养,他真是三养同享,故一切安然如常人。

(整理:董 晶)

十三、半夏泻心汤治疗胃癌腹胀医案

患者,王某,男,48岁,工人,2017年8月6日初诊。

主诉:胃癌术后6年余,腹胀半月。

现病史:患者2011年8月无明显诱因出现胃脘部疼痛,腹泻,恶心呕吐,无头晕头痛,无发热畏寒,至宁波某医院行胃镜检查示:胃癌。遂在该院全麻下行"胃癌根治术",术后病理示:胃窦部癌,隆起型中分化腺癌。术后予化疗6个疗程,药用"奥沙利铂、氟尿嘧啶、表柔比星"(具体剂量不详),无明显不良反应。半月前无明显诱因出现上腹部胀满不适,为求进一步诊治来我院门诊。

刻下症:感心下痞满,饭后加重,进食喜温喜热,口干口苦,欲饮,纳尚可,眠一般,大便偏干,两日 1 行,小便正常,舌微红,苔薄黄,脉弦细。

病机分析:患者为中老年男性,平素体虚,加手术、化疗大伐正气,脾胃虚弱,病程日久,损伤脾阳则进食喜温喜热;再因进食肥甘厚腻,易生痰湿,痰湿困脾,进一步影响脾胃运化功能,致中焦气机升降不利、运化失司则出现心下痞满,饭后尤甚;脾主升清,胃主降浊,脾胃为气机升降之轴。脾胃升降失调,痰湿蕴脾,郁而化热,导致口干口苦,欲饮,大便偏干,舌微红,苔薄黄,脉细弦。证属脾胃虚弱,寒热互结,气机升降不利。

诊断:中医诊断:痞满,证属脾胃虚寒,寒热错杂。

　　　　西医诊断:胃癌。

治则:健脾和胃消痞,寒热虚实并调。

治疗与效果:

一诊:拟半夏泻心汤加减。

处方:制半夏 15g,干姜 10g,黄芩 15g,黄连 6g,党参 15g,炒枳实 15g,生白术 30g,厚朴 10g,煅牡蛎 15g,红枣 10g,甘草 6g。7 剂。

煎服法:以水 1 000ml,先煮煅牡蛎 30 分钟,再纳诸药,用武火煮沸后,文火煎煮 45 分钟,去渣、取药汁约 400ml,分 2 次温服。

二诊:2017 年 8 月 13 日,患者诉上腹部胀满较前减轻,口干口苦减轻,小便清,大便正常,日 1 行。效不更方,予上方继续调理 1 个月,煎服法同上。后患者诉以上诸症均消。

山广志教授认为肿瘤是全身性的元气虚损,加上局部邪实。对于不同时期和类型的患者,一定要把握好攻补的尺度。《伤寒杂病论》中提到"夫病痼疾,加以卒病,当先治其卒病,后乃治其痼疾"。故当肿瘤患者在癌症治疗中出现其他症状,一定要及时处理,提高患者的生存质量,千万不要单纯见癌治癌。

本胃癌患者既有饮食喜温喜热的寒象,又有口干口苦的热象;既有心下痞满、饭后尤甚的虚象,又有大便偏干的实象,而非单纯寒或热性,寒热错杂,阻滞中焦,致脾胃升降失调是其病机关键。山广志教授认为在肿瘤的病变过程中,有痰、瘀、热、毒等诸邪同时胶结成病,故癌症患者也多是寒热虚实错杂发病。半夏泻心汤寒热并用以和脾胃之阴阳,辛苦合用以复脾胃之升降,攻补兼施以调脾胃之虚实,配伍严谨,与此病的发生病机关键处相吻合,所以效果显著。

(整理:邱慧颖)

十四、补中益气汤治疗胃癌术后肝转移医案

患者,竺某,男性,50岁,职员,2016年1月25日初诊。

主诉:胃癌肝转移术后20天,胃脘痞满1周。

现病史:2015年7月无明显诱因出现胃脘部胀满不适,至宁波市某医院查胃镜示:胃癌。CT示:肝占位。行化疗5个疗程(具体不详)后,于2016年1月行胃体癌切除术。术后病理:①(胃体)中低分化腺癌;②(肝脏组织)送检小颗肝组织,内见单个扩张的腺体伴有一定的异型细胞。1周前出现胃脘痞满,伴反酸嗳气,胸骨后烧灼感,乏力纳差,为进一步行中西医结合治疗至我科门诊就诊。

刻下症:胃脘痞满不适,伴反酸嗳气,胸骨后烧灼感,乏力纳差,夜寐欠安,二便尚调,舌质淡白,苔白腻,脉沉细无力。

病机分析:患者平素饮食不节,致脾失健运,不能运化水谷精微,气滞津停,酿湿生痰,痰毒搏结于胃,日积以大,发为肿瘤。癌毒流窜至肝,故见肝转移瘤。患者本脾胃虚弱,术后加之手术及化疗攻伐,脾胃之气更虚,土虚则木乘,肝气犯胃,胃气上逆,故出现胃脘痞满不适,反酸嗳气。脾胃气虚则气血生化乏源,故见乏力纳差。舌质淡白,苔白腻,脉沉细无力,四诊合参,本病病位在脾胃,病性为本虚标实,辨为痞满之脾胃虚弱、痰毒内结证。

诊断:中医诊断:伏梁(痞证),证属脾胃虚弱,痰毒内结。

西医诊断:胃癌术后。

治则:益气健脾,化痰散结。

治疗与效果:

一诊:拟补中益气汤合左金丸加减。

处方:炙黄芪50g,党参20g,炒白术15g,升麻10g,柴胡10g,陈皮10g,当归10g,炙甘草6g,黄连6g,吴茱萸3g,制半夏10g,旋覆花15g。7剂。

煎服法:上药添水约1 000ml,煮沸后,文火煮30~35分钟,滤出药汁约200ml,如此煮2次,饭后半小时温服。早晚各服1次。

二诊:2016年2月1日,服药1周后,反酸嗳气、胸骨后烧灼感明显减轻,乏力缓解,胃脘痞满及纳差未见明显减轻,夜寐欠安,前方加厚朴10g、枳实10g、炒麦芽20g、神曲10g、秫米30g。再进14剂,煎服法如前。

三诊:2016年2月15日,服药2周后,胃脘痞满明显好转,胃纳改善,夜寐转安,舌质仍偏淡,舌苔由白腻转薄白,脉沉弦而有力。守方再进14剂,煎服

法如前。

四诊: 2016 年 3 月 1 日,服药后诸症悉除,此后在上方基础上随证加减。定期至我科行中医药治疗,无明显身体不适,与常人无异。

本患者发现疾病时即已发生肝脏转移,姑息手术后,接受了常规射频治疗,并配合以中医药为主的综合治疗。中气不足是患者的基本病机,整体病变,拟用了补中益气汤合左金丸;二诊时又加入厚朴、枳实、炒麦芽、神曲、秫米,为枳实消痞丸及半夏秫米汤,增加中土轴的作用,则心下痞满不适立减,反酸嗳气、乏力纳差好转,夜寐转安。

山广志教授指出,本方中重用黄芪,其有补气升阳、益卫固表、利尿消肿、托毒生肌之功效,始载于《神农本草经》,谓其主痈疽,久败疮,排脓,止痛,大风癞疾,五痔,鼠瘘,列于上品,是常用补益药之一。根据大量的临床病例回顾性总结,黄芪可称为补气之王,而且是补清气,这是它最大的得天独厚之处。人体最重要的两种物质就是阳和气,阳是表示温度,气表示人体的推动力,假设遇到了阳虚病人,只注重温阳,哪怕大量用附子干姜类药物,常会力不从心。山师告诉我们,他曾治疗一位患者,阳虚十分明显,四肢逆冷,心悸水肿,胸闷晨间明显,小便短少,心律失常,脉结代,他用大剂茯苓四逆汤,虽见效,但不显。他思之再三,悟出阳虚必有气虚,只注重温阳,忽视了补气,所以效果不明显,后加用了生黄芪,效果非常明显,服药半月各症消除,如常人,自此以后,山师非常注重温阳之时必补气,此为相得益彰之举。

（整理:栾智宇）

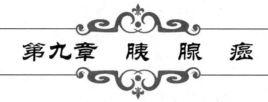

第九章 胰腺癌

一、化痰法治疗胰腺癌术后医案

患者,胡某,女,68岁,已婚,退休工人,2013年5月10日初诊。

主诉:胰腺癌术后1年余,乏力1周。

现病史:2013年3月无明显诱因出现左上腹疼痛不适,无腹泻,无腹胀,无恶心呕吐,无发热畏寒,无嗳气反酸,遂至宁波市某医院查B超:胰颈部小占位伴胰管扩张。于2013年3月29日在该院全麻下行"胰腺癌切除术",术后病理示:高-中分化导管腺癌。术后未予放化疗。1周前无明显诱因下出现全身乏力,伴头晕,有时恶心,右胁下胀闷,上腹部隐痛不适,纳一般,二便尚调。

刻下症:乏力,上腹部隐痛不适,胁下胀闷,有时恶心,纳一般,有时头晕,二便尚调,舌苔腻,脉弦滑。

病机分析:患者性格多疑善虑,肝气不疏,故见胁下胀闷不适,肝气郁而日久,克犯脾胃,胃气不降,而见恶心,中焦气机不畅,上腹部隐痛不适,脾虚不能运化水湿,湿邪聚而成痰,湿阻清阳,故见头晕。舌苔腻,脉弦滑,均为肝郁脾虚、痰湿内结之象。

诊断:中医诊断:心积,证属肝郁脾虚,痰湿内结。

西医诊断:胰腺癌术后。

治则:疏肝健脾,化痰散结。

治疗与效果:

一诊:拟用逍遥散及二陈汤加减。

处方:柴胡15g,香附10g,炒白术15g,茯苓20g,制半夏12g,陈皮9g,天麻10g,炒白芍20g,当归15g,藤梨根30g,生牡蛎30g,连服7剂。

煎服法:每剂水煎2次,每次取药汁150ml,2次药汁混合,早晚分服。

二诊:2013年5月17日,1周后,患者诉服用上方后,腹部隐痛及胁下不适明显减轻,效不更方,继续予以上方加薏苡仁 30g 健脾化痰。煎服法同上。

三诊: 2013 年 5 月 24 日,患者诉上腹部胀闷不适,胁下隐痛感消失,无恶心呕吐,无腹痛,仍有头晕,二便调,舌苔薄腻,脉弦。予以六君子汤加减。

处方: 制半夏 12g,陈皮 9g,茯苓 20g,党参 15g,炒白术 15g,柴胡 15g,香附 10g,薏苡仁 30g,生牡蛎 30g,葛根 10g,藤梨根 30g,连服 14 剂。煎服法同上。

服用上方后,患者门诊就诊时诉无明显不适,舌苔仍腻,脉沉弦。继续予以健脾化痰理气中药。治疗过程中复查 B 超、CT、肿瘤标志物等未见明显异常与复发病灶。患者目前仍定期来我科门诊就诊,4 年多来,肿瘤情况稳定,未见新生病灶。

该患者在手术后,西医专家曾对家属断言,患者的生存期最多不超过半年,经过中药理气健脾化痰等治疗,目前肿瘤未见复发转移,患者 KPS 评分在 90 分以上,到本病例总结之时,生存期已超过 4 年,体现了中医在改善患者生活质量、延长生存期方面的优势。

山广志教授认为,"痰"贯穿肿瘤发生发展全过程,"痰"既是病理因素,也是病理产物,肿瘤的形成与"痰"密切相关。《灵枢·百病始生》云:"温气不行,凝血蕴裹而不散,津液涩渗,著而不去,而积皆成矣。"痰是机体水液代谢异常、停聚而形成的病理产物,痰形成的关键是由于人体自身的正常生理失调而成,如此患脾虚,水湿不化,津液不布,郁滞不通,凝滞成痰。

在肿瘤的治疗上强调健脾化痰。其理论依据来源于朱丹溪的"治痰法,实脾土,燥脾湿,是治其本也"。在健脾化痰的基础上,根据患者痰湿、痰瘀、痰热、痰毒的不同,采用燥湿化痰、祛瘀化痰、软坚消痰、清热化痰、解毒化痰等不同的治疗方法。

山广志教授强调在与本患者交谈中发现,该患者多思善虑,经常为一点点的身体不适而焦虑,经常怀疑自己的疾病可能很严重,把不相关的事情联系起来,患者这样的性格非常容易引起忧虑伤脾,气郁伤肝。所以本病例在治疗过程中,要突出健脾化痰,疏肝解郁。特别在临床中的病人,病机改变经常是肝脾互相联动变化,这也是胰腺癌临床要注意的重点。患者初期出现胁下隐痛等肝气郁滞明显的症状时,以理气为主,肝郁情况缓解后,则以六君子汤等健脾为主,酌情加用牡蛎以软坚化痰散结,半夏燥湿化痰,薏苡仁健脾化湿,体现了扶正祛邪、标本兼治的治则。

"痰"具有黏滞不爽的特点,患病则缠绵难愈,因而病程长。胰腺癌也是如此,中医对一些癥瘕积聚的治疗提出缓缓消磨之,就是点明了肿瘤类病证治疗的长期性特点。

(整理:刘文奇)

二、香砂六君子汤加减治疗晚期胰腺癌医案

患者,孙某,男,63岁,退休工人,2011年8月18日初诊。

主诉:上腹部胀满不适4月余。

现病史:2011年4月患者无明显诱因下出现上腹部胀满不适,食后胀闷更甚,胁下疼痛,纳食不佳,至宁波市某医院查腹部CT示:胰腺癌(尾体部),肝脏多发囊肿,胆囊结石。经腹部MRI进一步明确诊断后于6月1日在该院行"腹腔镜下胆囊切除,胰腺体尾切除,脾切除术"。术后病理:胰尾部恶性胰岛细胞瘤,混合少量导管腺癌成分,间质显著纤维化,浸润至胰腺周围脂肪组织,累及神经,转移至胰腺肿块周围淋巴结(1/3),胰腺血管结扎处淋巴结(7/7),胰腺断端切缘及导管上皮异型增生。出院后患者身体恢复较差,上腹部胀满、食少便溏等症状仍然明显,遂来本院门诊求治。

刻下症:上腹部胀满不适,食后胀闷更甚,胁下疼痛,纳食不佳,大便溏薄,舌淡胖,苔白腻,脉细弦。

病机分析:脾胃乃人体"后天之本",为水谷运化、清浊之气升降枢轴;脾胃受损而运化失调,升降不和,以致湿浊内生,邪毒留滞,故上腹部胀满不适,食后胀闷更甚,胁下疼痛,纳食不佳,大便溏薄;舌淡胖,苔白腻,脉细弦,为脾虚湿阻、癌毒内结之证。

诊断:中医诊断:伏梁,证属脾虚湿阻,癌毒内结。

西医诊断:胰腺癌。

治则:健脾化湿,宽中散结。

治疗与效果:

一诊:治以香砂六君子汤加减。

处方:香附15g,砂仁6g,陈皮12g,制半夏15g,党参20g,茯苓20g,木香10g,葛根20g,藿香15g,薏苡仁30g,炙甘草6g,苍术15g,八月札15g。7剂。

煎服法:上药添水约700ml,煎煮沸后,文火煮30~35分钟,滤出药汁约200ml,如此煮2次,饭后半小时温服,早晚各服1次。

二诊:2011年8月25日,诸症减,上腹部胀满不适较前好转,无食后胀闷,

肋下疼痛减轻,胃纳可。前方加怀山药30g健脾生津,延胡索20g理气止痛。14剂。煎服法同上。

三诊:2011年9月8日,已无明显上腹部胀满,肋下疼痛进一步减轻,胃纳可,二便调,余诸症明显好转,舌淡,苔薄白,脉细。前方减苍术,加半枝莲15g清热解毒,干蟾皮6g破癥结、行水湿。14剂。煎服法同上。

原法时略有调整,巩固治疗3年,病情未见反复,随访5年,患者病情稳定,腹部MRI未见明显复发病灶。

胰腺癌类似于中医古籍中的"心积""伏梁""积聚""腹痛""黄疸"等疾病。李东垣记载"心之积,起脐上,大如臂,上至心下,久不愈,令人烦心",并创制"伏梁丸"治疗该病。山广志教授认为,虽然各家对胰腺癌古文献的命名归属认识略有差异又非常缺乏,但对胰腺癌的主要临床证候特征认识是趋于一致的,即腹中积块、黄疸及疼痛。山广志教授把对胰腺癌的病因认识归结为四个方面:外感湿热毒邪、饮食失调、情志失调、后天失养。胰腺古来没有明确的记载,应属脾的范畴之内,所以它的生理与病理属性应从脾之文献中发掘。胰腺癌的病机突出集中在外感或内伤因素使中焦功能失调,中焦就包含了胰腺。山师又说,如果我们再大胆按中医取类比象观点去思考问题,我们可从猪的解剖情况谈,或有启发。猪的胰腺又称为猪胰子、猪沙肝、猪连襟,位于猪板油上方。古代没有洗涤剂,用猪胰子做肥皂,说明胰腺有很好运化污浊的效果,也说明它与脾的运化有相类似的作用,古人又称其为猪连襟,连襟,是民间把一个母系生的女儿所有的丈夫之间称为连襟,可以推测,胰与脾之间虽没有直接联系,但通过一个能有直系联系的源而互相关系亲密,而且胰腺色偏黄,属土性,所以把它归为脾土中求其属性有理可言。山师又说,我说这些可能有人认为是无稽之谈,其实很多中医学中宝贵的东西就这样被埋没了,如中医认为花类的药都有入上焦、入肺的功能,黑色的药物都有入肾的功能,水能生木,即肾有生肝,土能制水,肺能生肾等等,我头四十年也认为这是无稽之谈,随着我医学经历的积累,特别学了《易经》、再深入学习《内经》和一些中医大家的高论,深感自己学中医而不能入中医感到对不起中医学呀,也感到自己学识浅薄。

山广志教授在中晚期胰腺癌的治疗上有丰富的临床经验,认为治疗胰腺癌应该参照扶正祛邪、胰脾为连襟关系思考与进行,或有海上见州之感。

(整理:屠小龙)

三、膈下逐瘀汤治疗胰腺癌术后伴腹胀痛医案

患者,郑某,男性,81 岁,退休,2014 年 8 月 14 日初诊。

主诉:胰腺癌术后 16 天,腹胀痛 1 周。

现病史:患者于 2014 年 7 月无明显诱因出现上腹部隐痛不适,伴体重减轻,无身目发黄,无恶心呕吐,无腹胀腹泻,无畏寒发热等不适,至宁波市某医院就诊,查上腹部增强 CT 示:胰腺体部占位,胰腺癌考虑。排除手术禁忌后,于 2014 年 7 月 29 日在该院全麻下行"胰腺体尾切除术",术后病理:(胰腺体)导管腺癌,切缘阴性,未见淋巴结转移。1 周前无明显诱因出现腹胀痛不适,伴时有恶心呕吐,纳差,口干口苦,手术切口处稍感疼痛,疼痛不剧烈,可忍,无腹泻黑便,无胸闷气急,无畏寒发热,为求进一步治疗至我科门诊就诊。

刻下症:中上腹部胀满疼痛不适,伴时有恶心呕吐,纳差乏力,口干口苦,形体消瘦,夜寐欠安,二便尚调,舌质暗红,舌下络脉迂曲,苔薄白,脉弦细涩。

病机分析:患者平素情志郁怒,气机不畅,脾居中焦为气机升降之枢轴,内伤忧思、酒食,损伤脾胃而脾气不运,气机升降失常,水湿不运,血行不畅致瘀,气滞血瘀结聚于胰腺而成积,发为肿瘤。术后气血耗伤,故见乏力。术后气血瘀滞之病机未变。气郁使肝脾不调,肝胃不和,故而形体消瘦,胃纳差,恶心呕吐,口干口苦。舌暗红,舌下络脉迂曲,苔薄白,脉弦细涩,四诊合参,本病病位在胰腺,病性为本虚标实,辨为癥积之气滞血瘀证。

诊断:中医诊断:癥积,证属气滞血瘀。

　　　　西医诊断:胰腺癌术后。

治则:行气活血,化瘀软坚。

治疗与效果:

一诊:拟膈下逐瘀汤加减。

处方:五灵脂 9g,蒲黄 9g,当归 10g,川芎 10g,延胡索 15g,川楝子 12g,桃仁 10g,红花 9g,丹皮 10g,赤芍 10g,乌药 9g,莪术 10g,三七 3g,炮山甲 10g,香附 15g。14 剂。

煎服法:上药添水约 1 000ml,煎煮沸后,文火煮 30~35 分钟,滤出药汁约 200ml,如此煮 2 次,饭后半小时温服。早晚各服 1 次。

二诊:2014 年 8 月 28 日,服药 2 周后,中上腹部胀满疼痛显著减轻,舌质由暗红转淡红,但仍偶发恶心呕吐,食欲不佳,乏力,口干口苦,前方去五灵脂、蒲黄、桃仁、红花、莪术,加柴胡 10g,黄芩 10g,党参 15g,制半夏 10g,生姜 3 片,

大枣 10 枚。再进 14 剂,煎服法如前。

三诊:2014 年 9 月 11 日,服药 2 周后,中上腹部无明显胀痛不适,口干口苦显减,纳谷转香,乏力减轻,偶有恶心,无呕吐。再进 14 剂,煎服法如前。

四诊:2014 年 9 月 25 日,继服三诊方药 2 周后,上述症状明显好转,体力恢复。此后在原方基础上随证略有加减。2014 年 11 月复查全腹部增强 CT 示:胰腺癌术后改变,未见复发征象。此后一直坚持服用中药,生活质量得到提高,生存期延长,长期无病生存至今。

膈下逐瘀汤乃王清任《医林改错》五大活血化瘀名方之一,为治疗腹部血瘀之证而设。山广志教授认为,本患生存期能达到 3 年以上,首先归功于发现早,诊断早,手术早;其次,在术后预防复发和转移的过程中,中医药的干预起到了极为重要的作用。另外,肿瘤疾病的病因病机非常复杂,但是只要能抓住主证,往往药到病除。比如,本病的主要病机为气滞血瘀,主方为膈下逐瘀汤,切中病机,效如桴鼓。但是,毕竟肿瘤的病因病机非常复杂,常常兼有他症,此时随证加减,方可顾及整体,比如,本患者二诊时合小柴胡汤后,口干口苦、乏力纳差等伴随症状很快得到改善。正如清代顾靖远之《顾氏医镜》所云:"药不拘方,合宜而用,有是病则用是药,病千变而药亦千变。"说明中医遣方用药,不是根据诊断的病名,而是要根据"证"所认定的病机进行用药,如果只根据所诊断的病用药,常常罔效。山广志教授常告诫我们"有是证用是药,随证立方无有不吻合",确是真经玉言。

（整理:栾智宇）

四、重视标本缓急分阶段治疗胰腺癌术后骨转移医案

患者,薄某,男性,62 岁,已婚,退休工人,2007 年 5 月 21 日初诊。

主诉:胰腺癌术后 1 年余,左髋部酸痛 5 月余。

现病史:患者于 2006 年 3 月无明显诱因出现右上腹胀满不适,呈持续性,无恶心呕吐,无腹泻,无便血,去宁波市某医院查 CT 示:胰腺尾部占位,考虑胰腺癌。进一步查 MRI:胰腺尾部占位,首先考虑胰腺尾部癌,脾下极梗死灶,提示脾门部血管受侵,后腹膜区多发淋巴结,肝右叶后上段小结节。于 2006 年 3 月 29 日在全麻下行"胰腺体尾部癌姑息切除术（脾脏）",术后病理示:胰腺体尾部中低分化腺癌。术后予化疗 6 个疗程,化疗后无明显毒副反应。2006 年 12 月开始出现左腰部及髋部酸痛,12 月 20 日至宁波市某医院查盆骨 X 片示:左坐骨及耻骨骨质破坏,予放疗 1 个疗程,好转后出院。2007 年 4 月 25 日复

查 CT:胰腺癌术后改变,后腹膜区多发转移性病变,伴左侧输尿管上段及左肾静脉受侵,左肾积水。现患者左侧髋部酸痛不适,偶上腹部胀满感,无恶心呕吐,无便血、尿血。故来我科门诊中医药治疗。

刻下症:左侧髋部酸痛不适,偶上腹部胀满感,伴乏力。舌暗红有瘀斑,苔薄,脉弦细。

病机分析:患者平素性格内向,嗜好饮酒,内伤忧思、酒食,损伤脾胃,气机运化失常,日久气滞血瘀结聚于胰腺而成积,发为肿瘤。术后气血耗伤,故见乏力。血行不畅而瘀毒滞于骨之虚处,不通则痛,故出现左侧髋部酸痛不适。舌暗红有瘀斑,苔薄,脉弦细,为本虚标实、气虚血瘀之象。

诊断:中医诊断:心积,证属气虚血瘀。

西医诊断:①胰腺癌术后骨转移;②肾积水。

治则:扶正祛邪,化湿散结。

治疗与效果:

一诊:中药治疗先宜益气温肾、化瘀利水,拟以补阳还五汤合五苓散加减;再宜扶正祛邪,拟以四君子汤加减。

处方:生黄芪 50g,当归尾 12g,茯苓 15g,白术 12g,炮附子 15g,桂枝 12g,泽泻 30g,刘寄奴 20g,猪苓 12g,泽兰 10g,延胡索 10g,鸡内金 20g,炒麦芽 20g。连服 14 剂。

煎服法:添水约 1 000ml,附子先煎 1 小时,后入诸药,文火煮 30 分钟,滤出药汁约 400ml,分上下午 2 次温服。

二诊:2007 年 6 月 4 日,乏力较前明显好转,左髋部疼痛较前缓解,上腹部不适亦减轻,舌瘀斑略减退,复查彩超:左肾积水较前减少。嘱守方续服 14 剂。煎服法同前。

三诊:2007 年 6 月 18 日,左髋部疼痛明显好转,舌瘀斑退,转红,神疲乏力明显好转,二便调和,脉象转滑,复查彩超:后腹膜区多发占位,伴左输尿管上段及左肾静脉受侵,左肾积水较前明显减少。故治疗转为扶正祛邪法,以消瘤抑瘤、延长生存期为主。

处方:党参 20g,白术 15g,茯苓 15g,陈皮 12g,青皮 10g,穿山甲 6g,醋鳖甲 24g,王不留行 15g,凌霄花 15g,八月札 15g,补骨脂 20g,鸡内金 20g,炙甘草 6g。连服 28 剂。

煎服法:添水约 1 000ml,穿山甲、鳖甲先煎 45 分钟,后入诸药,文火煮 30 分钟,滤出药汁约 400ml,分上下午 2 次温服。

四诊:2007年7月16日,药后症见偶有左髋部酸胀不适外,余症悉除。2个月后CT复查:胰腺癌术后改变,后腹膜区多发转移性病变,伴左侧输尿管上段及左肾静脉受侵,较前相仿。肿瘤虽然没有缩小,但已经得到控制,左肾积水已消,病人的症状明显改善,续服原方加减3个月后,CT复查发现肿块稳定,未有明显不适之症。

胰腺癌是消化系统常见的恶性肿瘤之一,其因病程短、进展快、病死率高,而被称为"癌中之王"。故对胰腺癌的治疗以稳定瘤体、缓解临床症状、提高生存质量、延长生存期、减少复发与转移等方面为目标。

本案患者已属肿瘤晚期,姑息术后正气受损,但余毒未尽,癌毒易犯,故出现骨转移,属于本虚标实之证。正所谓"正气存内,邪不可干""邪之所凑,其气必虚"。肿瘤的治疗不但分初中晚的辨治,同时还得分先后缓急。此患者从中医学角度分析,病人的正气亏损已比较严重,而余邪未去(体内残余癌细胞存在),若这种正虚邪留的状况长时间得不到改观,则肿瘤有可能复发或转移,因此应用中医药方法,对机体的阴阳平衡进行及时地调整,是阻止癌症复发、转移的有效途径,整个疾病治疗过程,必须先扶正,用药要仔细慎重推敲。

本案根据病情,先得解决肾积水的问题,肾积水不除,直接影响着后续的治疗,故治先宜益气温肾、化瘀利水,拟以补阳还五汤合五苓散加减,本方从黄芪的用量可以看出益气的重要性,同时也知道患者此时正气亏损的程度。重用黄芪,大补脾胃之元气,使气旺血行,瘀去络通;白术、茯苓、鸡内金、麦芽,均有健脾益气、补益中焦脾胃的作用,扶正之意也。活血药物选择当归尾,此药长于活血,兼能养血,因而有化瘀而不伤血之妙;泽兰性温通达,善疏肝脾之郁,以活血祛瘀行水,具有通经散结而不伤正的特点;刘寄奴苦能降泄,温能通行,既能行血,又能止血,与黄芪配伍,益气化瘀利水功效卓著,是治疗肾系病的常用药对。五苓散有温阳化气、利湿行水的功效,使水湿邪皆从小水而出也。故本案对解决肾积水颇有疗效。因患者有骨转移,局部不通则痛,全方配伍大剂量补气药以大补元气扶正,同时予化瘀利水法以解决肾积水之急,扶正与祛邪并用,效果显著。

此案中山广志教授对活血化瘀药的应用特别强调,其中用补气药与没用补气药会疗效明显不同,所以不可轻视补气药能增加活血药物作用的配伍方式。

山广志教授使用益气活血药有明显的选择性,经现代药理学研究,益气药要选择既能增强脏器功能又能提高细胞免疫功能的药物;活血药也要选择既能对肿瘤细胞有抑制作用的,又对免疫功能无抑制作用的活血化瘀药(因为有一些活血药有免疫抑制作用),注重中药的原作用与现代药理研究提示双重功效因素。

（整理:张婷素）

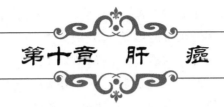

第十章 肝 癌

一、疏肝健脾法治疗肝癌术后乏力纳差医案

患者,李某,男,53 岁,已婚,公司职员。2014 年 3 月 17 日初诊。

主诉:右上腹胀痛伴乏力纳差 1 月余。

现病史:患者于 2014 年 2 月初无明显诱因出现右上腹胀痛伴乏力纳差,无恶心呕吐,无畏寒发热,无便血黑便等不适,当地医院查腹部 B 超示:肝右叶占位(癌症考虑),甲胎蛋白(AFP)>2 000ng/ml,结合患者乙肝病史,确诊为原发性肝癌。遂于 2014 年 3 月 1 日至宁波市某医院行经导管动脉化疗栓塞术(TACE)1 次(具体不详),术后查上腹部 CT 示:肝右叶肿块稍有缩小,AFP:700ng/ml。但术后右上腹痛及乏力纳差未见明显缓解,并出现轻度黄疸。为求进一步综合治疗,于 2014 年 3 月 17 日至我科就诊,门诊拟"原发性肝癌"收治入院中医治疗。

刻下症:右上腹胀痛不适,乏力纳差,面黄,目黄,口干口苦,小便量少而黄,大便偏溏,舌红,苔薄黄腻,脉弦细。

病机分析:脾为后天之本,主运化水湿,脾失健运,湿从内生,日久化湿成痰,蕴生热毒,痰毒内蕴于肝而致肝积。湿热耗伤肝阴,阴液不能濡养肝络,故见肝区胀痛;脾虚不能化湿,故见纳差、乏力、便溏;阴液亏虚,故见口干;肝热迫胆汁外溢,故见口苦、面黄、目黄、小便量少而黄。舌红,苔薄黄腻,脉弦细,四诊合参,本病病位在肝、脾,病性为本虚标实,辨为肝积之脾虚湿盛、肝郁阴虚证。

诊断:中医诊断:肝积,证属脾虚湿盛,肝郁阴虚。

西医诊断:原发性肝癌。

治则:健脾利湿,滋阴疏肝。

治疗与效果:

一诊:拟参苓白术散合一贯煎加减。

处方:党参 15g,茯苓 30g,白术 20g,白扁豆 15g,陈皮 10g,怀山药 30g,薏苡仁 30g,莲子 25g,北沙参 15g,麦冬 15g,枸杞子 20g,川楝子 9g,炒山楂 15g,柴胡 12g,白芍 10g,枳实 10g。14 剂。

煎服法:上药添水约 1 000ml,煎煮沸后,文火煮 30~35 分钟,滤出药汁约 200ml,如此煮 2 次,饭后半小时温服。早晚各服 1 次。

二诊:2014 年 3 月 31 日,右上腹胀痛不适稍减轻,仍感乏力纳差,稍感口干口苦,小便转调,大便已成形,舌红,苔薄腻,脉弦细。前方去沙参、麦冬、枸杞子,加黄芩 10g、制半夏 10g,再进 14 剂,煎服法如前。

配合肝动脉介入治疗术。

三诊:2014 年 4 月 14 日,右上腹稍感胀满不适,乏力纳差明显改善,仍有面黄、目黄、小便黄,口干口苦显减,大便转调,舌红,苔薄腻,脉弦滑。查 AFP:300ng/ml。上方去白扁豆、陈皮,加茵陈 15g、焦栀子 15g、制大黄 8g,再进 14剂,煎服法如前。

四诊:2014 年 4 月 28 日,再服 14 剂后黄疸明显改善,无明显右上腹胀满,体力恢复,纳谷转香,二便调,舌淡红,苔薄白,脉弦,查 AFP:100ng/ml。此后在原方基础上随证加减,黄疸消退,病情稳定。1 个月后复查全腹增强 CT 示:肝脏肿瘤较前明显缩小。患者每间隔 3~4 个月行 TACE 术注入中药制剂华蟾素注射液 1 次,共行 8 次 TACE 术,末次时间为 2016 年 4 月 20 日,并配合中药饮片调理,多次复查提示病情稳定。虽然未达到完全缓解,但病情得到控制,病人的症状明显改善,坚持中医药调理至今,带瘤生存,生活质量良好。

本案患者证属脾虚湿盛,肝郁阴虚,治以健脾祛湿、疏肝滋阴,方以参苓白术散合一贯煎为基础加减,兼以四逆散调和肝脾,二诊时合茵陈蒿汤清热利湿退黄。全方以补益、和柔之品为主,不用破气消坚峻烈之品,是因肝之刚强特性,主疏泄,故宜疏肝柔肝不宜伐肝;另一方面,全方注重肝脾同调,所谓"见肝之病,知肝传脾,当先实脾",故以参苓白术散补脾利湿,并以四逆散调和肝脾。对于本患,山广志教授始终坚持平和之法,不轻用攻伐之品,取得了比较满意的临床效果,这也是山广志教授治癌的一个特点。

在本病例中,选用了目前治疗肝癌的经典方法——TACE。山广志教授认为,对于肝癌的介入治疗,这是一个很好的途径,但他不主张用化疗药物,而应该用中药静脉制剂,如华蟾素、康莱特等,山广志教授在临床中就是这么做的。肝癌病人大多有多年的肝病史,如本患者有多年乙肝病史,其肝功能已有所损伤,处在代偿期的边缘,再用大剂量化疗药物肝内局部注入,会加重肝脏损害,使肝功能进入失代偿期,会导致肝功能长期得不到恢复,影响后续治疗,不利于长期生存。在 TACE 的治疗中,应用中药静脉制剂局部注入,这也是山广志教授在学术上的一个优势,使患者症状得到改善,生活质量得到提高,使肝癌的治疗进入良性循环,并体现了中医与现代技术结合的优势。

（整理：棻智宁）

二、健脾利湿治疗肝癌多发转移医案

患者,胡某,男,50 岁,已婚,退休公务员,2012 年 10 月 10 日初诊。

主诉:反复腹胀恶心近半年。

现病史:患者素有乙肝病史,平时嗜食烟酒,每餐约饮 2 两白酒,2012 年 6 月饮酒后自感右上腹不适,伴恶心,无腹痛腹泻,无黑便,去宁波市某医院查增强 CT 示:右肝多发占位,最大直径约 4cm。AFP>1 000U/ml。患者在他院行肝动脉介入栓塞治疗及射频治疗多个疗程,因治疗后病情反复,又屡次重复治疗,效果始终不理想,来我科行中医药治疗。

刻下症:精神软,腹胀,3 日未食,闻食恶呕,虹膜轻度黄染,小便量少,双下肢轻度水肿,小便稍黄,大便不畅,舌红,苔薄黄腻,脉滑数。

病机分析:患者素嗜烟酒,体质湿热,再加感染病毒邪气日久,湿毒之邪困脾,脾为后天之本,主运化转输。脾失健运,日久化湿成痰,痰毒内蕴于肝而致肝癌。患者经多次栓塞、射频治疗进一步损伤肝脏,再试用西药又加重肝脏负担,湿毒困脾而出现腹胀,乏力,黄疸,水肿,脉滑数,舌红苔薄黄腻等症。

诊断:中医诊断:肝积,证属湿热内蕴,痰湿困脾。

西医诊断:肝癌肝内多发转移。

治则:健脾利湿,清热疏肝。

治疗与效果:

一诊:拟茵陈蒿汤合柴胡疏肝散加减。

处方:薏苡仁 50g,茯苓 20g,猪苓 15g,茵陈 30g,柴胡 15g,陈皮 10g,佛手 10g,泽泻 30g,黄芩 15g,制半夏 15g,炒白芍 12g,川楝子 9g,藿香 15g,山楂 15g,鸡内金 15g。连服 7 剂。

煎服法:每剂煎 2 次,慢火煎 1 小时,取药汁 400ml 分 2 次温服。

二诊:2012 年 10 月 17 日,腹胀较前好转,纳谷转香,大便通畅,舌苔由黄腻转白,黄疸减轻,ALT:120U/L,余症同前,原方去黄芩,改茵陈 20g,再进 7 剂。煎服法同上。

三诊:2012 年 10 月 24 日,腻苔已去,ALT:58U/L,神疲乏力,腹胀明显好转,纳食大进,无明显黄疸,二便调和,上方改茵陈 10g,加白术 15g,再连服 2 周,煎服法同上,以资稳固。

药后患者肝功能如常,腹胀恶心未再发,水肿好转,能正常进食。后住我院复查 CT 见肝脏肿块未明显增大增多,少量腹水。住院后于我科常规给予黄芪多糖注射液、康莱特注射液等增强免疫力抗肿瘤的中药提取的静脉制剂治疗,结合上述病情变化续进健脾利湿疏肝方药,加重鳖甲、穿山甲、蛇舌草、藤梨根等清解肝热、软坚散结之品,未再予介入或射频等治疗,带瘤生存已 4 年有余。

山广志教授认为肝癌出现的腹胀、纳差,晚期肝癌出现黄疸、腹水等都与脾虚有着密切的关系。肝癌的治疗过程中强调健脾祛湿化痰,其理论依据来源于朱丹溪的"治痰法,实脾土,燥脾湿,是治其本也"。

山广志教授健脾祛湿化痰多采用白术、苍术、茯苓、薏苡仁、怀山药、陈皮等为基础方,痰湿重者加用浙贝母、制半夏,痰瘀搏结者加用三棱、莪术,有热毒之象者加用半枝莲、白花蛇舌草。癥块坚硬者加用海藻、昆布、牡蛎等软坚散结。

山广志教授常言,肝癌治疗过程中少用攻、伐,多用调、补、柔之品,许多医家在没有其他特别疗效的药物下,选择攻、伐之类的峻猛药物,不仅达不到治疗疾病的目的,反而会严重损伤中焦之气,加重病情。

本案中,山广志教授不只健脾祛湿化痰,更用大剂茵陈蒿汤清热祛湿,旨在急则治其标,湿热一清,肝脾之清气易于上升,同时促进浊气的下降,尽早恢复人体内圆运动良性循环,故本患收到良好疗效,且多年稳定。

(整理:董　晶)

三、柴胡疏肝散治疗肝癌腹胀医案

陈某,男,65 岁,已婚,2011 年 10 月 9 日初诊。

主诉:上腹部胀痛不适 1 月余。

现病史:2011 年 9 月因出现上腹部胀痛不适于某医院就诊,查腹部增强 CT 提示:原发性肝癌,巨块型,最大直径达 9.3cm×8.6cm×7.0cm,腹腔淋巴结肿大,考虑肝癌转移。患者因晚期肝癌,无法行手术治疗,未行化疗及放疗,未行介入治疗。2011 年 10 月 9 日起来我科就诊。

刻下症:上腹部胀痛不适,巩膜轻度黄染,肝掌,胃纳欠佳,偶伴恶心,尤其进食油腻食物为甚,小便黄,大便尚可。舌红,苔微黄,脉弦细。

病机分析:患者年近八八,肝肾不足,肝阴不足,或伤于湿热疫毒,或损于暴怒气郁,久而成癌,肝在胁下,胆附于肝下,其经脉分布于两胁,故肝胆有病,常发生胁痛,肝主藏血,藏血失司则血溢脉外,而见肝掌,肝脾失和,胆道受阻,胆汁不循常道,随血溢于脉外,故见目黄,肝气郁结,肝木侮土,则肝胃不和而纳谷不香。舌红,苔微黄,脉弦细,为肝气郁结之证。

诊断:中医诊断:肝积,证属肝气郁结,郁而化痰。

西医诊断:原发性肝癌。

治法:疏肝理气,化痰解郁。

治疗与效果:拟以柴胡疏肝散加减。

处方:柴胡 25g,白芍 15g,香附 10g,炙甘草 6g,茵陈 10g,陈皮 10g,郁金 10g,炒麦芽 20g,炒谷芽 20g,枳壳 20g,金钱草 15g,半枝莲 20g,白花蛇舌草 20g。

煎服法:常规水煎服,早晚各 1 次。

本患以此方为主,调治 1 个月,诸症消失。后坚持服药 1 年,经影像和生化检查,病情稳定,3 年来,一直生活质量很好。

《内经》云"木郁达之",柴胡疏肝散为治肝气郁结重者之主方,由君药柴胡、臣药香附、川芎,佐药陈皮、枳壳、芍药,使药甘草组成,方中柴胡疏肝解郁,配香附、枳壳以理气,白芍、甘草以缓急止痛,加茵陈以清热退黄,陈皮理气,金钱草、郁金以利胆,炒二芽健脾消食。半枝莲、白花蛇舌草清热解毒。诸药共用,共奏疏肝解郁、清热解毒之效。

原发性肝癌在恶性肿瘤治疗中属于疑难病,尤其是晚期肝癌,治疗效果往往不佳,患者已经错过手术机会,原发性肝癌对放化疗均不敏感,目前国际上治疗肝癌尚不推荐行放化疗,而中医药治疗原发性肝癌具有独特的优势。

山广志教授目前对原发性肝癌的辨证分型大致可分为气滞(肝郁气滞)型、血瘀(肝经瘀血)型、痰凝(脾虚湿困)型、湿热(或热毒)型及阴虚(肝肾阴虚或气阴两虚)型等,其中气滞、血瘀、痰凝为肝癌发病的最主要病机。肝主疏泄及藏血两大生理功能,六淫疫毒入侵以及七情内伤等因素,致肝失条达、舒畅之性。疏泄失司,则首先发生肝气郁结。基于此,山广志教授认为,疏肝理气法在本病治疗和预防中有重要的作用。《素问·五脏生成篇》王冰注曰"气行则血行",《血证论》也说"以肝属木,木气冲和条达,不致遏郁,则血脉通畅"。可见,肝之疏泄功能正常与否,与气机运行息息相关,肝失疏泄,肝气郁滞,故患者出现上腹部胀痛不适或癥积痞块。柴胡疏肝散出自张介宾《景岳全书》,是疏肝理气的良方,山广志教授运用此方疏导一身气机,以此带动肾、脾的升,促进肺、胃、胆的降,以求体内的升降轴旋正常,诸病自然消除,获得治肝病佳效。

(整理:蒋淳琪)

四、疏肝法治疗肝内胆管癌医案

患者,邱某,男,61 岁,已婚,退休公务员,2009 年 5 月 10 日初诊。

主诉:肝内胆管癌术后,腹胀乏力、失眠 1 月余。

现病史:2005 年 10 月曾因肝内胆管癌在上海某医院行手术治疗,后一直病情稳定,在我科门诊服中药及随访。2009 年 4 月因家庭不睦,发生激烈争吵,3 夜未眠,心烦郁闷,至第 4 天出现身目黄染,肝区不适,伴腹胀,食欲逐渐下降,全身逐渐无力,心烦易怒,大便秘结。查 CT 示:肝右叶多个低密度影,直径大者 2cm,边界欠清,呈不均匀增强,考虑复发,甲胎蛋白(AFP):7.1μg/L,来我科行中医药治疗。

刻下症:腹胀,身目微黄,神疲不振,心情懊丧,舌红,苔黄腻,脉弦细。

病机分析:脾虚湿聚,饮食失调,损伤脾胃,气血化源告竭,后天不充,致使脏腑气血虚亏,故腹胀,神疲不振。脾虚则饮食不能化生精微而变为痰浊,痰阻气滞,气滞血瘀,肝脉阻塞,痰瘀互结化为湿热熏蒸,故身目微黄,心情懊丧。因家事郁怒重伤其肝,因此加重了肝病的程度,症状进一步明显,本病之因因气而成。

诊断:中医诊断:肝积,证属肝郁气滞,湿热困脾。

西医诊断:肝癌。

治则:疏肝理气,清热散结。

治疗与效果:

一诊:拟柴胡疏肝散加减。

处方:柴胡 10g,香附 10g,郁金 10g,绵茵陈 15g,虎杖 15g,制大黄 3g,八月札 15g,合欢花 10g,川楝子 10g,大腹皮 15g,青陈皮各 10g,枳壳 10g,白芍 15g,炙甘草 5g,茯苓 15g,炒麦芽 20g,炒谷芽 20g。连服 7 剂。

煎服法:以水 700ml,先用武火煮沸后,文火煎煮 45 分钟,去渣、取药汁约 250ml,分 2 次温服。

二诊:2009 年 5 月 17 日,患者身目黄染仍存,情绪改善,肝区仍时有胀痛不适,乏力好转,无腹胀,食欲增加,大便正常,舌淡红,苔白腻,脉弦细。目前心境较前平和,症状改善,疏肝理气已见功效,效不更方,稍许加减,减轻疏肝之力,增强扶正之力,故拟:上方加党参20g、苍白术各15g、薏苡仁30g、穿山甲片5g、醋鳖甲20g,以补脾益气,软坚散结,去八月札、川楝子。煎服法:以水1 000ml,先煎鳖甲30分钟,后入诸药文火煎煮45分钟,取药汁200ml,饭后温服,如前法再煎煮1次,取药汁200ml,饭后温服。

药后精神明显改善,腹胀减轻,身目黄染逐渐消退,胃纳亦改善,化验肝功能正常,体力上升,除肝区稍有不适外,无明显不适。后根据患者情况随症加减,患者病情稳定,其间复查CT 2次,无明显进展,3年后随访生活完全自理。

山广志教授认为肝主疏泄,性喜条达而恶抑郁,其气以冲和条达为顺,气血通和则百病不生。《红炉点雪》云"气贵舒不贵郁,舒则周身畅利,郁则百脉违和",《灵枢·百病始生》亦云"若内伤于忧怒,则气上逆,气上逆则六输不通,温气不行,凝血蕴裹而不散……而积皆成矣"。患者由于家庭不睦导致大怒郁闷,肝气阻滞,癌毒复萌,急者治其标,需重用疏肝理气、清热退黄之品,本方中应用大量疏肝理气之品,配以甘草、茯苓、二仙等缓和药性,辨证准确,疗效颇佳。后中病即止,防止疏肝理气太过导致耗伤肝阴,耗气伤血,复增加补益力度,同时软坚散结,标本兼治,保持气血的平衡,达到"与瘤共存"的目的。这也是山广志教授治疗癌症的一个经验:当癌疾邪气正盛之时,不宜用正法与之正面冲突对抗,不可强遏之,宜顺柔之导引之,待其盛势稍缓,再疏之削之,中医这样的例子很多,如白通加猪胆汁汤,热药冷服等;反之,会人瘤同归于尽,这就是中医治疗大法"热因热用,寒因寒用"的体现。

(整理:施　航)

五、茵陈蒿汤减轻靶向药副作用治疗肝癌医案

患者,张某,男,52岁,已婚,退休公务员。2012年10月11日初诊。

主诉:右上腹痛伴恶心8月余,加重3天。

现病史:患者素有乙肝病史,平时嗜食烟酒,2012年3月饮酒后自感右上腹痛,伴恶心,无呕血、黑便,无腹泻、便秘,就诊于宁波市某医院行增强CT示:右肝多发占位,最大直径约4cm。AFP>1 000U/ml。患者在他院行肝动脉介入栓塞治疗及射频治疗多个疗程,后因肿瘤复发,再次行肝动脉介入栓塞治疗及射频治疗,治疗效果不佳。2012年9月予"索拉非尼片0.4g,日2次,口服"分子靶向治疗,2012年10月复查血生化,ALT:438U/L,胆红素亦升高1倍,因为

靶向药物带来的副作用,故停用靶向药,来我科行中医药治疗。

刻下症:精神疲软,右上腹胀痛,呈绵绵状痛,近日未正常进食,闻食则呕恶,心烦易怒,口苦口干,皮肤、巩膜黄染,双下肢轻度水肿,小便量少,色稍黄,大便干,舌红,苔薄黄腻,脉滑数。

病机分析:情志不遂,湿热毒结,气滞肝郁日久,化热化火,火郁成毒;肝郁乘脾,运化失常,痰湿内生,湿热结毒,形成肝积,肝之疏泄失常,影响至胆的排泄功能亦失常,故见闻食呕恶,心烦易怒,口苦口干,皮肤、巩膜黄染,双下肢轻度水肿,小便量少,色稍黄,大便干,舌红,苔薄黄腻,脉滑数等症。

诊断:中医诊断:肝积,证属湿热内蕴,痰毒内结。

西医诊断:肝癌。

治则:清热利胆,泻火解毒。

治疗与效果:

一诊:拟茵陈蒿汤加减。

处方:茵陈 10g,栀子 15g,大黄 6g,制半夏 15g,党参 10g,茯苓 15g,薏苡仁 30g,泽泻 20g,黄芩 15g,白花蛇舌草 20g,五味子 15g,垂盆草 15g,炙甘草 6g。连服 7 剂。

煎服法:常规水煎取药汤 400ml,日 2 次饭前温服。

二诊:2012 年 10 月 19 日,右上腹不适较前明显好转,无口苦、口干,纳谷转香,二便调,舌苔由黄腻转薄黄,肝功能 ALT:154U/L,胆红素恢复正常,原方去大黄,加决明子 15g,栀子、黄芩均减量至 10g,再进 7 剂。煎服法同上。

三诊:2012 年 10 月 26 日,舌苔已转为薄白苔,肝功能 ALT:47U/L,饮食、睡眠可,二便调和,上方去决明子,连服 1 个月,以资稳固。

药后患者右上腹部不适明显缓解,ALT 较前下降,二便尚调,2 个月后 CT 复查:肿块未见明显增大。肿瘤虽然没有缩小,但已经得到控制,病人的症状明显改善,故续服原方 3 个月后,CT 复查发现肿块缩小。至此,病人信心大增,坚持服药 3 年,带瘤生存,生活质量良好。

本病患者在整个疾病治疗过程中,因用靶向药虽险症迭出,但究其根本,实乃湿热作祟,故处方围绕清热除湿进退,热偏重时用黄芩、白花蛇舌草清热;湿偏重时用泽泻、薏苡仁健脾化湿;清肝胆湿热,用茵陈蒿汤加减,清热利胆化湿,使湿邪得除,疾病向愈。

现代药理研究发现,能抗癌的中药不下百种,但如何选择应用,合理配伍,是大有讲究的。山广志教授认为,一定要在辨证施治的基础上选择抗癌的中药。比如党参能提高免疫功能抗肿瘤,使癌细胞逆转;白花蛇舌草、制半夏对肿瘤有明显的抑制作用;五味子、垂盆草均有保肝降酶的作用,泽泻、薏苡仁能健脾化湿抗癌,最重要的是结合本病辨证论治选择用药,才能达到良好的疗效,也就是说辨证始终是选药组方的首位。如果单纯按现代药理选择中药,堆砌成方,一定没有效果,这是中医与西医基础理论不同、药物作用人体靶点不同所决定的,切记。本方中白花蛇舌草清热利湿;黄芩为清上焦湿热之圣药;制半夏燥湿化痰;泽泻、薏苡仁渗湿;诸药协同以达祛湿热之功以治其本,茵陈、栀子、大黄清热除湿、利胆退黄以治其标;茯苓、党参健脾益气,脾为后天之本,脾胃功能正常,"得谷者昌",水谷精微输布正常,气血得以化生充沛,阴阳达到平衡,邪气无法蔓延。如果不是这样的病机,选用上述诸药,虽然现代药理研究它们具有抗肿瘤的作用,用到病人身上也是无效的甚至起到不利的作用,由于诸药合用,恰恰适合本患者的病机,所以当时的临床症状得到了明显改善,长期带瘤生存。

从湿热论治,为本案的特色。结合山广志教授四十多年的实践体会,癌症的治疗,切忌病人"谈癌色变",也忌"见癌治癌"。临证时,应首先抓住病机,然后依据脉、舌、症、证,辨别正邪虚实,究其阴阳盛衰,以此辨证论治,方能为立法、选方、用药打好基础,也能取得良好的治疗效果。无论何种疾病都要遵循《伤寒论》十二字真经的原则:"观其脉证,知犯何逆,随证治之",必显彰效。这话说起来容易,但在当今时代能做到如此确实不容易。

(整理:施　航)

六、健脾柔肝法治疗肝癌便溏医案

患者,金某,男,53 岁,退休。2006 年 11 月 30 日初诊。

主诉:大便溏薄 1 月。

现病史:患者 2003 年 5 月体检发现 AFP 明显升高,CT 提示"右肝占位性病变,右肝癌可能"。遂于 2003 年 5 月 28 日在浙江省某医院行"全麻下右肝段扩大切除,胆囊切除,肝动脉、门静脉化疗泵置入术"。术后病理示"肝细胞型肝癌(中分化)"。术后恢复情况尚可,予化疗 1 个疗程,无明显化疗副反应,以后未行放化疗,于 2006 年 11 月 30 日来我院门诊就诊。

刻下症:疲倦面容,诉容易疲劳,腹部胀满不适,大便泄泻,每日 3~4 次,纳差,睡眠一般。舌质淡,略胖,苔白腻,脉缓微弦。

病机分析:患者平时性格内向,多思善虑,体质虚弱,体虚易致邪毒侵袭,饮食不节,多思善虑,易伤脾聚湿,七情失和,气血乖逆,继而引起气滞、血瘀、痰凝、湿聚、热蕴、毒结,日久不散,而渐生肿瘤。手术之后,体更虚,性格更加内向抑郁,而正虚之中,脾虚至为关键。手术将病灶切除了,但中医认为原来的体质内的无形病变并没有改变,脾虚不运依然存在。故而出现疲倦,腹胀满不适,纳差,便溏,失眠等肝郁脾虚之象。

诊断: 中医诊断:泄泻,证属肝郁脾虚。

西医诊断:肝癌术后。

治则: 调肝益气,健脾固肾。

治疗与效果:

一诊:拟健脾柔肝汤加味(山广志自拟方)。

处方:白术 30g,茯苓 15g,党参 20g,炒麦芽 20g,焦山楂 15g,连翘 15g,升麻 10g,薏苡仁 30g,山茱萸 15g,怀山药 25g,熟地黄 20g,醋鳖甲 24g(先煎),水牛角 20g。连服 7 剂。

煎服法:以水 700ml,先煎煮醋鳖甲 30 分钟,加水至 700ml,入余诸药,用武火煮沸后,文火煎煮 45 分钟,去渣、取汁 400ml,分 2 次上、下午饭前半小时温服。

二诊:2016 年 12 月 7 日,诉身倦较前减轻,腹部胀满稍减轻,大便转干,每日 2~3 次,纳谷渐香,睡眠一般。舌质淡,略胖,苔白腻,脉缓微弦。上方加炒扁豆 15g、淡竹茹 15g,续服 14 帖,煎煮方法同前。

三诊:2016 年 12 月 21 日,身倦较前明显减轻,已无腹胀,大便次数减为日 1 次,软黄便,纳一般,睡眠可。舌质淡红略胖,苔薄白,脉缓微弦。上方去淡竹茹,连服 1 月,以资稳固。

药后已无明显身倦乏力,精神较前振作,纳可,眠可,二便调。以后根据病情变化,在健脾柔肝汤上加减,患者生活质量明显改善,长期生存十年余。

山广志教授认为,对于本患者,如果继续给予苦寒或攻伐的抗癌中草药,或采用清热解毒、活血化瘀、以毒攻毒等治法,则脾胃更易受损,对肝癌的治疗极为不利。因此对肝癌患者应偏重于健脾益气,扶正固本,以增强机体自身抗癌能力,从而影响肿瘤的发生、发展和转归。张仲景在《伤寒杂病论》中亦明确指出:"夫治未病者,见肝之病,知肝传脾,当先实脾,四季脾旺不受邪,即勿补之。中工不晓相传,见肝之病,不解实脾,惟治肝也。"

基于以上认识,山广志教授治疗肝癌多用自拟方"健脾柔肝汤加减"。健脾柔肝汤方中以白术、茯苓、党参、怀山药、薏苡仁健脾益气,以升麻助脾气之升,脾气宜升,胃气宜降,肝中生生之气可借助脾气之升而行其生理功能,胆气的疏泄与条达之性是借助胃气的和降作用而发挥生理功能的。方中炒麦芽、焦山楂、连翘可以调解肝脾二脏的正常生发之气,也可防止健脾益气药物过补而忽视疏导之性。山茱萸味酸入肝,可以收敛与调补肝气,而且没有燥热之弊。怀山药与熟地可以益肾养肝。鳖甲、水牛角、薏苡仁、焦山植可以柔肝、凉肝、平肝,增加软化肝硬化的作用。这些药物性味平淡,性不峻,力不猛,久用对中气没有损伤,况鳖甲、水牛角为血肉有情之品,非一般草药所能比。

（整理:邱慧颖）

七、膈下逐瘀汤加减治疗肝癌伴腹水医案

患者,朱某,男,62 岁,退休职工。2015 年 5 月 8 日初诊。

主诉:上腹部胀痛 1 月余。

现病史:2014 年 7 月患者在镇海当地医院体检,CT 发现肝内占位,肝门区、胃小弯、后腹膜多发淋巴结。去宁波市某医院于 2014 年 7 月 21 日在全麻下行“肝癌切除术+胆囊切除术”,手术过程顺利。术后病理:肝细胞肝癌。术后恢复情况尚可,未行放化疗治疗。2015 年 4 月开始出现上腹部胀痛不适,查MRI 示:肝右叶多发转移灶,腹腔中量积液。5 月初来我院门诊求治。

刻下症:右胁下疼痛,固定不移,腹部胀满,腹痛拒按,胸闷嗳气,面色焦黑,皮肤粗糙,舌质紫暗有瘀斑,苔薄白,脉弦涩。

病机分析:肝气郁结,气滞血瘀,结块于胁下,胁痛引背,拒按,脘腹胀满,食欲不振,脾之阳气亏虚不能有效统摄脉络,而瘀于中焦化为水湿,故见面色焦黑,皮肤粗糙,臌胀。舌紫暗有瘀斑,脉弦涩为气滞血瘀之证。

诊断:中医诊断:臌胀,证属气滞血瘀,水气不化。

西医诊断:①肝癌术后复发;②恶性腹水。

治则:活血化瘀,理气健脾。

治疗与效果:

一诊:以膈下逐瘀汤加减主之。

处方:五灵脂 12g,当归 15g,川芎 15g,桃仁 12g,牡丹皮 12g,赤芍 20g,乌药 6g,延胡索 15g,生甘草 9g,香附 15g,红花 6g,枳壳 15g,猪苓 20g,茯苓 20g,白术 20g。7 剂。

煎服法:上药添水约 700ml,煎煮沸后,文火煮 30~35 分钟,滤出药汤约200ml,如此煮 2 次,饭后半小时温服。早晚各服 1 次。

二诊:2015 年 5 月 15 日,腹胀如前,余诸症减,遂收住入院治疗。入院后中药前方继服,予腹水引流并腹腔灌注中药制剂榄香烯注射液 60ml,每周 1 次,共 3 次。住院 3 周,腹胀明显缓解,腹水增长缓慢,好转出院。

三诊:2015 年 6 月 18 日,患者经住院放腹水缓解腹胀及腹腔灌注榄香烯注射液治疗,目前腹水控制可,无腹胀。肝区仍疼痛不适,无胸闷嗳气,面色较前红润。前方加半枝莲 15g,煎服法同上。

门诊继续巩固治疗 1 年余,以活血化瘀、理气健脾为法,随证加减,再未见腹痛腹胀,无右肋下疼痛、腹胀拒按,肝部病灶稳定。B 超示少量腹水。

中医学里没有明确的肝癌病名,结合肝癌的症状、体征,中医与之相吻合的有以下病名,如:癌、癥瘕、积聚、胁痛、臌胀等。山广志教授认为肝癌的病因无外乎外感邪毒、情志久郁、饮食不洁,其病机主要为肝郁脾虚,癌毒内结,络脉瘀阻。气滞血瘀,癌毒内结,终致脉络瘀阻是肝癌发生发展的病机特征。山广志教授认为该患者晚期肝癌并出现恶性腹水,属于重症,治疗上当属臌胀论治。

山广志教授常言:清代名医王清任的活血化瘀方,针对疑难杂症有奇效。山广志教授认为该肝癌病例的发生发展,皆因气滞血瘀所致,治法上当以王清任《医林改错》中膈下逐瘀汤加减。王清任所言"肚腹结块,必有形之血"。桃仁、红花、赤芍、丹皮活血化瘀。五灵脂、乌药、香附、枳壳、延胡索行气止痛。当归养血和血,甘草调和药性。《素问·至真要大论》曰:"诸湿肿满,皆属于脾。"朱丹溪所言:"鼓胀又名单鼓,宜大补中气行湿,此乃脾虚之甚。"因此,方中白术、茯苓健脾,猪苓利水渗湿缓解腹胀,这也正体现了山广志教授以脾胃为本的学术理念。西药利尿剂治疗腹水,前期效果尚可,但是几天后往往出现瓶颈,该患者始终以活血化瘀、理气健脾为法,纠正气滞血瘀的证候特点,结合中成药腹腔灌注治疗,终使肝区肿块、腹部疼痛及腹水重症得以缓解。

(整理:屠小龙)

八、肝癌介入术后腹胀医案

患者,陈某,男,73 岁,已婚,退休工人。2013 年 1 月 20 日初诊。

主诉:肝癌介入术后 1 年余,腹胀 1 周。

现病史:患者有慢性乙肝病史 10 余年,2011 年 5 月在宁波市某医院体检时,B 超提示:肝癌。当时无腹痛腹胀,无腹泻便秘,无胸闷气促,无身目黄染,查 MRI 示:肝内多个肿块,较大者位于肝左叶,约 4.9cm×4.7cm×5.9cm,多中心型肝癌伴自身转移首先考虑。遂于 2011 年 6 月 1 日在宁波市某医院局麻下行"肝动脉介入栓塞术",术中用药"碘油 10ml,5-FU 0.25g",介入后出现恶心呕吐、腹痛等反应,对症治疗好转。2013 年 1 月 20 日入我科住院,入院时有上腹部胀满不适,纳一般,无恶心呕吐,大便稀,小便调。入院后于 2013 年 1 月 21 日行 B 超检查:肝内见中低回声团数枚,大者 6.09cm×4.08cm(左叶),3.88cm×3.38cm(右叶),2.74cm×1.67cm(右叶)。

刻下症:上腹部胀满不适,伴乏力神疲,纳一般,小便调,大便稀,右胁下有时胀,面色晦暗,舌质淡红,舌苔薄白,脉沉弦。

病机分析:患者有多年乙肝病史,病毒缠绵难去,属湿邪为患,湿邪留滞于肝经或肝脏,则易于损伤肝脏职能,使肝气郁结,故见右胁下胀;肝郁犯脾,脾虚则见纳少,大便稀;脾虚,湿邪久而生痰,痰湿内结。舌质淡红,舌苔薄白,脉沉弦均有明显的肝郁脾虚、痰湿内结之象。

诊断:中医诊断:肝积,证属肝郁脾虚,痰湿内结。

西医诊断:原发性肝癌。

治则:健脾理气,化痰散结。

治疗与效果:

拟六君子汤加味。

处方:陈皮 10g,制半夏 15g,党参 15g,炒白术 15g,茯苓 20g,香附 10g,柴胡 15g,猫人参 30g,石见穿 30g,半枝莲 30g,薏苡仁 30g,佛手 10g,制南星 15g,炒鸡内金 20g。连服 5 剂。

煎服法:每剂水煎 2 次,每次取药汁 150ml,两次药汁混合,早晚分服。

此后 1 年间,仍在此方基础上加减服用中药,始终以健脾为中心,以六君子汤为主方,随症加减。其间复查 B 超,提示肿瘤稳定,2013 年 12 月 13 日 B 超:肝内见中低回声团数枚,大者 3.11cm×2.66cm(左叶),3.86cm×3.17cm(右叶)。

看到以上 B 超检查结果,患者信心大增,继续坚持服药,治疗始终以疏肝理气、健脾化痰为治疗大法,体现扶正祛邪消癌的治疗原则。2014 年 8 月 5 日 B 超:肝内见中低回声团数枚,大者 2.69cm×1.47cm(左叶),3.61cm×3.31cm(右叶),2.58cm×2.04cm(右叶),近来随访病情稳定。

流行病学研究表明,绝大部分的肝癌患者都有慢性肝炎病史,肝炎、肝硬化、肝癌是肝癌发生过程中的三部曲。肝炎病毒是产生肝癌的罪魁祸首。从中医学的角度看,肝炎病毒属于留着于肝脏的湿邪,湿邪具有以下特点:①湿为阴邪,易损伤阳气,阻遏气机。湿邪留滞于肝经或肝脏,则易于损伤肝脏职能,使肝气郁结。②湿性重浊,湿滞大肠则见大便稀溏,湿浊在上则见面色晦暗。③湿性黏滞,阻滞气机,气不行则湿不化,其胶着难解,故起病缓慢,病程较长,反复发作,缠绵难愈。④湿性趋下,易袭阴位。湿邪为病,多伤及人体下部。晚期肝癌患者常见下肢水肿、腹水等病变。

山广志教授认为:脾为后天之本,主运化水湿,脾喜燥恶湿,湿邪伤人,容易困脾,脾气亏虚,易于使水液不归正化而形成湿邪。湿邪进一步困脾,形成恶性循环,最终导致癌肿的发生。从健脾入手,方能打破这一恶性循环。患者有乙肝病史10余年,从中医角度来讲,乙肝病毒属于湿邪,而脾脏喜燥恶湿,湿邪侵袭人体,必然出现湿邪困脾,导致脾虚,脾虚不能运化水湿,上布精气,水湿聚而成痰。水湿阻滞于肝脉,必然导致肝疏泄失常,肝气郁结克犯脾土,又进一步加重了脾虚,形成恶性循环。患者上腹部胀满不适,伴乏力神疲,纳一般,小便调,大便溏薄,右胁下时胀,舌质淡红,舌苔薄白,脉沉弦,均有明显的肝气郁结、脾气亏虚之象。因此,治疗当以标本兼治为则,"健脾"为核心,疏肝理气为辅佐,互相配合得当,恰中病机,因此效果逐渐产生。另外,山广志教授再三告诫我们,治此病者不可急于求成,乱投重剂,常常会前功尽弃。

（整理:刘文奇）

九、小柴胡汤加减治疗肝癌术后甲胎蛋白升高医案

患者,周某,男,60岁,已婚,2014年9月3日初诊。

主诉:肝癌复发术后1年余,甲胎蛋白(AFP)升高。

现病史:患者有"慢性乙型肝炎"病史20余年,平素服用"拉米夫定,100mg,日1次"控制病情。2009年11月患者体检B超示:左肝占位。再查腹部MRI示:肝左叶实质性占位,提示原发性肝癌。当时无身目黄染,无腹胀、腹痛、腹泻,无恶心呕吐,无呕血、黑便,2009年11月17日在宁波市某医院全麻下行"左肝癌切除+胆囊切除术",手术过程顺利,术后恢复可。术后病理示:(左)肝癌,块状型肝细胞肝癌,肿瘤直径6cm,Edmondson Ⅰ级,切缘阴性,慢性胆囊炎。未行放化疗。平时自服中药治疗,其间未发现复发转移。2012年5月我院B超提示:肝区复发灶,后于2012年5月再行"肝癌切除术",术后病理:肝细胞癌。术后未行介入等治疗。近来测AFP 51.55ng/ml,但经过B超、CT等检查,未发现复发转移病灶。

刻下症:心下胃脘部胀满不适,按之有轻压痛,常有恶心,乏力,口干,饮水

不多,晨起口苦,有时反酸,纳一般,小便尚调,大便不畅。舌苔薄黄腻,脉弦滑。

病机分析:肝气犯胃,胃失和降,则见胃脘胀满不适,胃气上逆,胆汁随之上逆,则见口苦,反酸,中焦气机不畅,则见脾气不升,气不布津,故见乏力,口干。舌苔薄黄腻,脉弦滑,均为肝胃不和,兼夹湿热之证。

诊断:中医诊断:肝积,证属肝胃不和,兼夹湿热。

西医诊断:肝癌术后。

治则:疏肝和胃,清热化湿。

治疗与效果:

一诊:拟以小柴胡汤合小陷胸汤加减。

处方:柴胡 10g,黄芩 10g,制半夏 15g,黄连 5g,全瓜蒌 10g,半枝莲 30g,猫人参 30g,香附 10g,车前子 10g,薏苡仁 30g,竹茹 10g,陈皮 10g,金钱重楼 20g,连服 7 剂。

煎服法:每剂水煎 2 次,每次取药汁 150ml,两次药汁混合,早晚饭前半小时温服。

二诊:2014 年 9 月 10 日,患者诉服用上方后,胃脘部胀满不适明显减轻,恶心口苦等情况较前改善,仍感乏力明显,予上方中加入炙黄芪 20g 益气健脾,茯苓 20g、泽泻 15g 利水渗湿。连服 14 剂。煎服法同上。

此后患者又数次来我科门诊服用中药,继续以疏肝和胃、清热化湿为治疗大法。

2014 年 11 月 16 日,查 AFP 35.94ng/ml,仍有乏力,但较前减轻,心下胃脘部有痞闷感,按之无压痛,无恶心,晨起口不苦,无反酸,纳一般,二便尚调。舌苔薄黄腻,脉弦。继续予以疏肝和胃、清热化湿之剂。

处方:柴胡 10g,黄芩 10g,制半夏 15g,黄连 5g,瓜蒌 10g,半枝莲 30g,猫人参 30g,香附 10g,金钱重楼 15g,车前子 10g,薏苡仁 30g,猪苓 15g,白茅根 20g,连服 14 剂。煎服法同上。

患者此后一直坚持在我科门诊服用中药调理,仍以疏肝和胃、清热化湿为治疗大法,方药在上方基础上加减。

2015 年 1 月 19 日复查 AFP 5.9ng/ml,恢复正常。复查 B 超、CT 等未见明显复发病灶。患者目前仍定期来我科门诊就诊,肿瘤情况稳定,未见复发转移。

本案中,患者有"乙肝"病史 20 余年,西医学研究表明,感染乙肝病毒是肝癌发生的重要原因之一,如果肝炎病毒控制不佳的话,势必影响到肝癌的治疗,病毒损害肝细胞,必然降低人体抵抗力,导致肝癌的复发及转移。

原发性肝癌患者血清 AFP 增高,阳性率为 67.8% ~ 74.4%,病毒性肝炎、肝硬化时 AFP 也有不同程度的升高。山广志教授认为:对于一个确诊肝细胞肝癌的患者,AFP 是监测肿瘤情况的一个重要指标。但是在临床上发现患者 AFP 升高时,要做进一步检查,分析 AFP 升高的原因,如果选用中药治疗,一定辨出目前体质的病机所在,再施以相应的中药治疗,切不可一见 AFP 升高就施以介入、化疗等治疗。本例中患者 AFP 升高后,及时做上腹部增强 CT、腹部 B 超、胸部 CT 等,未发现肿瘤病灶,予以中药治疗。从患者的脉症分析认为肝胃不和兼有湿热是病人的主要病源所在,肝主疏泄,湿热之邪阻滞肝经,肝气不畅,进而郁结,甚则肝气横逆犯胃。患者出现心下胃脘部胀满、常有恶心、反酸、口苦、AFP 升高等,皆是肝气犯胃、肝胃不和湿热滞中的结果,因此治疗当标本兼治,以疏肝和胃、清热化湿为法。

山广志教授在长期的肿瘤治疗实践中,对于那些肿瘤标志物(包括 AFP)升高的患者,在充分辨清病机分析出病源的基础上,他经常选用柴胡、金钱重楼配合用药,经过颇多患者验证,降低肿瘤标志物的效果非常明显,值得同道临床借鉴。

山广志教授还指出,肝癌患者在辨证中发现病机中夹有湿热为病的患者,即使病证基本消除也要坚持服药一段时间,因为湿性黏滞,阻滞气机,气不行则湿不化,气行湿也不净,其胶着难解,故病程较长,反复发作,缠绵难愈,易于反复,本例患者先后服用本方药达 5 个月左右,其主要临床症状才得以缓解,AFP 降为正常后,仍需健脾理气化湿等中药进一步治疗。

(整理:刘文奇)

十、龙胆泻肝汤治疗肝癌介入术后医案

患者,李某,男,45 岁,已婚,工人,2015 年 7 月 14 日初诊。

主诉:左胁部胀闷不适 3 个月。

现病史:患者 3 个月前体检进行 B 超检查时发现肝右叶有一实质性占位肿块,大小约 5cm×4cm,肿瘤标志物检查提示甲胎蛋白(AFP)2000ng/ml,诊断为原发性肝癌。因病灶较大,位置不佳,不适合手术。后转入浙江省某医院行肝动脉介入治疗,介入术后患者副反应 3 级,剧烈呕吐,伴腹胀不适,口苦,为求中医药调理来我科治疗。

刻下症:右胁下胀痛不适,体倦乏力,口苦,形体日见消瘦。小便微黄赤,大便尚调。舌淡红,苔厚腻偏黄,脉弦细。

病机分析:介入治疗是中晚期肝癌常用的西医治法,目的是阻断肝脏的气血通路。其结果是影响了肝气生发与胆气下降的正常职能,进一步加重了肝郁病理状态,肝体阴而用阳,乙木肝喜畅达与生发,甲木胆喜和利与下降。肝胆气机枢轴不利,郁而化火,湿与火互结形成了肝经湿热的病理改变,故可见上述右胁下胀痛不适,体倦乏力,口苦,形体日见消瘦,小便微黄赤等肝胆经湿热的明显症状。

诊断:中医诊断:肝积,证属肝郁脾虚,湿热内结。

西医诊断:肝癌介入术后。

治则:泻肝健脾,通利湿热。

治疗与效果:

一诊:拟龙胆泻肝汤合四君子汤加减。

处方:龙胆草12g,黄芩15g,栀子12g,泽泻12g,木通12g,车前子15g,当归15g,柴胡15g,生甘草9g,白芍20g,生地黄15g,怀山药20g,党参15g,茯苓15g,白术15g。14剂。

煎服法:添水600ml,浸泡30~60分钟,煮沸后,文火煮30分钟,滤出药液150~200ml,如此煎2次,饭后半小时温服,早晚各服1次。

二诊:2015年7月28日,腹胀明显减轻,口苦消失,乏力仍有,胃口不佳,无食欲,夜寐可。上方加黄芪20g、鸡内金15g、炒山楂15g,继续服用半个月,煎服法同前。

三诊:2015年8月11日,患者继续服用半个月药之后食欲好转,腹胀消失,乏力减轻,大便无异常,小便色淡黄,夜寐尚安,上方加鳖甲15g、龟甲15g,继续服用,煎服法同前。

此后在我科门诊随症加减:胆红素升高加茵陈、郁金;腹胀加砂仁、枳实;大便色黑加白茅根、地榆、槐花;大便干结加火麻仁、郁李仁、肉苁蓉等。

上述药物煎汤,每日2次口服。2周为1个疗程,经3个月调理,患者诸症状明显缓解,目前无明显不适。

原发性肝癌是一种恶性程度很高的癌症,以肝动脉栓塞为主的介入治疗是西医目前不能手术切除的中晚期肝癌的首选治疗方法。但由于治疗过程中栓塞剂的应用导致肝动脉供血突然减少,局部组织的坏死和水肿加之化疗药物的刺激会导致部分患者在介入术后出现恶心呕吐、腹胀腹痛、肝功能异常等栓塞综合征的表现,严重影响了患者术后的生活质量和远期疗效。目前中医学各家对于介入术后栓塞综合征的认识各有不同。主要的治则有健脾益肾、疏肝和胃,兼活血化瘀、利湿散结、清热解毒、通腑泄热等。

山广志教授认为 TACE 术后的肝癌患者常出现口苦、脘腹胀满、恶心欲吐,部分患者出现皮肤黏膜黄染、时有烦躁、小便色黄、大便黏滞不爽、舌苔黄厚腻等症状,与中医肝胆经湿热证型高度一致,这是肿瘤治疗后导致机体代谢失调,属于中医误治导致的证型。从中医学辨证角度来看,栓塞剂作用主要就是郁,进一步加重了肝胆失于条达,枢机不利,郁而化热,肝经湿热的主要病机变化。龙胆泻肝汤是临床疗效确凿、应用广泛的清利肝胆湿热的经典名方。历代用之对证多有显效。山广志教授认为龙胆泻肝汤毕竟大苦大寒,并且 TACE 术后的治疗本身又会损伤脾胃,因此对于脾胃功能来说,应予以顾护脾胃之气,以免后天之本衰微,气血无以生化,正气难以复原,故本患用龙胆泻肝汤又配用四君子汤顾护脾胃,以养后天之本,这是中医脾胃为后天之本在临床中具体运用的体现。

（整理：凌仕良）

十一、多药轻量治疗肝癌医案

患者,李某,男,40岁,干部,2013年12月3日初诊。

主诉: 右胁部隐痛进行性加重3月余,纳差,消瘦。

现病史: 患者发现有"乙肝"病史20余年,2009年9月9日患者在宁波某医院体检彩超提示:肝内占位。进一步CT检查示:肝右后叶占位,原发性肝癌首先考虑。血甲胎蛋白(AFP)114ng/ml。遂于9月19日在该院全麻下行"右肝癌切除术(第Ⅵ、Ⅶ段切除)",手术过程顺利,术后病理:右肝结节型(2.5cm×2.5cm)肝细胞癌;Ⅱ级。术后在浙江省某医院行"肝动脉介入化疗"2次,药用"奥沙利铂+替加氟",副反应尚可。平素在当地医院行常规检查治疗。2013年9月患者复查彩超:肝硬化、肝囊肿、肝内实性结节(建议密切随访),门静脉扩张,脾大,脾静脉曲张血栓,少量腹水。2013年12月再次复查彩超示:肝硬化,肝内实性结节(建议结合临床随诊复查)、门静脉扩张,脾大,大量腹水。血常规:白细胞 $2.1×10^9$/L,红细胞 $3.91×10^{12}$/L,血小板 $23.0×10^9$/L。患者至我科寻求中医药治疗。

刻下症: 右胁部隐痛,纳差,进行性消瘦,两目干涩,神疲乏力,小便黄,大便溏薄,脉象轻取涩滞不畅,沉取弦细,舌红瘦,苔少。

病机分析:患者慢性"乙肝"20 余年,肝脏功能日渐衰弱,肝失疏泄,肝阴亏虚,故出现右胁隐痛,两目干涩;肝病日久必及脾肾,脾虚失运,故出现纳差、便溏;脉象轻取涩滞不畅,沉取弦细,舌红瘦,苔少,为肝肾阴虚之象。

诊断:中医诊断:胁痛,证属肝肾阴虚,木郁克土。

西医诊断:①肝癌;②慢性活动性肝炎。

治则:补益肝肾,柔肝扶脾。

治疗与效果:

一诊:拟以四君子汤合小柴胡汤加减。

处方:生地黄 20g,当归 15g,白赤芍各 10g,党参 20g,白术 15g,炙甘草 10g,醋鳖甲 24g,二丑 10g,阿胶 9g(烊),怀山药 30g,牡丹皮 10g,山茱萸 10g,茯苓 15g,泽泻 10g,柴胡 20g,黄芩 10g,制半夏 10g,生姜 10g,茜草 10g,红花 10g,莪术 10g,大枣 6 枚,鸡内金 20g,炒麦芽 20g,炒谷芽 20g,炒山楂 10g,炒神曲 10g。7 剂。

煎服法:以水 1 000ml 先煮鳖甲 45 分钟,后纳诸药(除阿胶)文火煎煮 45 分钟,去渣取药汁 400ml,入阿胶烊化,分 2 次上下午温服。

二诊:2013 年 12 月 10 日,患者服上药以后,胃纳较前好转,两目干涩好转,小便较前增多,苔已经转薄白,但大便仍溏薄,脉象沉取仍弦细,故原方加干姜 10g 温脾阳,再服 7 剂,煎服法同上。

三诊:2013 年 12 月 17 日,药后,患者来诊,脉弦,右胁部隐痛较前好转,舌淡红仍偏瘦,苔薄白,查彩超提示:肝硬化,肝内实性结节(建议结合临床随诊复查)、门静脉扩张,脾大,中量腹水。右胁部隐痛虽然没有得到完全缓解,但已有效控制,病人症状有了明显改善,原方续服。3 个月后复查彩超,腹水已为少量,生活质量可。

本患者因患"乙肝"日久导致肝癌,属于久病导致量变到质变的范畴。在本例的治疗过程中,山广志教授予多种滋阴养血的药物柔润肝木,以平肝木横逆之气,复以四君子汤健脾益气,符合仲圣"见肝之病,当先实脾"的治则,再予柴胡剂畅达三焦,以达"上焦得通,津液得下,胃气因和"之效,再加健脾消食、活血化瘀、软坚散结之药,以使脾胃得健,气血生化有源,瘀血去新血生。

本方中多种药效相近的药物叠加应用,是本方一大特色,且与温病大家王孟英临床治病用药轻灵的特色相符。山广志教授认为,新病、急病,用药应该味少,药量重;久病、慢性病,用药应该药味多,药量少,因为药少量重,则力专而洪,一举成功;药多量少,则互相辅助,互相佐制,药效平和,常服久服不易致生他变,尤其针对肝肾功能不全的患者,更要注意。

（整理:王永生）

十二、健脾益气利湿法治疗老年肝癌介入副反应医案

患者,吴某,男性,70 岁,已婚,离退休人员。2008 年 10 月 16 日初诊。

主诉:消瘦、乏力 1 月余,伴腹胀 6 天。

现病史:2008 年 9 月患者无明显诱因出现胃纳下降,身体消瘦,乏力,遂就诊于宁波市某医院,行上腹部增强 CT 检查示:右肝后段内见一实质性占位,边界欠清,呈不均匀增强,约 7.7cm×5.3cm,AFP>500μg/L,白蛋白 25g/L。诊为原发性肝癌,考虑患者素有乙肝病史,一般情况不佳,手术风险较大,遂于 10 月在该院行介入治疗 1 次,药用奥沙利铂、吡柔比星。治疗后第 2 天出现腹胀、纳差,大便未解,尿少,气急,予引流腹水、利尿、补充白蛋白等对症支持治疗后,症状有所改善,但一般情况差,精神弱,乏力明显,遂至我科门诊。

刻下症:极度疲乏,形体消瘦,语声低微,面色晦暗,双下肢水肿,纳呆食少,腹胀,尿少,舌淡胖,边有齿痕,苔厚腻,脉滑弱。

病机分析:患者长期受乙肝病毒毒害,肝脏长期受累,以致变为癌毒。后天失养,导致体质亏虚,加之化疗后损伤脾胃,气血化生乏源,中气不足,故见极度疲乏,语声低微。气血生化无源,则不能濡养肢体,见形体消瘦,面色晦暗。脾胃虚弱,脾失健运,胃失受纳,则见纳呆食少,腹胀。脾主运化水湿,脾失健运,则水湿内停,故双下肢水肿,小便少,舌淡胖,边有齿痕,苔厚腻,脉滑弱。证属脾气亏虚,湿毒交困。

诊断:中医诊断:肝积,证属脾气亏虚,湿毒交困。

　　　　西医诊断:①肝癌;②恶性腹水;③慢性乙型病毒性肝炎。

治则:补气健脾,利水化湿,开胃消食。

治疗与效果:

一诊:予以李东垣枳术丸加减。

处方:苍白术各 20g,枳实 10g,厚朴 10g,茯苓 20g,薏苡仁 30g,车前子 20g,泽泻 20g,猪苓 20g,益母草 20g,大腹皮 20g,五味子 10g,半枝莲 20g,蒲公英 20g,八月札 15g,炒二仙各 20g,鸡内金 10g。14 剂。

煎服法:以水 700ml,入诸药,用武火煮沸后,文火煎煮 45 分钟,去渣、取药汁 400ml,分 2 次上、下午温服。另予槐耳颗粒 1 次 2 包,1 天 3 次,口服。并嘱

其进食软、温、易消化之品,每日食用海参1根,保持情绪稳定,放松心态,积极面对。

二诊:2008年10月30日,服上药2周后乏力好转,进食有所改善,尿量增加,双下肢水肿有所减轻,但仍觉腹胀,睡眠差,大便难解,舌淡胖,苔厚腻,脉濡弱。以后每2周复诊1次,在上方基础上,加生晒参15g、陈皮10g补气理气,莱菔子15g、神曲20g、炒山楂20g开胃消食。煎服法同上。

患者病情逐渐好转,精神好转,情绪稳定,体重增加,无肢体水肿,纳食如前,夜寐佳,大便每日1次,小便无特殊,复查CT肝脏病灶稳定,白蛋白上升到30~34g/L,肝功能基本正常。患者病情稳定有1年之久,后因上消化道出血死亡。

山广志教授认为肝癌的发生,乃正气虚损,邪气乘袭,邪凝毒聚,日久成积所致,肝脾两脏在生理病理上都有密切的关系,肝癌的病人多数表现为脾虚的症状,如神疲、乏力、纳呆、腹胀、水肿等,并可见到湿盛的临床表现。山广志教授对这类患者主要采用益气健脾为治则,适当加入利湿药物,而不是看到肝脏疾病一味采用疏肝理气及清热解毒治法。山广志教授认为脾虚生湿,湿邪黏腻易困脾,脾虚湿盛交互为患,因而应重在健脾,以益气除湿。倘施以大量清热逐水或疏肝理气之品,容易损伤正气。山师还提出,肝病按中医的治疗理念,治疗的重点应该在脾胃,胃气降脾气升,肝气自然疏畅,这也是中医原创理论中的病在右取之于左的大法。

（整理:施　航）

十三、羌活胜湿汤治疗肝癌腹泻医案

患者,王某,男,40岁,工人。2017年4月20日初诊。

主诉:肝癌介入术后1月余,腹泻半月。

现病史:患者于2017年1月初无明显诱因出现右上腹胀痛不适,呈持续性、进行性加重,疼痛较剧,无恶心呕吐,无肢体黄染,无腹泻黑便,无肢体水肿,无畏寒发热,遂至宁波市某医院查上腹部CT示:肝占位,肝细胞癌考虑。AFP>1 000μg/L。排除相关禁忌后,于2017年1月12日在该院行TACE术,术程顺利,术后右上腹胀痛减轻,并予止痛、护肝、抗乙肝病毒等对症支持治疗后好转出院。后因体力状态较差,未行后续TACE治疗。此后一直在我科门诊行中医药治疗。近半月患者出现大便次数增多,稀便,为求进一步诊治再来我科门诊。

刻下症：神疲，精神弱，大便次数增多，每日5~6次，以凌晨3~5时为甚，大便不成形，无便血，无黏液脓血便，无腹痛，伴见倦怠乏力，纳差少食，舌淡胖苔薄白，齿痕明显，脉沉细。

病机分析：此病患肝癌TACE术后，体质较虚，本已脾虚，又加肝病传脾，虚者更虚。脾虚失于运化，水湿内停，故出现倦怠乏力，纳差少食，同时见舌淡胖苔薄白，齿痕明显，有肾阳虚之候，故属脾肾阳虚之证。

诊断：中医诊断：腹泻，证属脾肾阳虚。

西医诊断：①肝癌；②癌性腹泻。

治则：温中驱寒，祛湿止泻。

治疗与效果：

一诊：拟羌活胜湿汤加减。

处方：羌活10g，独活10g，藁本10g，防风6g，炙甘草6g，川芎10g，蔓荆子10g，葛根20g，党参15g，炒白术15g。7剂。

煎服法：以水700ml，入诸药，用武火煮沸后，文火煎煮45分钟，去渣、取药汁400ml，分2次上、下午温服。

二诊：2017年4月28日，患者诉大便次数减至每日2~3次，纳可，睡眠改善，舌淡胖苔薄白，脉沉细。后患者续用上方调理3个月，患者诉以上诸症均消。

临床上常有癌性腹泻，腹泻患者使用蒙脱石散、双歧杆菌三联活菌散等药物均难获效者，此时中医辨证治疗可获得显著疗效。中医学认为，癌性腹泻病因病机不同，其临床表现也各异，抓住不同患者的病机特点进行准确辨证治疗，有助于缓解患者的症状，提高生活质量。山广志教授认为癌症相关性泄泻多为慢性，治法以健脾化湿为主，临证时切勿拘泥常规，应灵活辨证。李东垣在《脾胃论》中论治泄泻，认为有湿为病，脾虚者是"湿寒之胜，当助风以平之"，亦是"下者举之，得阳气升腾而愈矣"。故山广志教授认为，对于脾虚湿胜导致的腹泻，用升阳法并加祛风药以升清，风行湿自干，会比单用健脾化湿法效果好。

此病患阳虚的证候并不明显，而脾虚湿胜病情却比较突出，如倦怠乏力，纳差少食，舌淡胖苔薄白，齿痕明显。本病在脾而不在肾，宜用升阳法治之。故用羌活胜湿汤为基本方，加葛根、白术，目的是"下者举之"，使清阳上升，挽回中气下陷之势。其中羌活胜湿汤中风药较多，旨在升清而微微得汗，则阳气升腾，脾气来复，湿邪可化，泄泻可愈。

　　山广志教授还告诉我们,见湿多以健脾为正法,然而有时仅用健法常达不到明显的效果,所以,加用祛风之品,会使湿化而不燥。他引用前贤之说进一步佐证之,如《医方考经》曰:"风胜湿,故用羌、防、藁、独、芎、蔓诸风药以治之,以风药而治湿,如卑湿之地,风行其上,不终日而湿去矣;又曰无窍不入,惟风为能。"《医方集解》云:"风能胜湿,如物之湿,风吹则干。羌、独、防、藁、芎、蔓皆风药也,湿气在表,六者辛温升散,又皆解表之药,使湿从汗出,则诸邪散矣。"祛风胜湿之法,古贤医家多有用之,现在临床常被遗忘,不可轻忽其用。

（整理:邱慧颖）

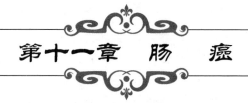

第十一章 肠 癌

一、三根汤合四君子汤治疗直肠癌术后腹泻医案

患者,傅某,男,67 岁,已婚,退休工人。2013 年 3 月 12 日初诊。

主诉:直肠癌术后 2 月伴腹泻便溏。

现病史:患者 2013 年 1 月,无明显诱因出现便中带血,大便变细,无腹胀腹痛,无黑便,无恶心呕吐,去宁波市鄞州某医院查肠镜示:直肠肿瘤。病理活检示:中分化腺癌。CT 检查未见肝脏、腹腔淋巴结及其他器官转移。遂在该院行"直肠癌根治术"。术后予 FOLFOX6(奥沙利铂+5-FU)方案化疗 8 个疗程。患者化疗后胃纳差,一直腹泻便溏,乏力,来我科要求行中医治疗。

刻下症:时常腹泻,每日 5~6 次,大便不成形,时感头晕,神疲乏力,小便清,舌淡,苔润,脉细。

病机分析:脾为后天之本,主运化转输。脾失健运,则痰湿内生。手术及化疗损伤正气,使已受损之脾气更虚,升清失职,故反复便溏腹泻,生化无源,故神疲乏力。患者年事已高,兼以阳气不足,小便清,脉细,舌淡,苔润,皆为脾阳脾气不足之象。

诊断:中医诊断:肠积,证属脾气不足。

西医诊断:直肠癌术后。

治则:温阳健脾,益气化湿。

治疗与效果:

一诊:予拟三根汤合四君子汤加减。

处方:藤梨根 15g,虎杖根 10g,水杨梅根 15g,附子 15g,补骨脂 15g,炙黄芪 30g,茯苓 30g,党参 15g,炒白术 20g,炒薏苡仁 30g,怀山药 30g,芡实 20g,陈皮 10g,炒麦芽 15g,炒谷芽 15g,炒山楂 15g。连服 7 剂。

煎服法:加清水 800ml 每剂煎 2 次,慢火煎 1 小时,取药汁 400ml,分 2 次温服。

二诊:2013 年 3 月 19 日,腹泻较前改善,每日 3 次,大便转干,纳谷转香,舌仍淡,苔润也有好转,仍乏力,守前方续服 7 剂。煎服法同前。

三诊:2013 年 3 月 26 日,神疲乏力明显好转,大便一日 2 次,基本成形,无明显腹胀便血,胃纳如常,舌淡红,苔薄,减附子、补骨脂、炒白术各 10g,连服 1 个月,煎服法同前,以资稳固。

服药后患者偶有乏力,饮食二便如常人,复查血常规、肿瘤标志物均无明显异常,半年 1 次复查胸部 CT、腹部 B 超,皆未见复发转移迹象,1 年 1 次复查肠镜也无异常。坚持服上方调理,生活质量良好。

山广志教授多次提到,肠癌积之所成,乃"脾胃怯弱,气血两衰,阳失温煦"引起。由于推崇《灵枢·水胀》所云:"寒气客于肠外,与卫气相搏,气不得荣,因有所系,癖而内著,恶气乃起,瘜肉乃生。"故认为治肠癌以扶正为主,益气温阳为先。

本病患者发现直肠癌后及时行手术切除,对后期康复很有利。因患者素体阳虚,治疗后出现寒湿困脾之象,故治疗原则上予以温阳健脾,其中附子、补骨脂温阳散寒,炙黄芪、茯苓、党参、炒白术、炒薏苡仁、怀山药、芡实健脾,炒麦芽、炒谷芽、炒山楂消食开胃。切合病机,故能收到满意疗效。本案主方三根汤是依据中医理论"正气存内,邪不可干"原则制方,山广志教授治疗消化道恶性肿瘤的常用方剂,方由藤梨根、虎杖根、水杨梅根、党参、茯苓、白术、薏苡仁、甘草组成,方中藤梨根、虎杖根、水杨梅根具有清热解毒作用,虎杖根、水杨梅根兼具活血化瘀作用,党参、茯苓、白术具有补气健脾作用,薏苡仁具有健脾、利水渗湿作用,诸药合用,共奏清热解毒、活血化瘀、补气健脾等功效,很适合一些胃肠癌症病人术前或术后的病机变化,常有意想不到之效。

(整理:董 晶)

二、黄芪润肠丸治疗直肠癌术后便秘医案

患者,张某,62 岁,已婚,退休工人,2014 年 10 月初诊。

主诉:直肠癌术后 8 月余,便秘 1 月余。

现病史:2014 年 2 月无明显诱因下出现大便带血,呈鲜红色,量少,无便秘,无腹痛腹泻,无发热畏寒,无其余不适,遂于宁波市某医院就诊,查肠镜示:直肠腺癌。行"直肠癌根治术",术后病理示:直肠腺癌。术后给予 FOLFOX 方

案化疗6个疗程,未行放疗。来我科就诊。

刻下症:大便4~5天1次,大便干结,面色无华,心悸气短,胃纳尚可,小便正常,口唇色淡,舌质淡,苔白,脉细。

病机分析:患者手术耗气伤血,加之化疗攻伐,以致气血两亏,故见面色无华、心悸气短、口唇色淡,肠燥津枯,故大便干结不畅,舌质淡,苔白,脉细,亦为气血亏虚之象。故辨病属中医学"肠蕈"范畴,病机属气血亏虚证,治疗当以益气养血、润肠通便。

诊断:中医诊断:肠蕈,便秘病,证属气血亏虚。

　　　　西医诊断:直肠癌术后。

治则:益气养血,润肠通便。

治疗与效果:

拟黄芪润肠丸加减。

处方:生黄芪35g,当归30g,生地黄20g,火麻仁12g,桃仁10g,枳壳15g,玄参15g,制何首乌15g,枸杞子20g。

7剂,常规水煎服,早晚各1次。

此方服后大便基本1日1行,通畅,各不适之症也减轻,续用前方去玄参加党参15g,服之1个月,再次来诊诸症皆平,面色红润。后基本以此方据症略加减服1年多,查各种指标皆正常。

我国古代医家对便秘的分类法较多,如《伤寒论》将便秘分为"阴结""阳结""脾约""津竭"等;后世医家又有风秘、气秘、湿秘、寒秘、热秘、冷秘、虚秘、热燥、风燥之分。后又因立名太繁,将便秘以阴结和阳结来概括:有火者为阳结,无火者为阴结。本案归为阴结、虚证范畴,治以黄芪润肠丸,方中黄芪补脾肺之气,当归、生地、玄参滋阴养血,麻仁、桃仁润肠通便,枳壳引气下行,何首乌、枸杞子补益肝肾,众药合用,则肝肾阴水得补,气血生化有源,燥润肠通,便秘可愈。

山广志教授认为:该患者属于直肠癌中期,已行根治术,由于西药的治疗对身体造成损伤,导致气血亏虚,津枯肠燥,大便秘结,当以补为通,此为塞因塞用法也。治疗上着重固本培元,以大剂量补益气血之品,佐以少量行气活血之药,使虚体复元,则诸症可除。若直肠癌术后,便秘日久,可引起肛裂、痔疮,并影响胃肠的传导功能,甚至浊气上逆,变证丛生。年老体弱,气血不足,治疗以缓慢图之,免求速效。阴结、虚证型便秘切不可用大黄、芒硝等峻下热结之剂,虽一时便通,但后患无穷,切记。

(整理:蒋淳琪)

三、养阴清热解毒法治疗肠癌术后腹胀呃逆反酸病案

患者,周某,男,77 岁,已婚,退休工人。2009 年 2 月 23 日初诊。

主诉:十二指肠癌术后 2 月伴腹胀呃逆反酸。

现病史:2008 年 12 月因皮肤巩膜黄染及无痛性腹泻至浙江省某医院求治。2009 年 1 月 13 日行"十二指肠切除术",术后病理示:十二指肠壶腹部中分化腺癌,术后未行放化疗。2009 年 2 月 23 日因各种不适之证,来我科要求行中医治疗。

刻下症:面色少华,神疲乏力,食后腹胀,呃逆反酸,纳呆便秘,舌红苔黄腻,脉弦。

病机分析:该患者术后损伤正气,使脾胃虚弱,故见面色少华,神疲乏力;脾虚运湿无力,湿热留滞,瘀毒内结,腑气不通,气滞血瘀,而见腹痛、腹胀、呃逆、反酸、便溏等。

诊断:中医诊断:肠积,证属气阴两虚,毒热蕴结。

　　　　西医诊断:十二指肠癌术后。

治则:补气养阴,清利湿热。

治疗与效果:

一诊:拟沙参麦冬汤合大柴胡汤加减。

处方:南北沙参各 15g,太子参 15g,麦冬 15g,鲜石斛 12g,柴胡 12g,黄芩 12g,青蒿 15g,虎杖 20g,绵茵陈 15g,车前子 15g,滑石 15g,金钱草 15g,鸡内金 15g,半枝莲 20g。连服 14 剂。

煎服法:以水 700ml,入诸药,用武火煮沸后,文火煎煮 45 分钟,去渣、取药汁 400ml,分 2 次温服。

二诊:2009 年 3 月 31 日,服药后呃逆反酸明显减少,进食后腹胀减轻,余症如前。上方去青蒿加制大黄 10g,14 剂。煎服法同前。

三诊:2009 年 4 月 15 日,药后进食后腹胀、呃逆反酸较前减轻,大便偏溏好转,余症如前。予去制大黄、虎杖,加泽泻 15g、茯苓 15g、白术 10g、藤梨根 20g、神曲 20g,14 剂。煎服法同前。

患者服药后来诊,精神体力明显好转,进食后腹胀呃逆反酸明显改善,胃纳渐佳,大便通畅,舌质稍变淡,脉如前。后患者门诊继续中药治疗,疾病控制稳定,获得了较好的生活质量和长期生存。

山广志教授认为:患者老年男性,年逾七旬,肾水已亏,癌毒久居人体,耗

气伤阴,气阴两虚。又加之手术,阴血受损。"阴者,藏精而起亟也",阴液亏虚,无以起亟化气,故而面色少华,神疲乏力。正气不足,无以抗邪,则毒热猖狂于中焦。《内经》云"中焦如枢",脾以升,胃以降,升清降浊,则气机调畅,然毒热聚于中焦,气机阻滞,故见纳呆腹胀。升降失常,浊气上逆,见呃逆反酸,舌苔黄腻。"大肠者,传导之官,变化出焉",毒蕴气机阻滞,大肠泌清别浊之职失司,则便溏。故辨证为气阴两虚,毒热蕴结,法当养阴清热解毒。故初诊以南北沙参、麦冬、石斛养阴以清热,青蒿、虎杖、金钱草、半枝莲清热解毒以祛邪,柴胡配炒黄芩,一散一清,旨在清热疏利少阳气机,鸡内金健胃和中,金钱草、虎杖、绵茵陈、车前子、滑石清热利湿,使毒热从小便而走,诸症自平。纵观本案,山广志教授用药其特点在于:一般证见腹胀呃逆、纳呆便秘、舌红苔黄腻者,多辨为湿热阻滞,以清热利湿为主,但此案在清热利湿的基础上兼顾补益气阴,起到攻补兼施、不伤正气之功。

(整理:施 航)

四、柴胡桂枝干姜汤治疗肠癌术后腹泻医案

患者,叶某,女,67岁,已婚,退休工人,2013年6月11日初诊。

主诉:腹泻3个月余。

现病史:2012年11月患者无明显诱因出现大便偏细,伴便中带血,色暗红,量少,当时无腹痛腹泻,无头晕,未予重视。2013年1月患者便血加重,每次约20ml,色鲜红,遂去宁波市某医院就诊,肠镜示:乙状结肠占位,考虑结肠癌。2013年1月2日在该院全麻下行"乙状结肠癌根治术",手术过程顺利,术后病理:乙状结肠隆起型中分化腺癌。术后化疗4个疗程,化疗过程中患者出现恶心呕吐、腹泻等副反应,经对症治疗后好转。患者4月下旬出现腹泻,3~4次每日,予口服蒙脱石散、酪酸梭菌活菌胶囊等药后好转,但停药不久后,又会腹泻,患者为求根治,故来求治中医。

刻下症:面色萎黄,口渴,大便溏薄,约3~4次每日,腹部恶寒喜暖,胃纳尚可,眠可,苔白滑,脉沉弦。

病机分析:患者平素脾胃阳虚,加之手术后再伤脾气,使脾气更虚,失于运化,寒湿滞留于中焦脾胃,故出现面黄、便溏,腹部恶寒喜暖;腹泻日久必伤其津液,故出现口渴。慢性病的病人情绪抑郁,故多肝郁气滞之象。

诊断:中医诊断:腹泻,证属肝郁气滞,寒湿困脾。

西医诊断:①结肠癌术后;②肠功能紊乱。

治则:疏肝理气,温脾化湿。

治疗与效果:

一诊:拟以柴胡桂枝干姜汤。

处方:柴胡 15g,桂枝 10g,干姜 15g,生牡蛎 15g,黄芩 10g,瓜蒌根 15g,炙甘草 10g。7 剂。

煎服法:以水 1 000ml,先煮生牡蛎 30 分钟,再纳余药,用文火煎煮 30 分钟,去渣取药汁 400ml,分 2 次上下午温服。

二诊:2013 年 6 月 18 日,患者服药后腹泻减少为 2 次每日,口干加重,余未见明显变化。上方加重瓜蒌根用量至 20g,再加麦冬 15g,再服 7 天,煎服法同上,药后病症基本平复,续据症调理,以巩固疗效。

柴胡桂枝干姜汤见于《伤寒论》第 147 条:"伤寒五六日,已发汗而复下之,胸胁满(阳)微结,小便不利,渴而不呕,但头汗出,往来寒热,心烦者,此为未解也,柴胡桂枝干姜汤主之。"近代不少医家对柴胡桂枝干姜汤进行了不懈的研究,例如《刘渡舟伤寒临证指要》中说:"当年刘渡舟教授与经方名家陈慎吾先生请教本方的运用时,陈老指出:柴胡桂枝干姜汤治疗少阳病而又兼见阴证机转者,用之最恰。"又张路玉指出:"小柴胡汤本阴阳二停之方,可随证之进退,加桂枝、干姜则进而从阳,若加瓜蒌、石膏,则进而从阴。"什么是"阴证机转"?什么是"从阴从阳"?历代医家未曾说明,而实际上是指明六经所属。由应用认识小柴胡汤方证,发展至应用认识柴胡桂枝干姜汤方证,显示了我们的先辈临床应用认识方证的漫长过程。柴胡桂枝干姜汤方证由小柴胡汤方证发展而来,因津液伤重,由小柴胡汤方证"阴证机转"而来,正是说明大家先认识到了"半表半里"的"阳证",后认识到"半表半里"的"阴证",即厥阴病。这一认识,是由众多经方家经过不断临床应用方证和探讨方证所体悟到的。山广志教授将柴胡桂枝干姜汤概括为"胆热脾寒",可用于"口干,肝气不疏,便溏",对指导临床非常实用。由于肿瘤患者在患病以后心理负担较重,多有肝气不疏的症状,临床中常常应用此方治疗肿瘤病人的腹泻,效果明显,在治疗过程中,根据患者症状,脾寒加重干姜用量,减少黄芩用量,体虚者加入人参、黄芪,有郁热者加重黄芩用量,效果明显。

(整理:王永生)

五、四君子汤加减治疗直肠癌术后大便不调医案

患者,丁某,男,66 岁,退休。2009 年 7 月 8 日初诊。

主诉:间断性排便不规律 6 个月。

现病史:2009 年 1 月无明显诱因出现排便变细,无腹胀、腹痛,无脓血、黑便,就诊于我院门诊,行下腹部 CT 示:考虑直肠占位。遂行肠镜活检,病理示:腺癌。于宁波市某医院行直肠癌根治术,术后病理:直肠中分化腺癌,肠系膜淋巴结内可见癌转移(6/25),术后行 8 个周期 FOLFOX4 方案化疗。化疗后间断性排便不规律,求诊于我科门诊中医治疗。

刻下症:间断性排便不规律,时干时稀,肛门下坠感,偶有腹痛、腰酸、乏力、纳差,舌暗苔白腻,脉细弱。

病机分析:病为痰湿凝聚,结于大肠,气机失调,碍其大肠传导泌清别浊之职不利,故而见大便时干时稀,腹时痛;损及脾肾,脾肾二脏气虚不固而见肛门下坠,腰酸,乏力诸症。

诊断:中医诊断:肠积,证属脾肾不足。

       西医诊断:直肠癌术后。

治则:健脾益肾,祛湿调肠。

治疗与效果:

一诊:拟以四君子汤加减。

处方:党参 30g,(炒)苍白术各 15g,茯苓 20g,陈皮 10g,黄芪 20g,鸡血藤 20g,枸杞子 20g,女贞子 20g,红藤 20g,败酱草 20g,皂角刺 10g,穿山甲(炮)5g,木香 10g,三七 10g,鸡内金 10g,代赭石 20g,炙甘草 10g,14 剂。

煎服法:以水 700ml,先煎甲珠 30 分钟,再入余诸药,加水至 700ml,用武火煮沸后,文火煎煮 45 分钟,去渣、取药汁 400ml,分早、晚各温服 1 次。

二诊:2009 年 7 月 22 日,患者大便改善,基本规律,每日一二次,成形,乏力、纳差改善,腹痛缓解,腰酸不适较前好转。前方去皂角刺,加炒杜仲 15g、桑螵蛸 20g、桑寄生 20g,继服 14 剂。煎服法同前。

服药后患者大便规律,已成形黄色软便,无乏力、纳差,无腹痛、腰酸等不适症状,后坚持门诊中药治疗,至今病情稳定,未复发转移。

山广志教授认为:肠癌是本虚标实的疾病,正气不足、脾肾两虚为肠癌的主要病机,肠癌证候较多,局部湿、毒、瘀互结是其发生和发展的病理基础。

此患者在手术后,标实被削弱,而本虚在手术、放疗、化疗等西医学手段强力攻伐下,显得更加突出。此阶段肠癌患者的正虚,体现在精、气、血的不足,脏腑角度,主要以脾肾亏虚为主,故以党参、白术、黄芪、鸡血藤、枸杞子、女贞子等补益精、气、血,脾肾双补。再根据兼症,加以活血化瘀、理气化痰散结之品,以奏其功。

(整理:施　航)

六、三根汤合润肠汤治疗直肠癌术后多发息肉医案

患者,吕某,男,65 岁,已婚,退休职工。2011 年 12 月 12 日初诊。

主诉:直肠癌术后半年。

现病史:患者素喜食烟酒,便秘多年,未予重视,常以开塞露通便对症治疗。2011 年 1 月出现便中带血,便稀,去宁波市某医院查肠镜示:直肠肿块,肠壁多发息肉。病理活检示:中低分化腺癌。CT 检查未见肺部及肝部转移,腹部 B 超示:后腹膜多发淋巴结肿大。遂去上海某医院行"直肠癌根治术",术后予 XELOX(奥沙利铂+卡培他滨)方案化疗 4 个疗程并配合放疗。患者化疗后精神尚可,胃纳亦不减,半年前曾在肠镜下行"直肠息肉摘除术",今复查肠镜又见多发息肉,担心肿瘤复发,故来我科要求行中医治疗。

刻下症:时常大便黏滞不通而便秘,大便 2~3 日 1 次,胃纳可,无腹胀腹痛,无便血,舌红,苔黄腻,脉滑数。

病机分析:患者嗜烟酒多年,素体壮实,湿热之邪蕴积肠道而成肠癌。癌肿侵及血络,故便血。然而虽经手术切除病灶,体内积有无形的湿热之邪未尽,湿热之邪仍残留肠道,不日湿热之邪再聚而成患,在肠壁形成息肉。湿热内结,肠道传送不利,故时常大便黏滞不通而便秘。舌红,苔黄腻,脉滑数,均为湿热内阻之象。

诊断:中医诊断:肠积,证属湿热内蕴。

西医诊断:直肠癌术后。

治则:清热祛湿。

治疗与效果:

一诊:拟三根汤合润肠汤加减。

处方:藤梨根 30g,虎杖根 30g,水杨梅根 30g,败酱草 20g,红藤 15g,茯苓 20g,白术 10g,薏苡仁 30g,火麻仁 30g,杏仁 10g,麦冬 15g,生山楂 15g。

连服 7 剂,煎服法:加水 800ml,慢火煎 1 小时,取药汁 400ml,每剂煎 2 次,分 2 次温服。

二诊:2011 年 12 月 19 日,便秘较前好转,舌红,苔黄腻,脉滑亦好转,守前方续服 7 剂。煎服法同前。

三诊:2011年12月26日,腻苔已去,大便每日1次,舌转淡红,减败酱草为15g、麦冬为10g,连服1个月。煎服法同前。

服药后患者舌脉如常,无便秘,持续中药维持。后在肠镜下摘除肠道息肉,再9个月复查1次肠镜未见息肉再生,每年复查血常规、肿瘤标志物均正常,复查胸部CT、腹部B超皆未见异常。

本病患者素喜食烟酒,便秘多年,可见其体质湿热,肠道不通利,术后虽经化疗但湿毒之邪有加无减,故短期内又发肠道息肉。此类患者这类息肉若不及时处理,部分恶变可能性是很大的,完全有可能前功尽弃。

病邪盛当祛,体质虚当补,用药当胆大心细,山广志教授常言辨证相同虽病不相同可用同一方,但用药剂量搭配因人因病需审视,这也是《内经》所说,异病同治也。

该案辨证为湿热证,除了用药,还需嘱咐患者不宜暴饮暴食、酗酒,少吃肥腻食品、甜味品及辛辣刺激的食物,以保持良好的消化功能,避免水湿内停或湿热从外入。饮食宜清淡,特别要戒除烟酒,多食祛湿的食物如绿豆、冬瓜、丝瓜、赤小豆、西瓜、绿茶、花茶等,食疗对身体体质的影响也很重要。山广志教授经常告诉我们,对于一些慢性病的调养,食疗不可轻视,中医先贤常讲,药养不如食养,食养不如精养,要牢记并践行之。

(整理:董　晶)

七、八珍汤治疗直肠癌术后肺转移虚劳病医案

患者,沈某,56岁,已婚。2016年3月初诊。

主诉:直肠癌术后2年余,全身乏力1月。

现病史:2014年1月体检癌胚抗原(CEA)89ng/ml,当时无恶心呕吐,无便血,无排便习惯变化。于宁波市某医院行肠镜示:中分化直肠癌。术后给予化疗6个疗程,CEA降至正常。患者2016年2月无明显诱因出现咳嗽咳痰,无胸闷气促,痰为白色黏痰,查胸部CT示:两肺多发结节,大者1.6cm×1.2cm,考虑转移。行化疗2个疗程,出现白细胞低下,白细胞:$1.8×10^9/L$,全身乏力。为求中医治疗来我科就诊。

刻下症:全身乏力,行走一个街道或者爬楼梯一层楼即出现明显气促,伴头晕,胃纳差,二便调。舌淡红,苔薄白,脉细弱。

病机分析:患者年值七八,体质转衰,初癌毒噬人精气,又手术化疗大肆攻伐,气血更亏,久成虚劳,故见全身乏力、动则气促、头晕、纳差、舌淡红、苔薄

白,脉细弱,总观一派气血亏虚之象。

　　诊断:中医诊断:虚劳,证属气血亏虚。

　　　　　西医诊断:直肠癌术后肺转移。

　　治则:益气养血。

　　治疗与效果:

　　拟八珍汤加减。

　　处方:党参30g,白术15g,茯苓30g,当归20g,川芎10g,白芍10g,熟地黄30g,炙甘草6g,女贞子15g。

　　煎服法:每剂煎2次,慢火煎1个小时,14天为1个疗程,一共服用4个疗程。

　　遵上法治疗3个月后复查,乏力缓解,能独立行走4个楼梯,3个街区。检查CT示,肺部结节未缩小,继续口服中药调理,血常规、肝肾功能维持在正常水平,患者乏力明显好转,无咳嗽咳痰,胃纳佳,夜寐可。过2个月后患者复查胸部CT示:两肺结节较前缩小,最大结节:0.8cm×0.6cm,持续服用原方3个月后,生活质量明显提高。

　　该患者大病之后又受医药所伤,气血不足,治以补益气血经典方——八珍汤。八珍汤由四君子汤和四物汤合成,气血并补,方中党参、白术、茯苓、甘草甘温,可以补气,当归、川芎、白芍、熟地质润,可以养血,再加女贞子滋养肝肾。诸药合用,肝、脾、肾三脏同补,气旺则肢体不乏,血充则脏腑得养,气血互长,生生不息,不治癌癌自萎。

　　山广志教授认为,癌症患者手术、放疗、化疗后,身体多虚,久成虚劳,对于癌症晚期、肿瘤细胞转移的患者,减轻患者的痛苦,延长带瘤生存时间是关键,匡扶正气、调和气血是总则,补法是主法,但在用药上切忌味厚滋腻,正所谓虚不受补,不可峻投猛剂,当缓缓补之。八珍汤在众多补益剂中当属首选,临证可根据患者具体症状灵活加减。案中患者多次行肺部结节西医治疗,效果不明显,气血越来越虚,邪气乘势发展,中药的持续干预,补养人体之气血,正气充足,邪气自然消退,这也是前面说的不治癌癌自萎的应用。此也是郭博信医家所言"治癌不抗癌"的体现。

　　　　　　　　　　　　　　　　　　　　　　　　　(整理:蒋淳琪)

八、归脾汤治疗直肠癌术后便血医案

　　患者,姚某,79岁,已婚。2017年4月16日初诊。

主诉:直肠癌术后 12 年,便血 1 月余。

现病史:2005 年 7 月因便血,在宁波市某医院确诊直肠癌,后在该院行"直肠癌根治术",术后病理示:直肠腺癌。术后行化疗 6 个疗程,恢复可。2017 年 4 月 9 日出现便血,量不多,色鲜红。遂于 2017 年 4 月 16 日来我科门诊就医,当时无腹痛腹泻,无发热畏寒,门诊拟"直肠癌术后"收入院中医治疗。

刻下症:便血,每次 10~20ml,色鲜红,一天 3~4 次,伴全身乏力,颜面苍白,精神弱,胃纳差,夜寐可,大便软。舌质淡,苔白,脉细弱。

病机分析:患者脾胃素虚,或饮食所伤,或劳倦思虑,或久病耗伤,可使脾气虚弱,故见便溏;脾气不足,失于统血,血不循经,流于脉外,故见便血;气虚则身形劳倦乏力;血虚则颜面苍白。舌质淡,苔白,脉细弱,亦为气血亏虚之象。

诊断:中医诊断:肠蕈、便血,证属脾虚失统。

      西医诊断:直肠癌术后。

治则:健脾益气,摄血止血。

治疗与效果:

拟归脾汤加减。

处方:党参 30g,黄芪 30g,白术 15g,茯苓 25g,当归 12g,生地黄 30g,阿胶 9g,木香 9g,炒枣仁 30g,大枣 6 枚,仙鹤草 30g,血余炭 15g,桑椹子 30g,槐米 15g(先煎)。

煎服法:以水 1 000ml 先煎槐米,取米汤水 800ml,入上药文火煎煮 45 分钟,取药汁 400ml,阿胶烊化,分 2 次温服。14 天为 1 个疗程,一共服用 4 个疗程。

遵上法治疗 1 个月后复查,患者无便血,乏力较前好转,颜面转红润,精神转佳,胃纳一般,二便调。患者的症状明显好转,故持续服用原方 2 个月后,行走轻快,生活质量明显提高。

患者年近耄耋,气血虚衰,先天已竭,后天亦不足,又经手术化疗损耗气血,适逢春木旺盛之季,脾复加受制,内外合力,继而发生了脾气衰微,失其统血之能,出现便血之象。予以归脾汤加减治疗,方中以党参、黄芪、白术甘温之品补脾益气以生血,使气旺而血生;当归甘温补血养心;茯苓、酸枣仁宁心安神;木香辛香而散,理气醒脾,与大量益气健脾药配伍,复中焦运化之功,又能防大量益气补血药滋腻碍胃,使补而不滞,滋而不腻;用大枣调和脾胃,以资化源,桑椹走肝肾而滋阴养血,仙鹤草、血余炭、槐米敛血止血,与前药互顾标本。

山广志教授认为癌症所致血证,多较凶险,当须谨慎,在结合西医学手段检查出血原因的同时,中医治疗上须慎查病机,分阴阳,辨虚实,知气血,悉脏腑,然后施以治法。针对发病的病源(就是病之本),施以相应的药物,一般都会不止血血自止。山师在治疗曾患过癌症的患者出现出血病症时常喜用仙鹤草标本兼顾之药,因其味苦、涩,性平,具有收敛止血、止痢、解毒、补虚之效,在止血的同时也具补虚之效,故有脱力草之称。

山广志教授提出治疗出血时一定要胸中有唐容川治血四法的概念,唐氏提出的治血四法为止血、消瘀、宁血、补虚。用好这四法非常重要也非常复杂,法之间不是绝然隔离的,常是互相融合有侧重,也不可只从字面上理解,如第一项的止血,不是专选具有止血的药物应用就是止血,因为查清虚实而用药血自止,也有出血时用活血化瘀药血自止者,临证宜多思之,血止不留后患才能成为治疗出血的高手。

(整理:蒋淳琪)

九、葛根芩连汤治疗肠癌医案

患者,李某,男,58岁,宁波慈溪人。2017年10月5日初诊。

主诉:结肠癌术后近1年,大便不尽感半年余。

现病史:患者2016年9月无明显诱因出现大便干结,四五日一行,大便困难,偶有大便带血,当地医院肠镜提示:结肠溃疡型病变,考虑恶性肿瘤,遂于10月2日行手术治疗,术后病理提示:腺癌。术后予以化疗8个疗程(具体不详),化疗后出现便意频繁,有大便不尽感觉,每日4~5次不等,为求中医治疗来我科门诊中医治疗。

刻下症:大便每日4~5次,偶有腹痛,里急后重,口干苦,口臭,神疲乏力,少气懒言,纳少,眠差,舌黯红,苔黄腻,脉细数。

病机分析:肠癌发生的根本原因在于正气亏虚,湿热聚集肠道,其正气亏虚多为脾胃虚弱,脾胃虚则运化失职,水湿不化,水湿聚集体内日久化热,结于肠道,化为癌毒,癌毒阻碍肠道传送功能,故见腹痛伴里急后重,脾胃亏虚则气血化源失充,加之癌毒消耗正气,故见气血不足之症,如神疲乏力、少气懒言等症状,气血不足则神无所居,故见夜寐欠佳。舌黯红,苔黄腻,脉细数,均为脾胃亏虚、湿热内蕴之象。

诊断:中医诊断:肠积,证属脾胃虚弱,湿热内蕴。

西医诊断:肠癌术后。

治则：益气健脾和胃,清热利湿止泻。

治疗与效果：

一诊：以葛根芩连汤加减。

处方：葛根 40g,炒黄芩 15g,炒黄连 12g,厚朴 12g,炒枳实 12g,香附 15g,白芍 15g,延胡索 10g,白头翁 12g,虎杖 15g,炙瓜蒌皮 10g,半枝莲 10g,红藤 20g,鸡内金 15g,木香 10g,甘草 5g。14 剂。

煎服法：添水 600ml,浸泡 30~60 分钟,煮沸后,文火煮 30 分钟,滤出药液 150~200ml,如此煎 2 次,饭后半小时温服,早晚各服 1 次。

二诊：2017 年 10 月 19 日,大便每日 3~4 次,仍偶有腹痛,口干苦减轻,仍有里急后重,口臭,少气懒言,纳少,眠差,舌黯红,苔黄腻,脉细数。上方去虎杖、炙瓜蒌皮,加芡实 20g、石榴皮 20g、薏苡仁 20g 以增强健脾止泻之功效,继服 14 剂。煎服法同前。

三诊：2017 年 11 月 12 日,大便次数明显减少,每日 2 次左右,腹痛缓解,里急后重、口干苦减轻,口臭消失,精神好转,纳食增加,睡眠改善,舌黯红,苔黄,脉细数。二诊方加马齿苋 20g 以增强清热利湿之功效,煎服法同上。

四诊：2017 年 11 月 26 日,大便恢复正常,余症改善,仍神疲乏力,舌黯红,苔薄黄,脉细数。前方加生晒参 15g、党参 20g 以增强益气健脾之力。患者已恢复正常,门诊随访加减,长期服用中药调理,诸病症无,如常人。

肠癌患者在接受手术及放化疗后往往易于并发腹泻症状。其原因多为手术切除大部分肠段后,造成肠道功能改变,肠黏膜损害,肠黏膜吸收面积减少,肠道泌清别浊功能减弱而致。

山广志教授认为,肠为庚金,传送糟粕,其气为升,与脾气同升于左,成体内升清降浊运化不息的作用,如果出现偏差,这种生理功能失调,运化传送功能不能按序进行,则成运化传送失常的疾病。从中医学临床治疗看,无论是什么原因引起的病证,但按中医的四诊八纲辨清病因,按因用药即可,即所谓,病无论从何经来,何经去,阳病治阴,阴病治阳,随证立方无有不吻合。葛根芩连汤是《伤寒论》经典方剂,本为表里双解之剂,太阳病表未解,医反下之,利遂不止,葛根芩连汤主之,治疗外感表证未解,热邪入里,身热,下利臭秽,肛门有灼热感,心下痞,胸脘烦热,喘而汗出,口干而渴,苔黄,脉数。山广志教授认为葛根芩连汤在《伤寒论》中虽然不是一个治疗胃肠道的专用方,但从立方之本上看,其功能合乎本病例的病机改变,其病性是由于湿热导致大肠传导功能失常而发病,清湿热之中具有提升清气作用,合乎庚金大肠之气上升之性。其临床表现以汗出、腹泻、口干、苔黄、脉数为特点。治疗的关键是要清除肠内湿热，恢复大肠的正常传导功能。方中药物清热燥湿、健脾止泻，使水湿之物蒸腾而化，外疏内清，热利自愈。本案系一结肠癌患者术后所致一系列症状，就诊时十分痛苦，经服上方加减，症状得到治愈，生活质量提高，体重恢复至术前水平。

山广志教授认为，同是肠癌术后发生大便泄泻的症状，有的患者以柴胡桂枝干姜汤得效，有的患者以葛根芩连汤收功，所以然者，病机不同耳，正如清代名医徐大椿在《伤寒论类方·序》中说，随证立方，无有不吻合。此为中医学之经典。同时可以肯定，此时如果用西医学手段检查，原来肠道的不正常病理改变现在必然正常。此也是不按西医之病名治疗而其病自愈之妙处，如果思维滞固于西医的病名与病理中，用中药治之永远罔效。

（整理：凌仕良）

第十二章　子　宫　癌

一、标本同治法治疗子宫内膜癌医案

患者,钱某,女,39 岁,已婚,在职。2013 年 2 月 4 日初诊。

主诉:子宫内膜癌术后 7 个月。

现病史:2012 年 6 月底患者无明显诱因出现阴道少量出血,色鲜红,无血块,伴下腹胀痛,无发热、寒战,无恶心、呕吐等不适症状,就诊于当地医院妇科,行盆腔超声示:盆腔包块(性质待定)。行妇科检查可见宫腔内占位,遂就诊于宁波市某医院行"细胞减灭术",病理示:低分化子宫内膜样癌,侵及肌层,累及右侧宫旁软组织、大网膜、左卵巢、左侧盆腔、膀胱后壁、直肠浆膜面及基层,淋巴结转移。诊断为子宫内膜癌Ⅳb 期,术后行 TP 方案辅助化疗 6 个疗程,后行放疗 1 个疗程,因出现放射性肠炎中止放疗。

刻下症:少腹不适,伴咽痛、便秘、乏力、胁痛、烘热汗出,舌红少苔,脉弦细。

病机分析:子宫内膜癌与中医典籍中"崩漏""五色带""癥积"的描述相似,多由脾、肝、肾三脏功能失调,湿热瘀毒,蕴结胞宫,日久积于少腹所致。本例患者经多次化疗及手术后的类绝经期症状,由于肝肾阴虚化热,现少腹不适、胁痛、烘热、汗出、气虚之乏力等症。

诊断:中医诊断:癥瘕,证属肝肾阴亏,气虚血瘀。

西医诊断:子宫内膜癌术后。

治则:滋补肝肾,益气活血。

治疗与效果:

一诊:

处方:北沙参 20g,生地黄 12g,天花粉 15g,桔梗 9g,炙甘草 6g,夏枯草 15g,青蒿 20g,生黄芪 30g,党参 20g,生白术 50g,怀山药 15g,鸡内金 9g,橘核

12g,乌药9g,川楝子9g,青皮9g,陈皮9g,莪术9g,水蛭3g,醋鳖甲24g。14剂。

煎服法:以水700ml,先煎鳖甲30分钟,再入余诸药,加水至700ml,用武火煮沸后,文火煎煮45分钟,去渣,取药汁400ml,分早晚2次温服。

二诊:2013年2月18日,服上方后,患者诉胁痛、少腹不适、乏力、便秘较前明显减轻,但仍感咽痛不适,追问病史,患者自诉平素常咽痛,且舌苔多年如此。依据其舌苔及平素症状,辨体质为阴虚质,因其咽痛不解,故在前方基础上加连翘12g以清热利咽,14剂,煎服法同前。

三诊:2013年3月4日,患者诉服上方后咽痛愈,去桔梗、连翘,继服上方21剂。煎服法同前。

后以此方为基本方加减治疗。该患者为晚期分化差的子宫内膜癌,单纯中医治疗已3年余,从发病至今已4年未出现复发及转移。舌象已渐变为薄白苔,至今工作生活状态良好。

此例患者为子宫内膜癌晚期,且侵及卵巢,经过手术及化疗,中气不足、余邪尚存,气滞血瘀,故以生黄芪、党参、生白术、山药健脾补气,以莪术、水蛭破血活血,以橘核、乌药、川楝子、青皮、夏枯草理下焦之气,清除余邪,并予以北沙参、生地黄、天花粉养阴清热,鳖甲、青蒿补阴散结清热。二诊时,根据患者平素易咽痛且舌苔多年呈舌红少苔,判定患者阴虚之象,辨为阴虚体质治之,症状较前明显缓解,山广志教授见咽痛消失马上提出去桔梗、连翘,减少其宣泄的作用,做到尽量维护点滴之阴精元气,后续治疗主要以纠正阴虚体质为主要治则。他同时还指出,在运用滋阴药物补阴时,一定运用补气理气之品辅佐之,这样会事半功倍,这也是山师临床的重要经验之一。对该患者实行标本同治、辨证辨病辨体质结合的诊断方法用药,取得令人满意的临床疗效,患者达到五年生存期的同时,使病情得到了有效缓解和控制。

（整理:施 航）

二、标本兼治、内外并治法治疗宫颈癌术后多发转移医案

患者,鲍某,女,63岁,已婚,退休职工。2015年11月16日初诊。

主诉:宫颈癌术后半年余,乏力1周。

现病史:2015年初患者无明显诱因出现阴道出血,当时无发热畏寒,无尿频尿急,无腹胀腹痛,未予重视。4月份患者阴道出血未见缓解,遂至宁波市某医院就诊,4月7日行阴道镜下"宫颈活检术",术后病理:非角化性鳞状细胞癌。4月15日在该院全麻下行"广泛子宫全切+双附件切除+盆腔淋巴结清扫

术",手术经过顺利,术后病理:宫颈癌,可符合鳞状细胞癌(低分化,癌组织浸润宫颈壁肌层),淋巴结阴性。化疗后出现骨髓抑制,白细胞最低为 $1.0×10^9/L$,予升白细胞治疗后好转出院。1 周前乏力加重,动则汗出,纳不香,偶有气短胸闷,无胸痛,无下腹部不适,无阴道出血,二便调。故于 2015 年 11 月 16 日来我院中医药治疗,当时门诊急查血常规:白细胞为 $2.0×10^9/L$,中性粒细胞为 $1.0×10^9/L$。

刻下症:乏力明显,动则汗出,纳不香,偶有气短胸闷,无胸痛,无下腹部不适,无阴道出血,二便调。舌暗,质胖大有齿痕,苔白,脉细无力。

病机分析:患者经手术、放化疗后,脾肾之先后天之本已受损明显,则气血化生无源,气失固涩,故出现乏力、动则汗出、气短胸闷等一派气血亏虚、脾肾不足之象。

诊断:中医诊断:癥瘕,证属脾肾两亏,阳虚寒凝。

西医诊断:宫颈癌术后。

治则:宜扶正祛邪,固本以消瘤。

治疗与效果:

一诊:中药治宜健脾补肾,益气生血。拟以四君子汤合右归丸加减。

处方:黄芪30g,党参20g,当归6g,白术15g,陈皮10g,防风6g,炙甘草6g,怀山药20g,山茱萸12g,菟丝子20g,枸杞子20g,茯苓15g,桂枝10g,鸡内金20g,炒麦芽20g,大枣12枚,生姜3片。14剂。

煎服法:上药添水约750ml,煎煮沸后,文火煮35分钟,滤出药汁约200ml,如此煮2次,饭后半小时温服。上下午各服1次。

二诊:2015年11月30日,患者乏力减轻,汗出止,纳增,气短胸闷消失,无胸痛,无下腹部不适,无阴道出血,二便调。舌暗,质胖大有齿痕,苔薄白,脉沉细。复查血常规:白细胞为 $2.6×10^9/L$,中性粒细胞为 $1.4×10^9/L$。故守方续服14剂。煎服法同前。

三诊:2015年12月14日,患者乏力明显好转,纳可,无气短胸闷,无胸痛,无下腹部不适,无阴道出血,二便调。舌淡胖,苔薄白,脉沉细。复查血常规:白细胞为 $3.5×10^9/L$,中性粒细胞为 $2.0×10^9/L$。故续服中药,随证加减,生活质量良好。

2016年8月因出现肉眼血尿,伴腰部不适,门诊急查尿常规:潜血(+++),蛋白质(+),镜检红细胞(++++)。查彩超示:右侧输尿管上段宽10.5mm,左侧输尿管上段宽16.9mm;双肾大小正常,皮质回声尚均,右肾窦分离,宽

6.5mm,左肾窦分离,宽16.6mm,内无明显包块。考虑双侧尿路积水。急则治其标,考虑患者目前状况,建议行输尿管支架植入术,解决燃眉之急。行"双侧输尿管支架植入术"后,尿血止。

2016年10月17日再诊:夜间睡觉时无意间在腹股沟处触及黄豆大小肿块,无触痛,局部无红肿,可移动,无腹痛腹胀,纳便调,夜寐一般。当时门诊复查彩超:双侧腹股沟见低回声团块数个,左侧大者42.9mm×11.3mm(皮质增厚,回声增强),右侧大者31.1mm×15.4mm(皮质增厚,回声增强),边界欠规整,呈淋巴结构,建议密切观察。患者及家属比较担心肿瘤复发或转移,复查肿瘤标志物均正常,复查血常规:白细胞为$2.6×10^9$/L,中性粒细胞为$1.2×10^9$/L。舌暗,苔白腻,脉沉细涩。故建议继续观察,并中药内服加外治结合。治宜益气健脾、化痰散结,拟以六君子汤加减。

处方:黄芪30g,党参20g,白术15g,茯苓20g,陈皮10g,制半夏12g,炙甘草6g,醋鳖甲20g,穿山甲6g,夏枯草20g,薏苡仁20g,桂枝10g,鸡内金20g,麦芽20g,连服30剂。

煎服法:以水约1 000ml,先煎煮穿山甲、鳖甲45分钟,再纳余诸药,文火煮45分钟,去渣取药汁约400ml,分上、下午2次温服。

同时予腹股沟淋巴结隔姜艾灸半小时,灸后再予我科协定中药外敷方外敷双侧腹股沟处4小时,每日1次。15天为1疗程,休息15天。

2016年12月19日病情缓解,复查彩超:双侧腹股沟见低回声团块数个,左侧大者32.6mm×10.3mm(皮质增厚,回声增强),右侧大者15.1mm×13.8mm(皮质增厚,回声增强),边界欠规整,呈淋巴结构,建议密切观察。血常规:白细胞为$3.4×10^9$/L,中性粒细胞为$1.8×10^9$/L。考虑近期气温比较低,暂停外用法,守方续内服。煎服法同前。

2017年6月29日病情进一步缓解,复查彩超:双侧腹股沟见低回声团块数个,左侧大者21.8mm×6.3mm(外形饱满,皮质增厚),右侧大者19.4mm×6.6mm(外形饱满,皮质增厚)边界欠规整,血流略增多,建议密切观察。双肾大小形态尚正常,皮质回声尚均,右肾窦未见明显分离,左肾窦分离,宽5.2mm,内无明显包块。患者自觉症状不显。整体病情稳定,故坚持服药,目前生活质量良好。

本案中患者病来之初,手术、放化疗后,正气虚衰,故以扶正为先,扶正即培本益源。脾胃为后天之本,气血生化之源,肾为先天之本,山广志教授在本案之初以健脾补肾、益气生血为主,选择经典的四君子汤和右归丸,旨在四君子汤为益气健脾的代表方,加陈皮、鸡内金、麦芽健脾和胃助运化,顾护胃气的同时,使脾胃的升降有常,则元气升腾。右归丸具有温肾助阳填精的功效,山广志教授认为女子属阴,下焦亦属阴,观"阴盛则阳病"之理,治当以温之,但去其方中附子,易肉桂为桂枝,使药性更温和。本方中加大剂量黄芪不仅意在益气生血,同时与诸药配伍更体现补气的重要性。

本案治疗中出现了其他并发症,山广志教授认为肿瘤患者,尤其是晚期肿瘤患者,寒热错杂,虚实相兼,十分复杂,要在辨证论治原则指导下,分清主、兼、变、夹杂不同层次,同时重辨证,解决突出矛盾,就能快速地缓解患者的痛苦。

《证治汇补》云:"积聚癥瘕,病位皆属于太阴脾土之气。"故山广志教授认为,本病的病机核心是脾胃虚弱,是本病发生发展的关键因素。脾气虚则运化失健,水湿内停,聚饮化痰,留而不走,凝结成核,即所谓"无痰不成核",故而出现多发的淋巴结肿块。治疗当以健脾益气为主,并贯穿诊治始终,同时佐以化痰散结、软坚消瘀之品。所以选用六君子汤为基本方,加黄芪以益气,遵"气归之,津液留之,邪气中之,凝结日以易甚,连以聚居,为昔瘤"(《灵枢》)。加醋鳖甲、穿山甲、夏枯草、薏苡仁软坚散结,化痰祛瘀,攻伐顽痰,攻补相合,药力恰当。

吴尚先在《理瀹骈文》中提出:"外治之理,即内治之理,外治之药即内治之药,所异者法耳。医理药性无二,而法则神奇变幻。"本案患者病情复杂多变,按西医的治疗方案,化疗是为了防止病情进展,可患者因放化疗后骨髓抑制恢复缓慢等副作用,拒绝化疗,故山广志教授选择中医的外治法,使药效直达病所,疗效显著。山广志教授多次提到吴尚先是中医外治法应用最全面的医家,可以称得上中医外治法发展较丰富的外治医生。以前在山广志教授的指导下,吸收吴尚先理瀹骈文的经验,我科制备有清火膏、温阳膏、化瘀膏、化痰膏等,临床中随证应用起到了很好效果。

中医外治法在宫颈癌的治疗中比较常用,但大多数不外乎外洗或栓剂塞于阴道,以用于宫颈局部的治疗。此案例患者出现的是双侧腹股沟淋巴结肿大,选择了隔姜灸和辨证应用中药膏剂外敷治疗,是属于比较正规系统的中医联合治疗方案的应用,改变了大多医家只选汤剂应用临床,少选多法联用以增其效的作法,这也是我们继承中医的一个缺欠,值得中医学者思考。中医外治法续吴尚先的专著之后,近年贾立群教授主编的《肿瘤中医外治法》是一部资料齐全、指导临床十分有意义的著作,是丰富中医外治法的一块瑰宝。山广志教授临床中许多外治法选自此著作,深得其益。所以外治法是中医的一个重要治法,不可轻视。

　　综观此案,山广志教授不仅注重中医辨证,攻补同用,标本兼治,而且重视中医外治与内治相结合的优势,辨证应用外治法于临床,这样既平和安全又充分体现了中医的科学性,直指病所,提高了治疗效果。

（整理:张婷素）

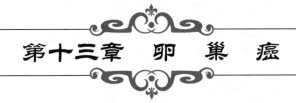

第十三章 卵 巢 癌

一、理冲汤合消瘰丸治疗卵巢癌术后转移医案

患者,李某,女性,80 岁,退休。2013 年 11 月 4 日初诊。

主诉:卵巢癌术后 6 年余,发现淋巴结转移 2 个月。

现病史:患者于 2007 年 7 月中旬无明显诱因出现少腹胀满、隐痛不适,至宁波市某医院查盆腔 B 超提示"左卵巢占位"。盆腔增强 CT 提示:左卵巢团块影,考虑卵巢癌。于 2007 年 7 月 28 日、8 月 28 日行 TP 方案化疗 2 个疗程,化疗后出现发热、呕吐等不适,予对症处理后好转。于 2007 年 10 月 30 日在全麻下行"子宫全切+双附件切除+大网膜切除+腹主动脉旁、盆腔淋巴结清扫术"。术后病理示:(左侧卵巢)中分化腺癌,切缘阴性,淋巴结阴性。2013 年 9 月初患者无意中发现右侧颈部淋巴结肿块,9 月 30 日行"颈部淋巴结穿刺活检术",病理示:(右侧颈部淋巴结)细针穿刺快速细胞学散在淋巴细胞中见异型细胞,考虑腺癌细胞。于 2013 年 10 月 10 日再次行 TP 方案化疗,化疗后患者出现重度骨髓抑制,乏力纳差、恶心呕吐、腰膝酸软,经升白、升血小板、抑酸护胃止呕等对症支持治疗后血象恢复正常,恶心呕吐好转,但仍乏力纳差,腰膝酸软。复查颈部 B 超提示淋巴结肿块较前略缩小,但患者及家属拒行后续化疗,为求进一步中医治疗来我科门诊就诊。

刻下症:右侧颈部肿块,无疼痛,伴乏力纳差,腰膝酸软,夜寐欠安,小便量少而微黄,大便基本正常,舌质偏红,苔白腻,脉细弱。

病机分析:患者素体正虚,外邪乘虚侵袭,日久成积郁结于下而发为"癥积",刀圭之后,元气虚弱,元气虚弱则中气必然失其升降运化之职,故见乏力纳差,腰膝酸软;术后癌毒未净,转移至淋巴结,可见颈部淋巴结转移。癥积源自气凝血寒,日久必然耗阴伤血,化生内热,因而出现舌质偏红,舌苔白腻,脉细弱,四诊合参,本病病位在脾、肾,病性为本虚标实,辨为癥积之脾肾两虚证。

诊断:中医诊断:癥积,证属脾肾两虚。

西医诊断:卵巢癌术后淋巴结转移。

治则:温阳健脾,软坚消癥。

治疗与效果:

一诊:拟理冲汤合消瘰丸加减。

处方:生黄芪 30g,太子参 20g,白术 15g,怀山药 20g,天花粉 20g,知母 15g,三棱 10g,莪术 10g,生鸡内金 20g,茯苓 25g,炒麦芽 30g,生牡蛎 30g,浙贝母 10g,玄参 10g。7 剂。

煎服法:上药添水约 1 000ml,煎煮沸后,文火煮 30~35 分钟,滤出药汁约 200ml,如此煮 2 次,饭后半小时温服。早晚各服 1 次。

二诊:2013 年 11 月 11 日,服药后乏力纳差减轻,仍腰膝酸软,夜寐欠安,小便转调,舌质偏红,苔白腻,脉细。上方去生黄芪、天花粉、知母,加猪苓 10g、杜仲 10g、桑寄生 10g、怀牛膝 10g、薏苡仁 30g、黄连 5g、肉桂粉 3g,再进 7 剂,煎服法如前。

三诊:2013 年 11 月 18 日,服药后乏力纳差进一步减轻,腰膝酸软改善,夜寐转安,舌质转淡红,苔薄腻,脉沉有力。上方再进 14 剂,煎服法如前。

四诊:2013 年 12 月 2 日,无明显乏力纳差,仍感腰膝酸软,夜寐安,舌质淡红,苔薄白,脉沉弦。上方加生地黄 15g、山萸肉 25g 补肝肾强腰膝之品,腰膝酸软明显改善,2 个月后复查颈部淋巴结 B 超示:右侧颈部肿大淋巴结较前缩小 1/3。此后一直坚持服用中药,随访 3 年,右颈肿大淋巴结一直稳定,患者生活质量很好。

关于理冲汤,张锡纯《医学衷中参西录》谓:"初拟此方时,原专治产后瘀血成癥瘕,后以治室女月闭血枯亦效,又间用以治男子劳瘵亦效验,大有开胃进食、扶羸起衰之功……原是男女并治,为调血补虚之良方。此方窃师《内经》之意也。"全方以理冲汤针对原发卵巢癌,为治病之本,可起到釜底抽薪之效,再合以消瘰丸针对颈部淋巴结转移病灶,为治病之标,全方标本兼治,补虚泻实,组方严谨。

卵巢的解剖位置较深,易发生腹腔、周围组织及远处转移,大部分卵巢癌确诊时已发生转移,并且即使早期发现,手术后也易复发和转移。本患即为术后发生远处颈部淋巴结转移,按照西医治疗指南只有化疗治法,但患者在化疗 1 周期后发生严重不良反应,不能耐受后续化疗,使患者非常纠结,而中医药在这方面治疗有很大的优势。山广志教授又强调,妇科肿瘤一般不离开三棱、莪术二味药,但一定要配用黄芪才可,不然效果不理想,这也是理冲汤的精华之处。

（整理：栾智宇）

二、附子理中汤加减治疗卵巢癌伴腹水医案

患者,邵某,女,67 岁,退休职工。2016 年 12 月 22 日初诊。

主诉:发现左颈部结节 7 个月余,伴腹胀。

现病史:2016 年 5 月患者无意中触及左颈部肿块,质地硬,活动度可,表面尚光滑,无压痛,未予重视。6 月 18 日因肿块继续增大去宁波市某医院就诊,查颈部 MRI 示:两侧颈部、锁骨上区多发淋巴结肿大,左侧为甚,考虑淋巴源性淋巴瘤或转移性癌。查 PET-CT 示:①全身广泛淋巴结转移性瘤,以及大网膜、盆底腹膜转移灶,以上表现发病来源卵巢可能性大,结合临床。②肝脏囊肿;左肾结石;右肾囊肿;双腹股沟区炎性增生淋巴结;少量腹水。③双肺间质性肺炎;双侧胸膜增厚。④双侧上颌窦炎。⑤脊柱退行性病变。2016 年 7 月起行 TP 方案化疗 4 个疗程。2016 年 12 月 22 日来我科中医门诊治疗。

刻下症:面色㿠白,畏寒肢冷,腰膝酸软,腹中冷痛,小便不利,腹胀如鼓,大便溏薄,舌质淡胖,苔白滑,脉沉细。

病机分析:患者脾、肾久病耗气伤阳,肾阳虚衰命门之火不能温养脾阳,终成脾肾阳气俱伤。脾主运化水谷精微,须借助肾阳的温煦行运化之能上输于肺金,肺金将来自脾脏的精微再次化生滋灌于肾,这就是金生水之理。脾肾阳虚不能腐熟水谷故大便溏薄;下焦虚寒故少腹冷痛;肾阳虚则腰膝酸软无力。肾脏阳气虚亏,则气化不利而水无所主,加之脾阳虚水无所制,故小便不利而肢体水肿,甚则水聚腹中则腹胀如鼓。脾肾阳气虚衰,全身脏腑无以温煦充实,故形寒肢冷、面色苍白。舌淡胖、苔白滑、脉沉细,均为阳虚阴盛的表现。

诊断:中医诊断:癥积,证属脾肾阳虚。

西医诊断:①卵巢癌;②恶性腹水。

治则:温补脾肾,化气行水。

治疗与效果:

一诊:以附子理中汤加减主之。

处方:党参 15g,白术 20g,茯苓 20g,干姜 10g,炮附子 20g,桂枝 15g,大腹皮 20g,黄芪 30g,白芍 20g,炙甘草 6g。7 剂。

煎服法:上药添水约 700ml,煎煮沸后,文火煮 30～35 分钟,滤出药汁约

200ml,如此煮2次,饭后半小时温服,早晚各服1次。

二诊:2016年12月29日,患者经前方调理1周,面色㿠白、畏寒肢冷、腰膝酸软明显改善,已无腹中冷痛,小便较前增多,腹胀如鼓,遂收住入院治疗。入院后予对症支持治疗,用我科中药外敷方"腹敷舒"每日腹部外敷,以疏通经络、利水消肿。中药前方加猪苓20g、泽泻15g淡渗利水,鸡内金20g、炒麦芽20g健脾开胃、消食化积,经过2周治疗后腹水明显减少,腹部没有胀感,诸症好转出院。

患者出院后一直门诊口服中药调理,中药守前方随症加减,半年来病情稳定,腹水控制为少量,全身营养状况良好,无腹痛腹胀。

《诸病源候论》曰:"积聚者,由寒气在内所生也。血气虚弱,风邪搏于腑脏,寒多则气涩,气涩则生积聚也。"故寒邪易停聚于卵巢而成癥成积。

患者证属脾肾阳虚证,治以附子理中汤加减主之。方中附子回阳救逆,补火助阳,散寒除湿,党参健脾益气,白术健脾燥湿,茯苓利水渗湿、益脾和胃,干姜温胃散寒,桂枝散寒化膀胱之气,大腹皮利水消肿,黄芪补气固表、利水退肿,白芍缓中止痛,甘草和中补土。进7剂后寒象缓解明显,患者胃纳一般,脾胃乃后天之本,遂佐以健脾消食之药。

本病案以淋巴结肿大为首发症状,发现病情时已失去根治的手术指征,就诊时临床症状较明显:面色㿠白,畏寒肢冷,腰膝酸软,腹中冷痛,小便不利,腹胀如鼓,大便溏薄,舌质淡胖,苔白滑,脉沉细。山广志教授分析该病特点,卵巢癌晚期,经多次化疗后身体虚弱,伴恶性腹水,面色㿠白,畏寒肢冷,腰膝酸软,腹中冷痛,小便不利,一派脾肾阳虚之象,治疗上当以温阳为主。方中山广志教授附子用20g,用于回阳救逆,补火助阳,散寒除湿,山广志教授讲附子被一些中医学者,包括医圣张仲景,奉为保命要药,但因附子的毒性会使人感到浑身麻痹等中毒的症状而畏之,谈附子色变,其实不必谈附子色变,曾有报道24小时内附子用量超过500g而没出现中毒反应的例子,其实剂量大小与能否中毒没有绝对的正比关系。附子中含乌头碱,毒性极强,然而炮制及久煎后毒性大减,大可放心使用。另外山广志教授指出"附子无干姜不热",用附子必配伍干姜才热。附子长于回阳救逆,走而不守,能通彻内外上下。干姜具有回阳通脉之功,守而不走,温中回阳。二药配伍,相须并用,干姜能增强附子回阳救逆的作用。且附子有毒,配伍干姜后,干姜能减低附子毒性,附子配干姜有增效减毒之功。想让附子发挥作用又不中毒,对有附子超过30g的方剂一定煮2小时,方为安全可靠。

"腹敷舒"是山广志教授自拟外敷散剂,方中主要组成是:透骨草、商陆、陈皮、桂枝、茯苓、红花、薏苡仁、生白术、丝瓜络、生附子、生半夏,研成细粉末,加水调和后敷于胸腹部,外用纱布包扎固定,以治疗恶性胸腹水,我科应用数年,疗效确切。与内服药同用加强利水渗湿的作用,二者相辅相成、相得益彰。

对于本案通过温补脾肾的中药附子理中汤加减为主方进行治疗,表面看重点是温阳化阴,运化水湿,其实这位病人除了有腹水及全身阳虚症状外,还有多处淋巴结转移,但方中没有用消肿大淋巴结的药物,而肿大的淋巴结自消,腹水也渐消,使人感到奇怪,山广志教授说,如果你们听了我讲郭老的一则医案就会醒悟了。当时郭老治疗一位脑水肿的小孩患者,经过西医多个大医院的诊治后没效果,最后结论是只有手术治疗,因为家属不愿意接受这种现实,找到了郭老,郭老经过四诊分析,认为该患为附子理中汤证,随之为其拟了此方,本患服了7剂,脑水肿症状消失,后来到北京某大医院查检,脑水肿消失。郭老说,我没治疗脑水肿,而脑水肿自消,这就是原创中医学术的奇妙处。此也是没治淋巴结肿大而淋巴结肿大自消的验案,如何做个好中医,如何对待临床病人的中医诊断与治疗用药,确实值得深思。

(整理:屠小龙)

三、益气养阴化痰法治疗卵巢癌医案

患者,严某,女,75岁,已婚。2014年3月5日初诊。

主诉:卵巢癌术后3年余,下腹部胀痛1周。

现病史:2010年5月患者无明显诱因出现明显消瘦,伴腹胀,无腹痛,无发热、寒战,无恶心、呕吐等不适症状,就诊于当地医院行腹部超声示:大量腹水,下腹部CT示:双侧卵巢占位,大量腹水。遂于2010年6月就诊于宁波市某医院行"双附件实性肿物及全子宫+双附件+大网膜阑尾切除术+盆腹腔淋巴结清扫术",术后病理示:双侧卵巢浆液性癌Ⅲc期,术后行TC方案(紫杉醇+卡铂)辅助化疗8个周期。2012年4月发现阴道残端结节,考虑复发。再次行肿瘤减灭术,病理回报:低分化癌,术后行多个疗程化疗,先后使用TP方案(紫杉醇+顺铂)、GP方案(吉西他滨+顺铂)、PE方案(顺铂+依托泊苷)及口服依托泊苷胶囊,肿瘤仍不断进展,血常规:白细胞$1.2×10^9$/L,血红蛋白87g/L,血小板$50×10^9$/L。腹部CT:右侧结肠旁沟结节影较前明显增大。肿瘤标志物CA125:168IU/ml。

刻下症:下腹部胀痛甚,肢肿乏力明显,咽干,视物模糊,纳呆,眠差,小便尚可,大便四五日一行,时干时稀。舌胖色黯苔白,脉弦细无力。

病机分析:本病的发病因素虽有诸多方面,但其主要病机在于寒凝、气滞、血瘀。盖寒为阴邪,其性凝滞,侵袭机体易致遏阻阳气之升发、气血之运行。该患者因多次化疗损伤,脾胃亏虚,气血运行不畅加重,所以痰湿血瘀气郁,诸邪阻滞经络运行,耗阴伤气,导致瘀积胞宫,日久形成癥积,导致上述各证的出现。

诊断:中医诊断:癥积,证属气阴两虚,痰瘀湿阻。

西医诊断:卵巢癌术后。

治则:补气养阴,行气化痰。

治疗与效果:

一诊:

处方:生黄芪 30g,党参 12g,天花粉 15g,生白术 50g,怀山药 15g,橘核 12g,乌药 9g,醋鳖甲 24g,制半夏 9g,枸杞子 15g,青皮 9g,连翘 20g,熟地黄 20g,炙甘草 6g,陈皮 9g,阿胶 9g,龟甲胶 16g,鹿角胶 12g。14 剂。

煎服法:以水 700ml,先煎煮鳖甲 30 分钟,再入诸药(除胶类),添水至 700ml,用武火煮沸后,文火煎煮 45 分钟,去渣、取药汁 400ml,入阿胶、龟板胶、鹿角胶充分烊化,分 2 次上、下午温服。

服上药后自觉诸症减轻,继服上方 14 剂。煎服法如前。

二诊:2014 年 4 月 1 日,咽干、睡眠困难、视物模糊较前明显减轻,乏力、下腹肿胀、大便不畅较前稍有好转,仍有下肢水肿,血常规恢复正常。舌淡苔薄有瘀斑,脉细。用药在补益基础上,加入活血药,以活血散结利水。

生黄芪 30g,党参 12g,天花粉 15g,生白术 50g,怀山药 15g,橘核 12g,乌药 9g,醋鳖甲 24g,枸杞子 15g,青皮 9g,连翘 20g,熟地黄 20g,炙甘草 6g,陈皮 9g,鸡血藤 20g,莪术 9g,三棱 9g,泽泻 30g,海藻 15g,白花蛇舌草 15g。14 剂。

煎服法:以水 700ml,先煎煮醋鳖甲 30 分钟,再入诸药,添水至 700ml,用武火煮沸后,文火煎煮 45 分钟,去渣、取药汁 400ml,分 2 次上、下午温服。

三诊:患者诉下腹肿胀、下肢水肿较前明显缓解,余无明显不适,于前方基础上加入水蛭、全蝎等虫类药,后以此方为基本方加减治疗,效果良好。煎服法同上。

2016 年 9 月复查:患者肿物较前稍有增长,CA125:145IU/ml,白细胞 4.2×10^9/L,血红蛋白 101g/L,血小板 109×10^9/L。该患者自 2014 年 3 月未再进行化疗,单纯中医治疗已 2 年余,从发病至 2016 年 9 月已 6 年余。现可自行乘坐地铁来医院就诊,自诉一般状况良好,纳眠可,二便调,肢肿明显减轻,生活质量较前明显好转。

该患者为卵巢癌晚期患者,曾两次手术、多程化疗,病情不断进展,到我院就诊时身体极度衰弱,已不能承受进一步西医治疗。故山广志教授本着"急则治其标,缓则治其本"的治疗理念,治疗初期,患者表现为化疗后的毒副反应,故以扶助正气、补气养阴为治疗原则,以生黄芪、天花粉、白术、怀山药、党参、炙甘草、阿胶、龟甲胶、鹿角胶、枸杞子补气养阴,扶助正气,同时辅以理气祛湿化痰,用橘核、乌药、制半夏、青皮、陈皮调理中下焦气机。二诊时患者化疗毒副反应得以纠正,逐渐表现为本病常见的辨证分型,即气虚血瘀型。认为血不行则阻滞水的运化,故见腹胀、下肢水肿,采用标本兼治的治疗原则,以益气活血散结为治则,在前方基础上去阿胶、龟甲胶、鹿角胶、陈皮、制半夏,加鸡血藤、莪术、三棱、泽泻、海藻、白花蛇舌草;三诊时加用水蛭、全蝎以搜剔经络。经过辨证论治,患者CA125虽未恢复正常,但指标增长缓慢,肿瘤进展也较缓慢,患者在带瘤生存情况下仍保持了较高的生活质量。山广志教授在对本病例总结时特别强调,如何评价中医疗效标准是重要问题,这不仅对医生而言,对病人也更为重要,中医治疗癌症病人不要只注重以肿瘤的大小为唯一治疗标准,应该以全身状态和生活质量为评价的标准。如有的病人用化疗药看似肿瘤缩小了,但是人的气血大亏,奄奄一息,而且常常是不久于人世,如此的效果实际上没有太大的意义。我们治病的目的是让病人有生活质量地活着,所以对中医治疗肿瘤病人的效果应该有个实际客观的评价,这才是科学的。随着国家对原创中医学的重视,中医学在肿瘤治疗中必定会展现出更绚丽的光彩,由肿瘤治疗的辅助地位走向主流地位。

(整理:施　航)

四、扶阳法治疗卵巢癌术后肝转移医案

患者,王某,女,57岁。2017年4月20日初诊。

主诉:卵巢癌术后1年余。

现病史:患者于2016年3月初无明显诱因出现尿频,当时无腹痛腹胀,无胸闷气急,无发热恶寒,遂至宁波市某医院行妇科超声示:子宫上方探及一大小约133mm×124mm囊实性包块,内液体透声差,CDFI未探及明显血流信号,肠间隙间探及约14mm液性暗区。2016年3月28日在该院全麻下行"子宫+

双附件+大网膜+阑尾+盆腔淋巴结清扫术",诊断为"左卵巢黏液性腺癌"。术后行"紫杉醇+顺铂"化疗 4 次。2017 年 3 月行腹部 CT 示:肝脏占位。至浙江某医院于 2017 年 3 月 8 日行"腹腔转移癌切除术+肝部分切除术+膈肌部分切除修补术+腹腔闭式引流术+肠粘连松解术",术后病理示:(腹腔)黏液腺癌浸润或转移(结合免疫组化及形态,考虑为卵巢黏液腺癌来源)。现为防止复发转移及提高机体免疫功能,来我院门诊行中医治疗。

刻下症:神清,精神可,右侧少腹部位隐隐作痛,发无定时,时发时止;腹痛持续时间,少则十几分钟,多则数小时不等,伴见手足发凉,倦怠乏力,纳差少食,大便偏稀,舌质淡红,齿痕明显,舌淡胖,苔薄白,脉沉细。

病机分析:患者手术后,气血已虚,病久阳气渐耗,再加化疗(寒毒、阴邪)的侵入、攻伐,体质已如雪上加霜之虚,手足发凉,倦怠乏力,纳差少食,大便偏稀,舌质淡红,齿痕明显,舌淡胖,苔薄白,脉沉细,已然一派阳气衰微、水饮内停之象。

诊断:中医诊断:腹痛,证属脾胃虚寒。

　　　　西医诊断:卵巢癌肝转移。

治则:温中祛寒,补脾和胃。

治疗与效果:

一诊:拟四逆加人参汤加减。

处方:党参 15g,干姜 10g,炮附子 15g,炙甘草 6g,茯苓 15g,炒白芍 15g,半枝莲 15g,枸杞子 15g。7 剂。

煎服法:以水 700ml,先煎煮附子 1 小时,再入余诸药,添水至 700ml,用武火煮沸后,文火煎煮 45 分钟,去渣、取药汁 400ml,分 2 次上、下午温服。

二诊:2017 年 4 月 27 日,患者诉腹痛减轻,手足始温,纳转佳,大便转干,舌质淡红,齿痕明显,舌淡胖,苔薄白,脉沉细。效不更方,予上方 7 剂,续服。煎服法同上。后患者诉以上诸症均减轻,续用上方调理 2 个月,患者诉以上诸症均消,后随访 3 年未见病灶复发与转移。

　　中医认为"手足发凉,倦怠乏力,纳差少食,大便偏稀,舌质淡红,齿痕明显,舌淡胖,苔薄白,脉沉细"为阳气衰微,水饮内停,阴阳不相顺接,阳气欲脱之证。本证邪从寒化迫阳外脱,故急投四逆加人参汤服之。方中附子、干姜大辛大热,一走一守温阳气而散阴霾,追回欲脱之最,加党参扶正气以补气血津液之大亏,用药虽简,切中要害。

　　山广志教授临证近 50 年,善于应用中医药及中西医结合治疗各类癌症。山广志教授认为,"阳虚""寒积"是肿瘤发生发展的重要因素,扶助阳气则是肿瘤治疗的一大治法。70%的病人都为阳虚阴盛寒凝而成癥瘕积聚,所以有的中医把癌症称为阴实证。阳气正常,可以使人的一身气血津液流通不息,各个部位也都能各行其职,反之则诸症叠出。这也是自清末郑钦安以下,火神派兴起并风靡大地的一个原因,确有许多奇效救沉疴于生死之间。他还例举了近期在山东治疗能说明问题的两位病例。一位是董先生,91岁高龄患者,来诊时尿血鲜红,当时外院B超提示膀胱壁多个如菜花状物,诊断:膀胱癌。医院见其年事已高,知之没有好办法,嘱其回家静养,家属转求诊于山师治疗。当时来诊时诊脉,山师的手鱼际接触患者手上不到5分钟,手如放在冰块上,冰得都有些痛感,结合舌脉证,确诊为阳虚寒盛之尿血,当时为其处以四逆汤加桃仁、生硫黄,服之3剂尿血即止,后又按此法调理3个月,再次B超检查示,膀胱壁光滑。另一位杨女士,来诊时是乳腺癌晚期,36岁,2年前右乳癌手术切除,术后如期化疗,结果还是发生骨及对侧乳腺转移,再次将左乳全切,又行双侧卵巢去势术,又吃靶向药,又注射修复骨头针,又吃内分泌药,结果病势不减有增,第二次手术全切的乳房部位皮肤上生出许多复发结节,体质越来越虚弱。当时山师通过四诊确定为阳虚阴盛的病机,予以温阳通经之当归四逆汤加生硫黄、生附子,服药1个月,且停用化疗、内分泌药,患者感觉精力充沛,每天能走近一万步,3个月后复查CT,胸椎转移病灶色淡,余未发现异常,治疗近6个月,饮食睡眠均非常好,停用靶向药,胸壁皮肤上的转移病灶也逐渐消平。

这两位患者均为晚期癌症病人,均为阳虚寒胜之病机改变,均用大剂温阳之剂而获奇效,难道不值得我们中医学者思考吗?

由此可知,对人体来说,阳气总是积极的,起主导作用的。所以扶阳派说,有一份阳气就保一份命,确实不假。阳气在外具有固表抗邪的能力,在内具有维持气血脏腑活动的重要作用。若阳气亏虚,则可导致机体卫外不固或气血脏腑功能活动失常,易致肿瘤发生。孙秉严通过观察1 000例肿瘤病人后总结分析指出:"不论长江以北还是长江以南,也不论是沿海还是内地,寒型和偏寒证候者最多,约占50%。"他还发现"寒型体质多患痰食积滞或癥瘕积聚""质属寒的人得肿瘤者居多"。

(整理:邱慧颖)

五、活血散结法治疗晚期卵巢癌姑息术后医案

患者,韩某,女性,47岁,职员。2014年12月1日初诊。

主诉:阴道不规则出血伴消瘦2月余,腹胀2周。

现病史:2014 年 9 月无明显诱因出现阴道不规则出血,伴身体消瘦,无腹痛腹泻,无便血黑便,无畏寒发热,当时未予重视。2 周前无明显诱因出现腹胀,伴反酸呃逆、尿频尿急、尿不尽等不适,去宁波市某医院就诊,查腹部 B 超示:胆囊壁毛糙,盆腹腔大量积液;盆腔 B 超:子宫低回声(小肌瘤可能),盆腹混合性肿块,腹水,盆腔偏右混合性包块 96mm×83mm×93mm,盆腔偏左混合性包块 84mm×46mm×43mm。初步诊断为晚期卵巢癌,已失去手术根治机会。患者为求进一步中医治疗至我科门诊就诊。

刻下症:腹胀,隐痛,少腹两侧可触及各一个硬块,面色晦暗无华,肌肤甲错,反酸呃逆,尿频尿急,尿不尽,精神不振,乏力纳差,夜寐欠安,小便量少,大便欠畅,舌质暗紫,边有瘀斑,苔少,脉沉细而涩。

病机分析:患者平素情志不畅,导致肝气郁结,血行滞涩;肝气横逆克脾,致脾失健运,聚湿生痰,气滞血瘀痰毒互结于卵巢,日积以大,发为肿瘤。瘀块结于腹中,阻塞气血运行,故见腹胀腹痛;血行不畅,溢于脉外,故见阴道不规则出血。舌质暗紫,边有瘀斑,苔少,脉沉细而涩,四诊合参,本病病位在卵巢,病性为本虚标实,辨为癥积之气滞血瘀、痰毒内结证。

诊断:中医诊断:癥积,证属气滞血瘀,痰毒内结。

西医诊断:卵巢癌。

治则:行气活血,化痰散结。

治疗与效果:

一诊:治以桂枝茯苓丸合海藻玉壶汤加减。

处方:桂枝 10g,茯苓 15g,牡丹皮 10g,桃仁 10g,赤芍 10g,党参 15g,海藻 10g,昆布 10g,海带 10g,制半夏 10g,陈皮 10g,连翘 12g,浙贝母 15g,当归 10g,炙甘草 6g,木香 10g,车前子 20g。7 剂。

煎服法:上药添水约 1 000ml,煎煮沸后,文火煮 30~35 分钟,滤出药汁约 200ml,如此煮 2 次,饭后半小时温服,早晚各服 1 次。

二诊:2014 年 12 月 8 日,服药 1 周后,腹胀稍减,少腹两侧硬块未见明显变化,肌肤较前有光泽,体力改善,精神已有起色,胃纳仍一般,前方去海带、当归,加厚朴 10g、槟榔 15g、枳实 10g、神曲 10g。再进 7 剂,煎服法如前。

姑息手术:服中药后症状改善不明显,嘱其行姑息手术治疗,故患者于 2014 年 12 月 11 日行"卵巢癌细胞减灭术",术中见:右侧卵巢肿瘤约 12cm×12cm×10cm,左侧卵巢肿块 9cm×9cm×8cm,术后病理:左附件腺癌,右附件腺癌。

三诊:2014 年 12 月 29 日,术后神疲乏力,面色苍白,心悸气短,动则汗出,少气懒言,时有低热,夜寐欠安,口干,舌质淡暗,边有瘀斑,少苔,脉沉细涩而无力。

处方:桂枝茯苓丸合归脾汤加减。桂枝9g,赤芍10g,茯苓15g,桃仁10g,牡丹皮10g,党参20g,白术15g,炙甘草6g,当归15g,黄芪20g,酸枣仁20g,龙眼肉20g,木香10g,丹参15g,三七3g。14剂。

煎服法:上药添水约1 000ml,煎煮沸后,文火煮30~35分钟,滤出药汁约400ml,三七粉冲服,饭后半小时温服,早晚各服1次。

四诊:2015年1月12日,体力明显恢复,已能从事轻体力活动,面色红润,心悸气短显减,夜寐安,舌质转淡红,苔薄白,脉沉而有力。

以后在此方基础上随证略有加减,上述不适症状基本消除,可以从事一般体力活动,基本和正常人无异。2015年2月复查全腹部增强CT示:卵巢癌姑息术后改变,未见明显复发及进展征象。之后一直定期来我科行中药辨证治疗。2017年9月复查全腹部增强CT提示:未见明显复发及进展征象。目前患者无明显身体不适,生活状态良好,与常人无异。

行姑息手术治疗后,患者气滞血瘀之基本病机未变,但手术耗气伤血,出现心脾气血两虚之象。《灵枢·百病始生》云:"卒然外中于寒,若内伤于忧怒,则气上逆,气上逆则六输不通,温气不行,凝血蕴裹而不散,津液涩渗,著而不去,而积皆成矣。"指出了情志不舒导致肿瘤形成的过程。

山广志教授指出,本方化瘀消肿软坚而不伤正气,姑息术后合用归脾汤又有补益心脾气血之作用,可谓补中有散,散中寓补。尤其三七一味,用法绝妙,其一:化瘀止血于一体,大有解毒消肿之效;其二:具有扶正之效。现在民间很多人常服三七粉,作为一种调补之品,特别是五十岁以上的人,经过长期服用此药,自感精力充沛,消化功能增强,所以有参三七之称。

山广志教授认为,本患的治疗始终按照中医学中的癥积进行分析及辨证治疗。对于肿瘤的治疗,一定要以中医学理论为主体分析病情与用药,否则疗效不会太大。比如,本案中姑息手术的施行,是按照中医学"急则治其标"的原则进行的,患者症状明显改善,效果甚佳。所以,山广志教授常常讲到,作为一个中医学者,治疗疾病一定要用中医思维,在疾病治疗的全过程中,包括癌症,如果不能完全进入中医思维进行诊断、组方用药,效果是不会理想的,这正是目前一些中医大家提出的中医要坚持原创理论思维的模式,是振兴发展中医、提高中医临床效果的唯一途径,也是近期中医行政部门提出的"守正,传承,发展"目标的体现。

（整理:栾智宇）

第十四章 膀胱癌

温阳化气法治疗膀胱癌术后小便淋沥不尽医案

患者,石某,女,55岁,渔民,2016年8月初诊。

主诉:膀胱癌术后伴小便淋沥不尽2月余。

现病史:2016年7月出现无痛性肉眼血尿,无尿频尿急尿痛,无腰酸,无发热恶寒,至宁波市某院查膀胱镜示:膀胱癌。遂行"部分膀胱切除术",术后病理示:浸润性乳头状癌。术后行"表柔比星"膀胱灌注化疗1次,出现小便淋沥不尽,伴尿频尿急,无尿痛,无腰酸,无发热恶寒,无肉眼血尿,小便量正常。西医予利尿、抗尿崩药物治疗,效果欠佳。共行膀胱灌注化疗8个疗程,小便淋沥不尽进行性加重,伴见夜尿频多,无尿急尿痛,故求诊于我科门诊中医治疗。

刻下症:精神不振,小便滞涩不畅,便后仍有尿意,小便频数,夜尿频多,6~7次每晚,遇冷加重,小腹略感胀满隐痛,舌淡黯,苔薄,脉沉涩。

病机分析:患者天癸竭,天地精气竭,肾气衰,再加化疗药物进一步损伤肾气,形成本虚标实、虚实夹杂之证。肾与膀胱相表里,肾气亏虚,邪毒客于膀胱,气化失司,水道不利,故发淋病。病程长久,邪气伤正,正气日见衰弱,气血不通,寒、瘀内积为患而见小便淋沥不断。舌淡黯、脉沉涩,属下焦虚寒、瘀毒内积之证。

诊断:中医诊断:淋病,证属下焦虚寒,瘀毒内积。

西医诊断:膀胱癌。

治则:温阳散寒,行气化瘀。

治疗与效果:

一诊:温化膀胱之气。

处方:炮附子25g,乌药15g,茯苓35g,怀山药25g,熟地黄25g,木香10g,桃仁6g,泽泻15g。连服7剂。

煎服法:每剂煎2次,文火慢炖1小时,取药汁300ml分2次服,饭前半小时温服。

二诊:2016年9月19日,小腹胀满感明显缓解,夜尿次数减少到4~5次每晚,小便滞涩不畅好转,胃纳较前好转,小便频数仍存。上方去泽泻,加山茱萸25g。再进7剂。煎服法同前。

三诊:2016年9月26日,小腹胀满消失,小便不畅好转,小便频数较前改善,夜尿3~4次每晚,原方加桑螵蛸30g。再进7剂,煎服法同前。

四诊:2016年10月3日,面色红润,小便不适感明显好转,夜尿2次每晚,日间小便次数明显减少,去木香、桃仁,再进14剂,煎服法同前。

五诊:2016年10月17日,精神饱满,小便次数基本恢复正常,舌淡苔薄,脉细。再药进1月,以巩固疗效。

药后患者症状皆除,生活质量明显提高,体重增加2kg,停止服用抗焦虑的药物氟哌噻吨美利曲辛片。其间一直坚持服用中草药调理,未出现小便不适感。

本病患者在治疗过程中,抓住疾病根本,温阳散寒为主,化瘀理气为辅。小腹胀满隐痛、小便不畅等症消失后,思路转为温补之品治其本,配合固涩之品治其标,已收奇效。

《诸病源候论》:"诸淋者,由肾虚而膀胱热故也。"明确提出了淋病的病位在肾和膀胱,阐明了症状发生的机制。肾与膀胱相表里,俱主水,水入小肠而下于胞,行于阴而为溲便也。膀胱依赖肾气的气化功能得以水道通调。本患肾气阳虚贯穿主症,故重用附子温补肾之阳气,茯苓、怀山药、熟地黄补肾滋阴以固肾气。本病虚实夹杂,"药毒"客于膀胱,日久化瘀,用桃仁祛瘀,木香理气助桃仁祛瘀功效,配伍泽泻清淋利湿,补而不滞。乌药入肾、膀胱经,理气温经散寒。配伍得当,效如桴鼓。

山广志教授在治疗本例患者时,准确把握治疗时机,当膀胱瘀毒之症尽除,便去掉理气化瘀、通利之品,重用固涩止淋之品。结合多年治疗经验,认为肿瘤患者在经过放化疗等西医现代手段治疗后,患者体质较为特殊,病因病机较为复杂,故辨证论治要灵活,分阶段、分主次,另外他指出,膀胱癌刚发病时就选用中药治疗,效果非常理想,而且可以减少化疗对肾与膀胱的副作用及伤害。

(整理:崔丽花)

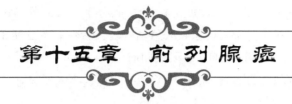

第十五章 前列腺癌

温阳补脾肾法治疗前列腺癌骨转移医案

患者,顾某,男,78岁,已婚,退休工人。2013年1月12日初诊。

主诉:尿频尿急加重2年,全身酸痛1年余。

现病史:患者素有前列腺肥大症,平时自服"保列治"治疗,近2年来尿频尿急加重。宁波市某医院查PSA示:105ng/ml,查前列腺B超示:前列腺多发结节灶。穿刺活检病理示:前列腺癌。故行"去势手术",术后恢复可,PSA降至20ng/ml。1年前无明显诱因出现全身酸痛,查ECT示:全身多发骨转移。患者年事已高,不考虑行化疗,故来我院门诊行中医药治疗。

刻下症:尿频尿急,全身酸痛不适,无咳嗽咳痰,无胸闷气促,无恶寒发热;纳差,神疲乏力,小便清长,舌淡苔少,脉弱。

病机分析:脾为后天之本,肾为先天之本,脾肾是人体的根本。肾主水,主骨,肾阴和肾阳为五脏阴阳根本。老年男性肾脏虚衰,累及五脏阴阳不足。脾主运化,主升清,主统血,主四肢和肌肉,为气血生化之源。脾肾亏虚,则全身俱虚。湿浊之邪久蕴下焦,聚而成痰,痰结成癌。癌肿阻滞气机,累及前列腺为病,故尿频尿急。肾主骨主前列腺,骨与前列腺有直接相通之性,所以癌毒易流窜至骨,气滞血瘀,多见全身疼痛。乏力,小便清长,脉弱,舌淡苔少,为阴阳俱虚之证。

诊断:中医诊断:劳淋,证属脾肾亏虚,痰毒内结。

　　　　西医诊断:前列腺癌。

治则:温肾阳补脾气散结节。

治疗与效果:

一诊:予拟右归丸加减。

处方:怀山药30g,枸杞子20g,芡实20g,淫羊藿20g,补骨脂20g,茯苓

15g,菟丝子15g,龟甲20g,白花蛇舌草20g,当归12g,桑白皮10g,地龙3条,延胡索20g,炒麦芽15g。连服7剂。

煎服法:每剂煎2次,慢火煎煮1小时,取药汁400ml,分早晚2次温服。

二诊:2013年1月19日,尿频尿急稍好转,仍疼痛,改延胡索为30g,加乳香10g,没药10g。再进14剂。煎服法同前。

三诊:2013年2月2日,尿频尿急进一步好转,疼痛明显好转。胃纳尚可,继续前方连服一个月,以资稳固。

药后患者较前月更有好转,无乏力,偶有尿频尿急,疼痛。因年事已高,不宜进一步行放化疗,坚持中药治疗。1年后复查PSA:50ng/ml,复查ECT未见进展,肺CT亦未见转移。此患者带瘤生存至今,生活质量良好。

患本病者多年事已高,症状多本虚标实,虚实夹杂,以虚为主,山广志教授认为前列腺癌是人体正气虚弱(重点在肾气虚),外邪乘虚侵袭而发病。

山广志教授认为前列腺为肾脏所主,治疗中应从肾的生理病理考虑,古代没有前列腺这个名词。肾为先天之本,癌毒侵犯前列腺,即侵犯了人体先天之本。肾主骨,所以晚期前列腺癌多并发骨转移。山广志教授治前列腺癌重视"温阳补脾肾",兼以散结,如本案中的右归丸,补肾阳药中山广志教授尤其擅用淫羊藿,此药温而不燥,特别适合老年人,常用到30g,也常用此药搭配补骨脂、仙茅来进一步提升补肾阳之力;补肾阳的同时不忘佐以补肾阴药物,最常用的是山药,剂量常达30~50g,此药在张锡纯《医学衷中参西录》中多有阐述,实为一味良药。特别值得一提的是,山广志教授对前列腺癌的发病机制认识异于常理。按西医学认为,前列腺癌是因为雄性激素太高而引起,所以,治疗前列腺癌的西药都是抑制雄性激素的药物。而山广志教授认为前列腺癌大多为肾虚而致,或偏于阳,或偏于阴,或偏于气虚,各有所不同,查其所见之证辨之,按其所得用药,自有其效果,不应受西医病理学的影响,只寻减低雄激素的作用,用知柏清下焦湿热之品,进一步损伤肾阳肾精肾气,相反,会提高中医药的治疗效果。确属下焦湿热者很少,如果个别患者确属下焦湿热,也应以知柏地黄汤加减治之,清中有补为好。

(整理:董 晶)

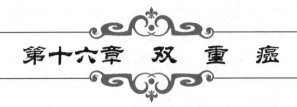

第十六章 双 重 癌

补先后天以固本、兼以缓攻祛邪法治疗肝、肠双重癌医案

患者,陈某,男,78 岁,已婚,离休干部。2005 年 11 月 28 日初诊。

主诉:肝癌术后伴乏力、便溏 3 个月余。

现病史:患者于 2005 年 7 月体检查 B 超发现:肝内多发占位,提示肝癌。当时无腹痛腹胀,无身目发黄,无发热畏寒,无明显消瘦。遂去宁波市某医院住院查 AFP:2738.52ng/ml,7 月 27 日行肝介入治疗 1 次,具体用药及剂量不详,无明显副反应。2005 年 8 月 24 日在全麻下行"胆囊切除,IV_b 及 V、VI 段肝切除,肝十二指肠韧带淋巴结清扫术",术后病理:肝细胞性肝癌,慢性胆囊炎。术后恢复可,未行放化疗。既往有乙肝病史。来我科中医门诊就治。

刻下症:面色萎黄,神疲乏力,腹部胀满不适,胃纳不香,便溏,舌淡苔薄白,脉沉细。

病机分析:患者离休干部,年轻时工作艰辛,劳心劳力,饮食不调,并患有乙肝,久肝病必伤脾胃,故出现面黄、腹胀满、纳差、便溏等脾虚之象,脾虚运化无力,水湿内停,中焦受阻,故聚痰聚瘀致成积聚。

诊断:中医诊断:肝积,证属脾虚痰聚瘀阻。

西医诊断:肝癌术后。

治则:益气健脾利湿。

治疗与效果:

一诊:拟参苓白术散加减。

处方:党参 25g,白术 20g,茯苓 15g,薏苡仁 30g,莲子 20g,白扁豆 15g,怀山药 20g,佛手 12g,苏梗 9g,鸡内金 20g,白芍 12g,炒麦芽 15g,炙甘草 6g。连服 14 剂。

煎服法:上药添水约 800ml,煮沸后,文火煮 45 分钟,取药汁约 200ml,如此煮两次,分上下午温服。

二诊:2005 年 12 月 12 日,患者面色略好转,乏力减轻,腹部胀满不适缓解,胃纳略增,大便正常,舌淡,苔薄,脉沉细。湿阻的症状已去大半,但脾虚症状仍存,气运失调必会出现气滞,故对上方适当调整。

处方:生黄芪 30g,党参 25g,白术 20g,茯苓 15g,薏苡仁 30g,柴胡 12g,怀山药 20g,佛手 12g,香橼 10g,鸡内金 20g,赤白芍各 12g,炒麦芽 15g,虎杖 20g,炙甘草 6g。连服 14 剂。煎服法同前。

三诊:2005 年 12 月 26 日,患者面色转润,神疲乏力明显好转,无明显腹胀满不适,纳便调,故守方不变,以资稳固。其间随症加减,患者一直坚持服用中药。

2008 年 2 月起无明显诱因出现大便次数增多,3~5 次每日,形细色正常,伴肛门坠胀感,无腹痛、黑便,无发热畏寒,于 2008 年 7 月 11 日至宁波市某医院行 PET-CT 示:肝癌术后改变,肝脏未见 FDG 代谢增高灶,肝左内叶见低密度小结节,直肠右后壁显示增厚,FDG 代谢增高,其右旁脂肪囊内肿块,FDG 代谢升高,均考虑恶性肿瘤。2008 年 7 月 16 日查增强 CT 示:直肠占位,侵及前列腺及右侧精囊可能。遂在该院行直肠立体定向放射治疗,总剂量 38Gy,副反应不明显,上述症状未明显改变。

2008 年 9 月 1 日来我科门诊,乏力,体重减轻 2.5kg,纳一般,无腹痛、黑便,大便 5~10 次每日,形细色正常,小便调。舌红,苔薄黄,脉弦数。治宜益气健脾,清热祛湿,拟以四君子汤合白头翁汤加减。

处方:生黄芪 30g,党参 20g,白术 15g,茯苓 15g,薏苡仁 30g,陈皮 12g,鸡内金 20g,炒麦芽 15g,败酱草 20g,白头翁 10g,黄连 6g,黄柏 10g,炙甘草 6g。连服 28 剂。煎服法同前。

2008 年 9 月 29 日再诊,大便次数正常,偶 1 日 2 次,纳增,乏力感已较前明显缓解,舌淡红,苔薄白,脉弦细。故调整方子,予以健脾补肾、解毒散结之剂,拟以六君子汤加减,以扶正祛邪,标本兼治。

处方:党参 20g,白术 15g,茯苓 15g,陈皮 12g,怀山药 20g,山茱萸 12g,菟丝子 20g,鸡内金 20g,佛手 15g,败酱草 20g,虎杖 20g,黄连 6g,炙甘草 6g。连服 28 剂。煎服法同上。

患者此后病情稳定,定期复查肿瘤无明显进展,故守方,偶有兼症而随症加减。直至 2011 年 12 月底无明显诱因出现血便,色鲜红,量少,无腹胀腹痛腹泻,2012 年 1 月 5 日行 PET-CT:直肠癌伴肠旁淋巴结转移;肝癌术后肝内多发转移考虑。遂于 2012 年 1 月 7 日行"直肠肿瘤伽马刀"治疗,病灶 50% 剂量曲线 D$_T$3.0Gy×12 周,便血较前明显缓解,未见明显副反应。2012 年 2 月 1 日开始给予"肝转移瘤伽马刀"治疗,治疗后出现不适,2 月 2 日终止治疗。2012 年 3 月 7 日全麻下行"直肠肿瘤姑息切除术",术后病理回报:直肠下段恶性间皮瘤。术后未行放化疗。2012 年 3 月 21 日全我科治疗,予以中药治疗。

2012 年 1 月起患者出现 AFP 渐进性升高,2012 年 8 月 1 日查 AFP:290.3ng/ml,8 月 4 日去宁波市某医院查 PET-CT 示:肝癌术后改变,直肠癌术后改变,肛门区片状软组织密度影,FDG 代谢升高,考虑转移瘤;肝脏右前叶上段及右后叶上段密度影,FDG 代谢升高,考虑转移瘤。于 2012 年 8 月 6 日在全麻下行"肝内肿瘤切除术",术后予抗感染、护肝、补液等处理,恢复可。术后病理示:(肝)中分化肝细胞癌伴大量坏死。

2012 年 8 月 20 日来我科门诊,当时患者乏力明显,纳不佳,胃脘部胀满不适,无腹痛腹泻,无便血,舌淡,苔白腻,脉沉细无力。山广志教授当下认为应益气养血为主,辅以疏肝健脾,拟黄芪当归汤合逍遥散加减为宜。

处方:生黄芪 30g,党参 20g,白术 15g,茯苓 15g,当归 10g,苏梗 12g,鸡内金 20g,炒麦芽 15g,白芍 12g,柴胡 15g,生姜 3 片,大枣 10 枚,炙甘草 6g,连服 28 剂。煎服法同上。

2012 年 9 月 17 日再诊,精神好转,胃脘部胀满缓解,纳便调,舌淡红,苔薄腻,脉弦细。予以健脾补肾、解毒散结之剂。

处方:党参 20g,白术 15g,茯苓 15g,怀山药 20g,山茱萸 12g,菟丝子 20g,鸡内金 20g,佛手 15g,赤白芍各 12g,醋鳖甲 20g,败酱草 20g,虎杖 20g,干姜 6g,黄连 6g,炙甘草 6g。煎服法同前。坚持服药至今,定期复查,药方据证时略有加减,至今未见肿瘤复发及转移,生活质量良好。

本案是个双重癌患者,肝癌和直肠癌相序发病,并且从发病起,在山广志教授处坚持中药治疗 12 年,是一个非常有说服力的医案,也充分体现了山广志教授治疗老年肿瘤患者健脾补肾扶正、温和祛邪的理念。

肝癌的发生,与肝脾两脏的关系最为密切,肝脏属木,主疏泄;脾脏属土,主运化,为气血生化之源。脾气健运,水谷精微充足,才能不断地输送和滋养于肝,肝才能得以发挥正常的作用。脾之运化,又赖肝之疏泄。所谓"土得木而达""木赖土以培之"。本案患者肝脏切除手术后,气血不足,肝脾功能失调。脾虚则脾失健运,湿从内生,湿邪黏腻困脾,脾虚湿盛,故出现患者来诊时的各种症状。参苓白术散出自《太平惠民和剂局方》,具有健脾和胃、理气化湿、止泻的功效,适于脾胃气虚夹湿之证,在此处最为适合不过,但是考虑患者年事已高,并有腹部胀满不适等肝郁气滞之症,故山广志教授佐选以佛手、苏梗等行气而不耗气之行气药物,且避免药性峻猛破气之品,和鸡内金、麦芽消食之品,养血柔肝之白芍,配伍甘草共奏缓急止痛之效,同时白芍补而不散,全方符合山广志教授对老年患者在正虚为主时遵循的遣方组药以"和"为期的原则,故选药时尽量选用药性平和的药物,不选药力峻猛之品,缓缓图之。

　　本案患者肝癌术后两年半后,继发第二肿瘤(直肠癌),山广志教授认为,这与患者的年龄有关,80岁高龄后,肾气日渐衰弱,先天渐渐亏损,再加手术攻伐,后天失养引起各脏腑亏虚,功能失调,导致气血不生、饮食不化、正气失充,不仅不能有效地抵御外邪的入侵,而且不化之食、不去之湿等日久积而成痰、瘀、毒等,并交阻搏击演变成肿块,可以继而引发第三、第四种肿瘤,正如明《景岳全书》说:"脾肾不足及虚弱失调之人,多有积聚之病。"故此类患者,山广志教授认为首要是坚守健脾补肾的治疗方针。

　　治病要有缓急之分。肿瘤患者在手术后或放化疗后,往往会出现各种不适的症状,此时治疗上应当以缓解其病痛为当务之急,故根据不同的病症,辨证论治,予以遣方用药。直肠癌放疗,患者受火毒之邪,山广志教授予以益气健脾,辅以清热祛湿,共奏扶正祛邪之效,效果立竿见影,以解当时大便次数多之痛苦。肝脏第二次手术后,气血亏虚加重,山广志教授以益气养血为主,佐以疏肝健脾,选用黄芪当归汤合逍遥散加减,以改善其术后匮乏的体质及肝郁血虚的症状。

　　本案患者在整个疾病治疗过程中,虽险症迭出,但究其根本,"内虚"是肿瘤发病的根源,故整个治疗过程,以扶正固本补气为基础,健脾(保后天之本)与补肾(固先天之本)并用,始终以辨证与深究病证的内在根源为重要目的(即百姓说的要抓病根),再从中医学的内在疾病根源变化选方用药,即会取得最好效果,这也体现了中药对人体体质改变作用后进而修复病理变化的治病机制,不可轻视。

(整理:张婷素)

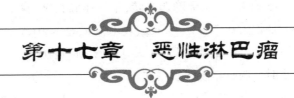

第十七章　恶性淋巴瘤

一、六君子汤加减治疗恶性淋巴瘤伴低热医案

患者,周某,女性,35 岁,银行职员。2016 年 5 月 16 日初诊。

主诉:淋巴瘤化疗后 1 年余,颈部疼痛伴低热。

现病史:2015 年 5 月无意间发现左颈部肿块,约鹌鹑蛋大小,质硬,无红肿热痛,与周围组织不粘连,至宁波市某医院就诊,检查 B 超:右颈部淋巴结肿大。淋巴结活检病理示:右颈胸霍奇金淋巴瘤结节硬化型。故在该院行化疗 9 个疗程(具体方案不详)。2015 年 10 月 5 日复查 CT:气管前腔静脉后淋巴结肿大。10 月 15 日至 11 月 12 日行右侧全颈+左侧半颈+全纵隔放疗。2016 年 4 月复查 CT:前上纵隔不规则肿块。无发热畏寒,无咳嗽咳痰。患者及家属拒绝继续行放化疗,故求诊于我科中医门诊治疗。

刻下症:双侧颈部隐痛,未见明显肿块,疼痛部位皮肤颜色正常,肤温正常,午后时发低热,纳差,二便尚调,夜寐安,舌淡暗,苔白腻,脉细滑。

病机分析:本病的发生,多因情志抑郁、饮食内伤等,致使脏腑功能失调,聚湿成痰,气滞血瘀,痰、气、瘀血结滞,日久渐积而成。患者素体虚弱,平时工作生活压力较大,再加喜食辛辣之品,易助痰、瘀邪气生长,痰瘀日久,聚于上焦纵隔而成瘤结。有形之瘤结,阻滞三焦的运行,故见时发低热等症。

诊断:中医诊断:癥积,证属气虚痰凝血瘀。

　　　　西医诊断:霍奇金淋巴瘤。

治则:益气健脾,化痰散结活血。

治疗与效果:

一诊:以六君子汤加减。

处方:黄芪 50g,太子参 25g,茯苓 25g,制半夏 15g,陈皮 10g,炮姜 10g,炙甘草 10g,白术 25g,连翘 15g,丹皮 15g,生石膏 100g。

煎服法：上药先煎生石膏 30 分钟，再添水至 800ml，煮沸后，文火煮 30 分钟，滤出药汁约 150ml，如此煮两次，饭后半小时温服。早晚各服一次。

二诊：2016 年 5 月 8 日，颈部隐痛好转，午后体温正常，胃纳一般，去制半夏、生石膏、连翘，加炮附片 20g、三棱 10g、莪术 10g、苍术 10g。7 剂，上药先煎附子 1 小时，再添水至 800ml，煮沸后，文火煮 30 分钟，滤出药汁约 150ml，如此煮两次，饭后半小时温服。早晚各服一次。

三诊：2016 年 5 月 15 日，颈部隐痛仍存，午后体温正常，胃纳好转，舌淡，苔薄白腻，脉细。加夏枯草 15g。14 剂，煎服法同上。

四诊：2016 年 5 月 29 日，颈部隐痛消失，体温正常，胃纳好转，舌淡，苔薄，脉细。加大枣 6 枚。服用 1 月，煎服法同前。

患者坚持服用中药至今，其间出现多次感冒，偶有胃纳不佳，药方适当调整，均改善，目前病情平稳。2017 年 7 月查 CT：纵隔不规则肿块未见明显增大。B 超：颈部淋巴结未见肿大。血常规：白细胞 $4.4×10^9/L$；血红蛋白 115g/L；血小板 $214×10^9/L$。继续服药巩固疗效。

恶性淋巴瘤是起源于造血淋巴组织的肿瘤。临床特征为无痛性、进行性淋巴组织增生，尤以浅表淋巴结肿大为显著，常伴有肝脾大，晚期有贫血、发热和恶病质表现。该患者为恶性淋巴瘤放化疗后纵隔占位转移，中医没有对应的病名，但癥瘕积聚对该病证的叙述一致。癥瘕积聚是一种病症，分为有形积块和无形积块，癥和积是有形的，而且固定不移，痛有定处，病在脏，属血分，瘕和聚是无形的，聚散无常，痛无定处，病在腑，属气分。该患者病证属中医癥积范畴。

方选燥湿化痰的基本方二陈汤加减，急者治其标，缓者治其本，加生石膏、连翘清透热邪，黄芪、白术、太子参健脾除湿，炮姜：一佐制清热药物的寒凉之性，二温煦中焦，助除湿化痰。一诊后体温正常，故去清热药物，加用三棱、莪术活血祛瘀散结，附片温阳推动气血运行，加强化瘀散结、祛湿化痰的功效。夏枯草归经肝胆，足少阳胆经起于头部经由颈侧下行，胆经气血阻滞，不通则痛，夏枯草性辛散，通则不痛。经过药物调理，患者症状、舌脉明显好转。

山广志教授认为中医治疗恶性淋巴瘤，不能着眼于癌肿局部，而应着眼于病变在身体的局部表现的无形的症，通过症辨出中医学中无形的病因，讲究整体观念和辨证论治，抓住这两个"无形"的概念，遣方用药，疗效才会明显。如果只关注有形的肿大淋巴结，用中药治疗恶性淋巴瘤不会收到明显效果。这也是近代一些中医大家总结的结论，中医是无形的医学，西医是有形的医学，用无形医学的药,按着有形医学的思维去用药怎么能取得明显的效果呢,此言一语道破这么多年困扰在中西医结合人学术思维中的困惑。山广志教授认为肿块大小与患者的生存期不成正相关,元气、正气的盛衰与患者的生存期、生活质量密切相关。山广志教授把恶性淋巴瘤的病因病机分为"虚""瘀""毒"三种,以"气""血""阴""阳"达到平衡为治疗目标。辨证抓二个关键病机,从患者整体入手,在治疗"痛""肿""瘀""毒"的同时,不忘"扶正补虚",调整全身免疫功能,达到阴阳平和。如此,治愈后不易复发,疗效稳定而持久。

（整理:崔丽花）

二、温阳法治疗恶性淋巴瘤化疗后骨髓抑制医案

患者,钟某,女,47岁。2015年10月11日初诊。

主诉:恶性淋巴瘤术后近10个月,乏力。

现病史:2015年1月初患者无明显诱因出现听力障碍,当时无耳鸣,无头晕头痛,无恶心呕吐。遂至宁波市某医院就诊,查MRI示:鼻咽后壁黏膜部位不均匀增厚,建议活检。2015年1月8日在该院全麻下行"右耳鼓膜切开置管术+鼻咽部肿瘤切除活检术",手术过程顺利,术后听力恢复。活检病理:弥漫大B细胞淋巴瘤。术后行CHOP方案化疗7个疗程,化疗后出现骨髓抑制,白细胞维持在$2×10^9$/L左右,经"重组人粒细胞集落刺激因子"治疗后,可暂时恢复。

刻下症:精神差,易疲劳,乏力,少气懒言,纳差,二便尚调,舌白,脉沉细。

病机分析:本例患者因化疗导致白细胞下降,低于正常值,主要是由于化疗药物损伤骨髓造血功能而致。同时脾胃也被损伤,脾胃为后天之本,多气多血之经,且为气血生化之源,综合观之,本患脾肾两伤,精血气均不足,故而出现精神差,易疲劳,乏力,少气懒言,纳差等症,因此在治疗中应温补脾肾,配合益气养血为辅,通过阴阳兼治,达到"阴平阳秘"的治疗效果。

诊断:中医诊断:虚劳,证属脾肾亏虚、气血不足。

西医诊断:非霍奇金淋巴瘤。

治则:健脾补肾,益气活血。

治疗与效果:

拟四逆汤合黄芪建中汤加减。

处方:炮附子20g,干姜5g,炮姜10g,桂枝20g,白芍20g,大枣12枚,炙甘草10g,当归12g,黄芪30g,怀山药30g,炒鸡内金15g,炒麦芽15g,炒谷芽15g。

7剂。

煎服法：每剂煎两次，先用文火慢煎附子1小时，再入诸药文火煎煮45分钟，取药汁300ml，分2次饭后半小时温服。

治疗经过：患者服上药后精神较前好转，胃纳也好转，仍感疲劳及乏力，效不更方，原方续服。患者在山广志教授处坚持服用中药18个月之久，其间每个月复查血常规，白细胞一直在$(2.3\sim3)\times10^9$/L，山广志教授一直予患者温阳健脾、益气养血之剂，间或用一些血肉有情之品，如鹿角片、阿胶之类。2017年4月30日患者再次复查血常规：白细胞4.1×10^9/L。5月25日再次复查血常规：白细胞4.2×10^9/L。已经连续2个月维持正常水平。患者非常高兴，长期的坚持服中药终于见到了效果。

在临床中有些患者因多次化疗，骨髓受到了严重损伤，脾肾生血化精功能几乎耗竭殆尽，运用刺激白细胞一时升高的药物，只是把骨髓中不成熟的白细胞都动员出来了，所以这种白细胞升高是一种假象，维持时间不长，有的医生在这种情况下还继续进行化疗，犹如杀鸡取卵，最后造成病人正气极度衰败，这则病例就是如此，白细胞长期难以复原，就是正气不能恢复的原因。

山广志教授凭丰富经验，始终坚持温阳补气，并予以血肉有情之品助之，最终使元气恢复，白细胞升到正常指标。如果用药左右摇摆，没有定力，难以收到如此好的功效。

山广志教授给我们讲了一则郝万山老师在讲《伤寒论》时讲的一个病例往事。当时郝老师在做住院医生时，有一位再生障碍性贫血患者，一段时间总发热，用了各种西药和中药而无效，当时他请了院里的宋老中医会诊。当时病人的主要症状是发热烦热口渴怕冷，宋老嘱郝老师取两个杯子，一杯是冷水，一杯是热水，让他自己取了喝，这位病人手伸向冷水杯，刚一碰上就把手缩回来，然后取了热水杯喝。宋老当即就说，诊断清楚了，书方四逆加人参汤。当场的医生惊疑不已，宋老书完方就离房而去，主治医生犹豫再三不敢用，让郝老师再去问宋老，把病人的情况又讲了一遍，并探试着问，就服这个药方……？宋老果断地说，对啊，就是这个方。在这种情况下，只能回来先服一剂试试，服后发热稍有一点点降低，又服之，连服三天热退，令所有人赞叹不已。如果宋老没有定力，此热可退乎？不值得深思吗？山师通过这个事实告诫我们临床辨证要精，而且要有自信心，当然这个自信要在熟知中医学理论的基础上才能做到。

（整理：王永生）

三、通窍活血汤加减治疗淋巴瘤伴脑受侵医案

患者,林某,男,60岁,退休职工。2013年4月11日初诊。

主诉:反复头晕头痛半年余。

现病史:2012年10月底患者无明显诱因下出现头晕头痛,伴有神志不清,语无伦次,在当地医院行头颅CT示:颅内占位。11月12日去上海某院行PET-CT示:脑内多发病变,右侧附睾结节影,FDG均摄取增高,考虑淋巴瘤多系统浸润可能大,建议右侧附睾活检。遂转至浙江省某医院,于11月16日行"右侧附睾肿物切除术",手术过程顺利,术后病理:右侧附睾非霍奇金淋巴瘤(弥漫大B细胞性)。11月29日起在该院行化疗6个疗程,头颅放疗1个疗程。2013年4月复查头颅MRI示:颅内占位,结合病史考虑转移瘤。4月11日因头痛来我科门诊中医就诊。

刻下症:头晕,头部刺痛,固定不移,胸闷痰多,肢体麻木,纳差,夜寐欠安,二便调,舌紫暗,苔腻,脉弦涩。

病机分析:饮食失节,情志失和,或邪毒侵袭,皆可损伤肝脾,妨碍气化,影响津液之输布,停聚为痰。痰浊内阻,阻碍血之循行,循行不畅,瘀血内停,结而成块,情志所伤,肝气郁结,脾气不升,肝脾气机阻滞,综合各种因素,临床见之精神差,易疲劳,乏力,少气懒言,纳差等诸症。

诊断:中医诊断:恶核,证属痰瘀互结。

西医诊断:非霍奇金淋巴瘤脑受侵。

治则:活血行郁,化痰散结。

治疗与效果:

一诊:以通窍活血汤加减。

处方:桃仁10g,红花6g,赤芍20g,川芎15g,三棱10g,莪术10g,制南星10g,浙贝母15g,穿山甲6g,猫爪草15g,白术20g,茯苓15g,大枣6枚。7剂。

煎服法:上药添水约700ml,煎煮沸后,文火煮30~35分钟,滤出药汁约200ml,如此煮两次,饭后半小时温服,早晚各服一次。

二诊:2013年4月18日,头晕头痛、胸闷痰多症减,肢体麻木如前,夜寐好转,舌紫暗,苔腻,脉弦涩。前方加香附15g,延胡索20g,再进14剂。煎服法同前。

三诊:2013年5月2日,已无头晕头痛,痰少,活动后仍胸闷气喘,肢体麻木如前,胃纳差,夜寐安,二便调,舌暗,苔薄腻,脉弦。前方减桃仁、红花,加怀

山药30g、黄芪20g、鸡内金15g。14剂。煎服法同前。

原法巩固治疗1年余,诸症均减,偶感头晕,2014年12月复查颅内病灶稳定略有缩小。

《外科正宗》云:"失荣者……因六欲不遂,损伤中气,郁火所凝,坠痰失道,停结而成。"山广志教授在古人对淋巴瘤认识的基础上,结合临床经验,认为本病病机为本虚标实,痰瘀互结。

山广志教授认为治疗上当以"善治癥瘕者,调其气而破其血"为原则,以活血化瘀、化痰散结、理气开郁为法,故治以通窍活血汤加减。桃仁、红花能活血通经,祛除瘀滞,赤芍能通顺血脉,行血中之瘀滞,川芎功能行气活血,乃血中之气药,三棱、莪术为化瘀血之要药,制南星、浙贝母清热化痰,穿山甲活血散结,猫爪草清热散结,白术健脾益气,茯苓健脾和胃。方中大枣配合,可以补脾益胃,缓和药性,保护脾胃不受刺激,并能促进食欲,增强消化功能,有利于整个药物的吸收,充分发挥应有的药效。

恶性淋巴瘤是起源于淋巴造血系统的恶性肿瘤,山广志教授在治疗恶性淋巴瘤疾患上有独到的见解。认为治疗上当因人而宜,采取中医的治疗方法,提出在病位上注意和三焦紧密相关的问题。他又强调,治疗恶性淋巴瘤没有三焦的概念非其治也。

（整理:屠小龙）

第十八章　多发性骨髓瘤

金匮肾气丸加减治疗多发性骨髓瘤医案

患者,徐某,男性,86 岁,退休职工。2016 年 9 月 12 日初诊。

主诉:易疲倦,面色黧黑 3 月余。

现病史:2015 年 6 月在宁波市某医院骨髓穿刺活检:恶性浆细胞瘤增生,血沉 120mm/h,当时伴腰背部间歇性微痛,乏力,无发热畏寒,遂行(MP 方案)化疗 6 个疗程,来那度胺维持治疗。化疗后患者出现乏力,口干,腰背酸痛,失眠,复查血常规:血红蛋白 78g/L;血沉 160mm/h。现为了进一步中医调理来我科门诊求诊。

刻下症:少神,乏力,面色黧黑,口干,腰背酸痛,夜寐不安,胃纳可,小便调,大便干结,舌暗、苔薄、脉沉涩细。

病机分析:肾为先天之本,主藏精。精既包括先天之精,又包括五脏六腑后天之精。精能生髓,髓能化血。同时,肾中之命门为元气之所系,十二经之根,生化之源,也是温煦、促进血液生化的原动力之所在。故中医认为"生血根本在于肾"。该患者年过八旬,肾精亏虚,五脏皆衰,筋骨皆堕,再加化疗药物攻伐耗伤气阴,故口干,面色黧黑。肾主骨生髓,骨髓由肾精化生,藏于骨腔充养骨骼。肾精不足,骨失所养,不荣则痛,风湿寒热外邪再加化疗毒邪侵犯,瘀毒内结,阻滞气血运行,经络不畅滞涩,不通则痛。气血不足,心失所养,故夜寐不安。舌暗苔薄,脉沉涩细,为瘀毒内结、肾气不足之证。

诊断:中医诊断:骨痹,证属瘀毒内结、肾气不足。

　　　　西医诊断:多发性骨髓瘤。

治则:温阳化瘀,补益肾气。

治疗与效果:

一诊:拟以金匮肾气丸合五苓散加减。

处方:炮附片15g,熟地黄25g,茯苓25g,枸杞子25g,桂枝15g,桃仁10g,山茱萸25g,赤白芍各15g,炒麦芽15g,白术30g,泽泻15g,陈皮10g。7剂。每剂煎两次,先文火慢煎附子1小时,入余诸药文火煮45分钟,取药汁300ml,分2次,饭后半小时温服。

二诊:2015年12月8日,口干缓解,乏力存,大便正常,腰背酸痛仍存,新发口腔溃疡,舌红苔少,脉沉涩,原方加半枝莲20g,再进7剂,煎服法同前。

三诊:2015年12月15日,溃疡明显消退,乏力存,腰背酸痛,舌红苔薄,脉沉细,前方去生地,加补骨脂15g,制狗脊15g,再进14剂,煎服法同前。

四诊:2015年12月29日,乏力缓解,腰背酸痛好转,舌红苔薄,脉沉细,前方去半枝莲、桃仁,加鸡血藤30g,再进14剂,煎服法同前。

患者症状皆除,面色红润,复查血常规:血红蛋白110g/L;血沉60mm/h。后长期门诊坚持中药治疗,一直保持良好的生存状态。

多发性骨髓瘤是一种恶性浆细胞病。恶性浆细胞无节制地增生、广泛浸润和大量单克隆免疫球蛋白的出现及沉积,从而破坏骨骼及组织器官。西医治疗关注瘤细胞引起的损害。古中医学也没有具体的相关记载,临床中主要从肾论治,权衡邪正关系。因不同患者个体,或同一患者在不同阶段,邪毒的性质也不同,中医将此"邪毒"分为寒湿、湿热、痰瘀、湿阻、气滞等。与此同时关注正气盛衰,"邪之所凑,其气必虚"。本虚的程度也有所不同。中医治疗时考虑病因病机的正邪相争、虚实夹杂、标本缓急等方面,从而有针对性地为每一位患者制定客观的、个体化的治疗方案。

山广志教授认为肾精亏虚、筋骨失荣,土不克水是该病之本,瘀、毒为致病外邪。方选附子、熟地黄、枸杞子、山茱萸、茯苓等补肾为主,辅以桃仁、赤芍等入血分活血通络,陈皮理气,以求补而不滞的功效。依据病机,腰背酸痛为不荣则痛,不通则痛,虚实夹杂,治疗过程中补肾贯穿始终,补肾生髓壮骨,活血通经止痛在先,强肝肾健骨止痛在后。还应提出的是方中合用了五苓散方,五苓散几味主药具有制水的功能,能让肾水形成正化,这也是治疗多发骨髓瘤的重要环节。

在整个治疗始终,山广志教授还为徐某开出了可当饮料的方子:每日取枸杞子35g,用温水浸泡30分钟,加水150ml,然后用高速搅拌机打成果汁饮用,这在徐某的治疗中也起到了固本扶正的作用。

(整理:崔丽花)

06